Ulrich Rüger · Andreas Dahm · Dieter Kallinke

Faber/Haarstrick. Kommentar Psychotherapie-Richtlinien

Der Faber-Haarstrick-Kommentar zu den Psychotherapie-Richtlinien wurde von Franz-Rudolf Faber und Rudolf Haarstrick begründet und erstmals 1989 vorgelegt.

Dr. med. Franz-Rudolf Faber (1919–2010) war Nervenarzt und Psychoanalytiker und hat von 1953 an bis 1984 die von ihm gegründete Clemens-August-Klinik für Psychosomatische Medizin und Psychotherapie in Neuenkirchen/Oldenburg geleitet. Neben dieser Tätigkeit hat Faber Ende der 50er Jahre Gespräche über die Einführung der ambulanten Psychotherapie in die kassenärztliche Versorgung maßgeblich mit initiiert und die dann folgenden langjährigen Verhandlungen zwischen den beteiligten Interessengruppen mit gestaltet und moderiert. Nach Verabschiedung der Psychotherapie-Richtlinien und Inkrafttreten derselben im Oktober 1967 hat Faber bereits Anfang 1968 eine erste Kommentierung im Deutschen Ärzteblatt vorgelegt. Aus zunächst vereinzelten weiteren Kommentaren ging dann in gemeinsamer Arbeit mit seinem kongenialen Freund Rudolf Haarstrick der Faber-Haarstrick-Kommentar zu den Psychotherapie-Richtlinien hervor – erstmals 1989 in Buchform und dann in regelmäßigen Neuauflagen erschienen. Schließlich war Faber mehr als 30 Jahre lang Sachverständiger für den Bereich Psychotherapie in der gemeinsamen Selbstverwaltung der Ärzte und Krankenkassen und hat in dieser Funktion die Weiterentwicklung der Richtlinien-Psychotherapie begleitet und mit gestaltet.

Stets von ausgleichender Freundlichkeit, vertrat er seine Auffassung mit Klarheit und Bestimmtheit. Er war von gewinnender Liebenswürdigkeit und konnte so Vertreter gegensätzlicher Standpunkt zu Kompromissen bewegen.

Dr. med. Rudolf Haarstrick (1919–1997) war Nervenarzt und arbeitete über lange Jahre als niedergelassener Psychoanalytiker in Bremen. Neben seiner umfangreichen Praxistätigkeit verfolgte er bereits früh das Ziel, Psychotherapie im Leistungskatalog der gesetzlichen Krankenversicherung zu verankern. Gemeinsam mit Franz-Rudolf Faber entwickelte er in einem kleinen Kreis von „Psychotherapeuten der ersten Stunde“ die heute noch im Grundsatz gültigen Prinzipien der ambulanten psychotherapeutischen Versorgung. Neben Faber war Haarstrick ebenfalls langjähriger Sachverständiger für den Bereich Psychotherapie in der gemeinsamen Selbstverwaltung der Ärzte und Krankenkassen. Schließlich war er bis zu seinem Tod 1997 Sachverständiger bei den Anhörungen des 1998 verabschiedeten *Gesetzes über die Berufe des Psychologischen Psychotherapeuten und des Kinder- und Jugendlichenpsychotherapeuten*. Er hat wesentlich dazu beigetragen, dass die Grundsätze der Richtlinien-Psychotherapie in der vertragsärztlichen Versorgung auch unter geänderten gesetzlichen Rahmenbedingungen erhalten geblieben sind.

Durch seine Klarheit des Denkens verstand Haarstrick zu überzeugen. Er bleibt in Erinnerung als ein Mensch, der den Streit vermied, ohne ihn zu scheuen und der den Konsens suchte, ohne ihn zu erkaufen.

Ulrich Rüger

Ulrich Rüger
Andreas Dahm
Dieter Kallinke

Faber/Haarstrick

Kommentar Psychotherapie-Richtlinien

9., aktualisierte und ergänzte Auflage

auf der Basis der aktuell gültigen Psychotherapie-Richtlinien (Stand Herbst 2011)

Unter Mitarbeit von Martin Schmidt

ELSEVIER URBAN & FISCHER

URBAN & FISCHER München

Zuschriften an:
Elsevier GmbH, Urban & Fischer Verlag, Hackerbrücke 6, 80335 München, medizin@elsevier.com

Wichtiger Hinweis für den Benutzer
Die Erkenntnisse in der Medizin unterliegen laufendem Wandel durch Forschung und klinische Erfahrungen. Herausgeber und Autoren dieses Werkes haben große Sorgfalt darauf verwendet, dass die in diesem Werk gemachten therapeutischen Angaben (insbesondere hinsichtlich Indikation, Dosierung und unerwünschten Wirkungen) dem derzeitigen Wissensstand entsprechen. Das entbindet den Nutzer dieses Werkes aber nicht von der Verpflichtung, anhand weiterer schriftlicher Informationsquellen zu überprüfen, ob die dort gemachten Angaben von denen in diesem Buch abweichen und seine Verordnung in eigener Verantwortung zu treffen.
Geschützte Warennamen (Warenzeichen) werden in der Regel besonders kenntlich gemacht (®). Aus dem Fehlen eines solchen Hinweises kann jedoch nicht automatisch geschlossen werden, dass es sich um einen freien Warennamen handelt.

Bibliografische Information der Deutschen Nationalbibliothek
Die Deutsche Nationalbibliothek verzeichnet diese Publikation in der Deutschen Nationalbibliografie; detaillierte bibliografische Daten sind im Internet über http://www.d-nb.de abrufbar.

9. Auflage 2012

Der Urban & Fischer Verlag ist ein Imprint der Elsevier GmbH.

12 13 14 15 12 11 10 9

Um den Textfluss nicht zu stören, wurde bei Patienten und Berufsbezeichnungen die grammatikalisch maskuline Form gewählt. Selbstverständlich sind in diesen Fällen immer Frauen und Männer gemeint.

Planung: Inga Dopatka, München
Lektorat: Dr. Bernhard Gall, München
Redaktion: Dr. Iris Gall, Greifenberg
Herstellung: Rainald Schwarz, Dietmar Radünz, Cornelia Reiter, München
Satz: abavo GmbH, Buchloe; TnQ, Chennai/Indien
Druck und Bindung: L.E.G.O. S.p.A., Lavis, Italien
Umschlaggestaltung: SpieszDesign, Büro für Gestaltung, Neu-Ulm

ISBN Print 978-3-437-22863-6
ISBN e-Book 978-3-437-59345-1

Aktuelle Informationen finden Sie im Internet unter **www.elsevier.de** und **www.elsevier.com**

Autoren

Dr. med. Andreas Dahm
Referatsleiter „Psychotherapie" bei der Kassenärztlichen Bundesvereinigung
Herbert-Lewin-Platz 2
10623 Berlin

Dr. med. Dipl.-Psych. Dieter Kallinke
Facharzt für Psychotherapeutische Medizin
Keplerstr. 22
69120 Heidelberg

Prof. Dr. med. Ulrich Rüger
Ehem. Leiter der Abteilung Psychosomatik und Psychotherapie am Universitätsklinikum Göttingen
Mittelbergring 59
37085 Göttingen

Prof. Dr. med. Dr. rer. nat. Martin H. Schmidt
Facharzt f. Kinder-und Jugendpsychiatrie und -psychotherapie
Zentralinstitut f. seelische Gesundheit
68159 Mannheim

Vorwort zur 9. Auflage

Die Arbeit an der 9. Auflage des Kommentars wurde überschattet vom Tod Franz-Rudolf Fabers, der am 24. Februar 2010 im Alter von 90 Jahren verstorben ist. Um die Erinnerung an die Begründer des „Faber/Haarstrick" zu erhalten, wird dem Kommentar eine Würdigung von Franz-Rudolf Faber und Rudolf Haarstrick vorangestellt.

Der „Faber/Haarstrick" ist inzwischen zu einer festen Institution geworden. Er ist eng mit der jetzt über 40-jährigen Geschichte der Richtlinien-Psychotherapie in Deutschland verbunden und aus dieser nicht mehr wegzudenken. Nach dem Tod von Rudolf Haarstrick 1997 hatte sich Rudolf Faber mit der 6. Auflage (2003) als verantwortlicher Verfasser zurückgezogen und seine Funktion auf Ulrich Rüger übertragen. Die langjährige bewährte Zusammenarbeit mit Andreas Dahm und Dieter Kallinke blieb erhalten und hat so die notwendige Kontinuität gewährleistet.

Die Implementierung der Psychotherapie in das medizinische Versorgungssystem benötigte von Anbeginn an eine kommentierende Begleitung. Hier galt es, zwischen dem zwangsläufig eingrenzenden und strukturierenden Regelwerk der Richtlinien und dem notwendigen Spielraum im individuellen Einzelfall zu vermitteln. Dementsprechend betont der Kommentar auf der einen Seite den notwendigen Gestaltungsrahmen für die therapeutische Praxis, setzt einem Ausufern des Systems andererseits aber Grenzen.

Ein Kommentar ist kein Gesetz und auch keine verbindliche Richtlinie. Vielmehr stellt er den interpretatorischen Rahmen von Gesetzen, Vorschriften oder Richtlinien dar. Ein guter Kommentar soll nicht die persönliche, möglicherweise sehr individuelle Auffassung eines verantwortlichen Autors wiedergeben, sondern soll bei der praktischen Umsetzung von Vorschriften eine Hilfestellung geben, die sich in ihren Grundsätzen auf einen breiten Konsens stützen kann. Trotzdem soll ein Kommentar sich nicht auf den kleinsten gemeinsamen Nenner aller möglichen Auffassungen gründen. Damit wäre er überflüssig. Vielmehr sind ihm durch die Gesetze oder Vorschriften, auf die er sich bezieht, Grenzen gesetzt, und er hat insbesondere die Aufgabe, den interpretatorischen Spielraum dieser Vorschriften für den Einzelfall auszuweisen.

Ein Kommentar zur Psychotherapie-Richtlinie kann diese selbst nicht verändern. Auch haben die Kommentatoren nicht die Aufgabe, die wissenschaftlichen Grundlagen von Behandlungsverfahren zu überprüfen. Dies obliegt dem wissenschaftlichen Beirat „Psychotherapie" gemäß § 11 PT-Gesetz. Ebenso wenig haben die Kommentatoren zur Einführung von Behandlungsverfahren in die vertragsärztliche Versorgung Stellung zu nehmen. Hierfür sind die entsprechenden Gremien des Gemeinsamen Bundesausschusses (G-BA) zuständig. Ein Kommentar ist eben nur ein Kommentar und bezieht letztlich seine Legitimation daraus, inwieweit er Hilfestellung für die Praxis und Entscheidungsgrundlage in strittigen Fällen sein kann.

Die Substanz der Richtlinien für Psychotherapie ist in ihrer über 40-jährigen Entwicklung im Wesentlichen unverändert erhalten geblieben. Dazu zählt die Orientierung an einem Krankheitsbegriff. Die daran ausgerichtete ätiologische Festlegung der Indikationsbereiche, der Differenzialindikation und der Begrenzungen der angewandten Verfahren hat im Grundsatz unverändert Gültigkeit behalten. Damit werden im Rahmen der Richtlinien-Psychotherapie auch weiterhin die Implikationen der kurativen Versorgung (entsprechend Sozialgesetzbuch SGB V) von Patienten berücksichtigt.

Die Durchsicht und Aktualisierung der jetzt vorliegenden 9. Auflage haben für den allgemeinen Teil Andreas Dahm und Ulrich Rüger durchgeführt; für die Aktualisierung der Kommentierung der psychoanalytisch begründeten Verfahren war Ulrich Rüger zuständig; für die Verhaltenstherapie übernahm diese Aufgabe wie auch in den vorangegangenen Auflagen Dieter Kallinke, wobei die Verhaltenstherapie bei Kindern und Jugendlichen (Kapitel 4.14) von Martin Schmidt völlig neu verfasst wurde. Schließlich hat Andreas Dahm als verantwortlicher Referatsleiter Psychotherapie der Kassenärztlichen Bundesvereinigung mit seinen Kenntnissen und Informationen geholfen, den Kommentar im Hinblick auf

Unstimmigkeiten zur gültigen Psychotherapie-Richtlinie kritisch zu überprüfen und entsprechende Änderungen vorzunehmen. Insbesondere hat Andreas Dahm die Einarbeitung und Kommentierung von Änderungen der Psychotherapie-Richtlinie vorgenommen und dabei veränderte Nomenklatur und neu eingeführte Struktur und Paraphierung der Richtlinie berücksichtigt.

Der Kommentar hat drei Schwerpunkte:

1. Die sachliche Erläuterung der Texte:

Die Texte der Richtlinie und der Vereinbarungen werden in ihrem Wortlaut kommentiert, um deren Zielrichtung zu verdeutlichen.

2. Verfahrens- und Entscheidungsgrundsätze des Gutachterverfahrens:

Der Kommentar enthält ausführliche Hinweise zum Verständnis des Gutachterverfahrens. Hier wurde ein Konsens der Begutachtungspraxis im Rahmen regelmäßiger Klausurtagungen unter Leitung der Kassenärztlichen Bundesvereinigung (KBV) erarbeitet. Die Kommentierung stützt sich daher auch auf eine breite Meinungsbildung von vielen in der Richtlinien-Psychotherapie erfahrenen Fachleuten. Neu berücksichtigt als wesentliche Ergebnisse dieser Klausurtagungen und von Anregungen aus dem Kreis der Gutachter aus den Jahren 2008 und 2009 sind neu verfasst:

- Qualitätsanforderungen an die Diagnostik (Kap. 2.4)
- Eigenes Kapitel für die Prognose (Kap. 2.7), in dem bisher im Kommentar an verschiedenen Stellen aufgeführte Kriterien zusammengefasst wurden
- Traumatherapeutische Interventionen im Rahmen der Richtlinien-Psychotherapie (Kap. 3.4.1).
- Das Gutachterverfahren als Teil der Qualitätssicherung
- Erweiterte Hinweise zur Psychotherapie in unterschiedlichen institutionellen Rahmenbedingungen.

3. Einbeziehung des aktuellen Diskussionsstandes im Unterausschuss Psychotherapie des Gemeinsamen Bundesausschusses in der besonderen Zusammensetzung für Fragen der Psychotherapie:

Hier war die notwendige Rückkopplung über die ständige Präsenz von Andreas Dahm als Referatsleiter Psychotherapie der KBV gewährleistet.

- Änderung der Psychotherapie-Richtlinie seit Erscheinen der letzten Auflage dieses Kommentars (2009): Im Jahre 2008 wurde eine Neufassung der Richtlinie und 2009 eine Ergänzung der Psychotherapie-Richtlinie rechtskräftig: Ergänzung bei der Prüfung von Indikationsbereichen der Richtlinien Psychotherapie um die „gemischten Störungen" (§ 22). 2011 wurde die Indikation bei Abhängigkeitserkrankungen geändert (§ 22 (2) 1).
- Änderung der Psychotherapie-Vereinbarungen seit Erscheinen der letzten Auflage des Kommentars (2009): Redaktionelle Anpassungen einiger PTV-Formblätter
- Im Kommentar vorgenommene inhaltliche Neuformulierungen/ Ergänzungen/ Präzisierungen: Kommentierung der seit 2008 vorgenommenen Änderungen in den Psychotherapie-Richtlinien (Stand 2010).

1967 waren zunächst ausschließlich die psychoanalytisch begründeten Verfahren in den Leistungskatalog der GKV aufgenommen worden. Dadurch bedingt wurde – auch noch nach Aufnahme der Verhaltenstherapie in den Leistungskatalog der GKV 1987 – ein erheblicher Teil der verfahrensübergreifenden Aspekte im Rahmen der psychoanalytisch begründeten Verfahren kommentiert (Kapitel 3). In der 9. Auflage wurde eine weitgehende „Entflechtung" der betreffenden Themen vorgenommen. Ein Teil davon wurde in einem neuen Kapitel „Verfahrensübergreifende Aspekte" (Kapitel 6) zusammengefasst, ein anderer eher grundsätzlicher Teil (z. B. Diagnostik, Prognose) wurde in das Kapitel 2 (Allgemeine Voraussetzungen …) aufgenommen. Wir hoffen, dass der Kommentar damit an Übersichtlichkeit gewinnt.

Es ist uns nicht möglich, die Namen all derer zu nennen, die durch ihre Anmerkungen und Diskussionsbeiträge zur Weiterführung des Kommentars und zum Zustandekommen der jetzt 9. Auflage beigetragen haben.

Ein besonderer Dank gilt Ludwig Barth, der das Kapitel 12 (Beihilfevorschriften) mit gestaltet hat, und Martin Schmidt, der das Kapitel über die Verhaltenstherapie bei Kindern und Jugendlichen (4.14) neu verfasst hat sowie Annette Streeck-Fischer, Christa Schaff und Hans Hopf für ihre Vorschläge bei der Bearbeitung des Kapitels (3.6) Kinder- und Jugendlichenpsychotherapie im Rahmen der psychoanalytisch begründeten Verfahren.

Unsere dankbare Erinnerung gilt Rudolf Faber und Rudolf Haarstrick. Die beiden Begründer des Kommentars haben diesen über Jahre hinweg durch die Genauigkeit ihrer Darstellung und ihre Verbundenheit mit seinem fachlichen Anliegen entscheidend geprägt. Damit haben sie die Grundlage für ein die Zeit überdauerndes Werk und für die Weiterführung durch die heutige Autorengruppe gelegt.

Frau Inga Dopatka danken wir für die gute Vorplanung der 9. Auflage und Herrn Dr. Bernhard Gall für die sorgfältige Lektorierung und vielfältige Hilfe bei der Neugestaltung des Buchs.

Wir sind zuversichtlich, dass der Kommentar auch in Zukunft ein wichtiges Instrument im Rahmen der psychotherapeutischen Versorgung bleiben wird – Hilfestellung für die Praxis und Entscheidungsgrundlage in strittigen Fällen.

Oktober 2011

Ulrich Rüger, Göttingen
Andreas Dahm, Berlin
Dieter Kallinke, Heidelberg

Die Texte werden im Kommentar wie folgt zitiert:

Psychotherapie-Richtlinien 2011 (R: …)
Psychotherapie-Vereinbarungen – RVO 2008 (V: …)

Die erste Ziffer bezeichnet die Seite, die zweite (und dritte) die Zeile.

Inhaltsverzeichnis

1 **Zur Einführung der Psychotherapie in die kassenärztliche Versorgung** 1
1.1 Erste Phase 1967–1976 1
1.2 Zweite Phase 1976–1987 2
1.3 Dritte Phase 1987–1989 2
1.3.1 Einführung der Verhaltenstherapie 2
1.3.2 Einführung der psychosomatischen Grundversorgung 4
1.4 Vierte Phase 1989–1998 4
1.5 Fünfte Phase 1998–2007 4
1.5.1 Die Entwicklung seit der Verabschiedung des Gesetzes über die Berufe des Psychologischen Psychotherapeuten sowie des Kinder- und Jugendlichenpsychotherapeuten 1998 4
1.5.2 Zusammenfassung der wesentlichen Änderungen der Psychotherapie-Richtlinien und der Psychotherapie-Vereinbarungen in den jeweiligen Neufassungen, die beide zum 1.1.1999 in Kraft getreten sind 5
1.5.3 Wesentliche Neuerungen der Psychotherapie-Richtlinien nach 1999 5
1.5.4 Erläuterungen zuden wesentlichen Neuerungen der Psychotherapie-Vereinbarungen und der PTV-Formulare 7
1.5.5 Modifizierungen und Ergänzungen der Psychotherapie-Vereinbarungen bis 2002 8
1.5.6 Weitere Entwicklungen 9
1.6 Sechste Phase ab 2007: Neufassung der Psychotherapie-Richtlinie 10
1.7 Die Entwicklung der Richtlinien-Psychotherapie in statistischen Zahlen 13

2 **Allgemeine Voraussetzungen für die Einführung psychotherapeutischer Verfahren in die gesetzliche Krankenversicherung** 15
2.1 Der Krankheitsbegriff der Psychotherapie-Richtlinie 15
2.1.1 Definition der seelischen Krankheit .. 15
2.1.2 Das Symptom ist nicht schon die Krankheit 15
2.1.3 Die Notwendigkeit der körperlichen Untersuchung 15
2.1.4 Die „Komplexität" der seelischen Krankheit 16
2.1.5 Was ist nicht-seelische Krankheit? 16
2.1.6 Beziehungsstörungen 16
2.1.7 Die Notwendigkeit einer Krankheitslehre 16
2.1.8 Psychosoziale Versorgung 16
2.2 Die ätiologische Orientierung der Psychotherapie-Richtlinie 17
2.2.1 Formulierungen zur Ätiologie in der Richtlinie 17
2.2.2 Das weite Bedingungsfeld der Störungen 17
2.2.3 Die Verursachung von Störungen ... 17
2.2.4 Psychodynamik – Verhaltensanalyse 18
2.2.5 Probleme der konditionalistischen Betrachtungsweise 18
2.2.6 Struktur und Konflikt 19
2.2.7 Die „Realfaktoren" und die aktuelle Lebenssituation 20
2.3 Der Leistungsumfang der Psychotherapie nach der Richtlinie 20
2.3.1 Der Leistungsumfang in den psychoanalytisch begründeten Verfahren 22
2.3.2 Die Begrenzung tiefenpsychologisch fundierter Psychotherapie 23
2.3.3 Die Begrenzung der analytischen Psychotherapie 24

2.3.4 Die Begrenzung der Verhaltenstherapie 27
2.4 Diagnostik in der Richtlinien-Psychotherapie 29
2.5 Anwendungsbereiche der Richtlinien-Psychotherapie (R: D § 22) 29
2.5.1 Indikationskatalog 29
2.5.2 Besondere Bedeutung des Ausschlusskatalogs (R: D § 22 Abs. 3 Nr. 1) 31
2.6 Indikation und Differentialindikation 31
2.6.1 Indikation zur Richtlinien-Psychotherapie 31
2.6.2 Zur Frage der Differenzialindikation(DI) 32
2.6.3 Charakterisierung der Indikationsbereiche 32
2.6.4 Vergleichende Hinweise zur Differenzialindikation 33
2.6.5 Konsequenzen für die Begutachtung 34
2.7 Prognose 34
2.8 Anwendung der Verfahren 35
2.8.1 Probatorische Sitzungen 35
2.8.2 Der ärztliche Konsiliarbericht 36
2.8.3 Kurzzeittherapie 36
2.8.4 Langzeittherapie 37
2.8.5 Überführung der Kurzzeittherapie in eine Langzeittherapie 37
2.8.6 Gesamtbehandlungsplanung 37

3 Psychoanalytisch begründete Verfahren (R: B § 14) 39
3.1 Tiefenpsychologisch fundierte Psychotherapie (R: B § 14a) 39
3.2 Besondere Methoden der tiefpsychologisch fundierten Psychotherapie 40
3.2.1 Kurztherapie (R: B § 14a Abs. 3 Nr. 1.) 40
3.2.2 Fokaltherapie (R: B § 14a Abs. 3 Nr. 2.) 40
3.2.3 Dynamische Psychotherapie (A. Dührssen) (R: B § 14a Abs. 3 Nr. 3.) 40
3.2.4 Niederfrequente Therapie in einer längerfristigen Halt gewährenden therapeutischen Beziehung (R: B § 14a Abs. 3 Nr. 4.) 41
3.2.5 Katathymes Bilderleben (H. Leuner) 42
3.3 Analytische Psychotherapie (R: B § 14b) 42
3.3.1 Ziele der analytischen Psychotherapie 42
3.3.2 Behandlungstechnische Voraussetzungen 43
3.4 Zur Differenzialindikation zwischen tiefenpsychologisch fundierter und analytischer Psychotherapie 43
3.4.1 Bevorzugt tiefenpsychologisch fundiert behandelte Störungsbilder . . 44
3.4.2 Indikationen zur analytischen Psychotherapie 45
3.4.3 Indikation zu einer modifizierten analytischen Psychotherapie 46
3.4.4 Sozialrechtliche Aspekte bei der Differenzialindikation zwischen tiefenpsychologisch fundierter und analytischer Psychotherapie 46
3.5 Empfehlungen für die Abschlussphase psychoanalytisch begründeter Behandlungsverfahren 46
3.5.1 Empfehlungen für die Abschlussphase einer tiefenpsychologisch fundierten Psychotherapie 47
3.5.2 Empfehlungen für die Abschlussphase einer analytischen Psychotherapie 48
3.6 Spezielle Anwendungsformen und Modifikationen der psychoanalytisch begründeten Verfahren 48
3.6.1 Die tiefenpsychologisch fundierte und die analytische Gruppenpsychotherapie 48
3.6.2 Einbeziehung des Partners 49
3.6.3 Einbeziehung der Familie 49
3.6.4 Sexualberatung oder Sexualtherapie 50
3.6.5 Kombination der analytisch begründeten Verfahren mit anderen Verfahren und Techniken 50

3.7 Kinder- und Jugendlichenpsychotherapie 50
3.8 Antragsverfahren in den psychoanalytisch begründeten Verfahren 52
3.8.1 Die wesentlichen Veränderungen des Antragsverfahrens durch die seit 1990 erfolgten Änderungen der Richtlinie 52
3.8.2 Feststellung der Leistungspflicht für Psychotherapie 53
3.8.3 Einleitung des Antragsverfahrens auf Feststellung der Leistungspflicht für Psychotherapie (V: C § 11) 53
3.8.4 Aufbau der Formblätter zum Bericht PT bzw. PT 3KZT/a/b/c (K) 54
3.8.5 Aufbau der Formblätter: Berichte Erwachsenenpsychotherapie für tiefenpsychologisch fundierte und analytische Psychotherapie 55
3.8.6 Aufbau der Formblätter: Berichte analytisch begründete Kinder- und Jugendlichenpsychotherapie 60
3.8.7 Aufbau der Formblätter: Berichte Gruppenpsychotherapie 65
3.8.8 Ablehnung des Antrags auf Feststellung der Leistungspflicht für Psychotherapie durch die zuständige Krankenkasse 66
3.8.9 Andere Psychotherapiemethoden 66

4 Verhaltenstherapie 67
4.1 Die Verhaltenstherapie als Krankenbehandlung 67
4.2 Behandlungstechniken 67
4.3 Verhaltensanalyse 67
4.4 Störungsmodell 68
4.5 Übergeordnete Behandlungsstrategie 70
4.6 Spezielle Anwendungsformen der Verhaltenstherapie 70
4.6.1 Verhaltenstherapeutische Gruppentherapie 70
4.6.2 Verhaltenstherapie bei Kindern und Jugendlichen 71
4.7 Informationsblatt für Verhaltenstherapie 71
4.8 Bericht zum KZT-Antrag 71
4.9 Erstbericht zum Antrag auf Feststellung der Leistungspflicht für Verhaltenstherapie an den Gutachter 72
4.9.1 Medizinische Fragen 72
4.9.2 Psychologische Fragen 72
4.10 Ärztlicher Konsiliarbericht 73
4.11 Bericht zum Fortführungsantrag 74
4.12 Ergänzungsbericht zum Fortführungsantrag 74
4.13 Begründung einer verhaltenstherapeutischen Gruppentherapie 74
4.14 Verhaltenstherapie bei Kindern und Jugendlichen 74
4.14.1 Voraussetzungen 74
4.14.2 Indikationen 75
4.14.3 Antragsverfahren 76
4.14.4 Verhaltensanalyse 77
4.14.5 Therapieziele und Behandlungsplanung 77
4.14.6 Zeitliche Vorgaben 78
4.14.7 Prognose 79
4.14.8 Einbeziehung der Bezugspersonen 80

5 Gutachterverfahren 83
5.1 Die diagnostische Beurteilung der seelischen Krankheit 83
5.2 Die Beantragung der Kurzzeittherapie 84
5.3 Überführung der Kurzzeittherapie in eine Langzeittherapie 84
5.4 Die Durchführung der Psychotherapie im Rahmen des Gutachterverfahrens 84
5.5 Implikationen des Gutachterverfahrens 84
5.6 Die gutachterpflichtigen Behandlungsanträge 85
5.7 Die formalen Voraussetzungen für die Begutachtung 85
5.8 Die Gutachterempfehlungen 86

5.9 Ergänzende Mitteilungen für den Gutachter ... 86
5.10 Probetherapie ... 86
5.11 Klärende Korrespondenz mit dem Therapeuten ... 86
5.12 Bewilligungsschritte ... 86
5.13 Anrechnung auf Bewilligungsschritte ... 88
5.14 Der Inhalt der gutachterlichen Stellungnahme ... 89
5.15 Die spezifische Indikationsstellung ... 89
5.16 Wechsel des beantragten Behandlungsverfahrens ... 89
5.17 Einbeziehung von Bezugspersonen ... 90
5.18 Kinder- und Jugendlichenpsychotherapie ... 90
5.19 Einzel-Gruppen-Therapie ... 91
5.20 Andere ärztliche Maßnahmen und Therapieverfahren ... 91
5.21 Kontraindikationen ... 91
5.22 Begrenzung der Psychotherapie ... 92
5.23 Obergutachten ... 92
5.24 Ablehnung des Antrags ... 92
5.25 Qualitätsanforderungen an die gutachterliche Stellungnahme ... 93

6 Verfahrensübergreifende Aspekte ... 95
6.1 Richtlinien-Psychotherapie in unterschiedlichen institutionellen Rahmenbedingungen ... 95
6.1.1 Einrichtungen gemäß § 117, Abs. 2 SGBV ... 95
6.1.2 Weiterbildungsassistenten ... 95
6.1.3 Praxisassistenten ... 95
6.1.4 Medizinisches Versorgungszentrum (MVZ) ... 95
6.1.5 Psychiatrische Institutsambulanz (PIA) ... 96
6.1.6 Privatbehandlung von gesetzlich versicherten Patienten ... 96
6.2 Hinweise zur Durchführung der Richtlinien-Psychotherapie ... 96
6.3 Prüfung der Qualifikation des Psychotherapeuten ... 97
6.4 Wechsel des Verfahrens bzw. des Settings ... 98
6.5 Wechsel des Therapeuten ... 98

7 Abrechnung ... 99
7.1 Abrechnung über Kranken- oder Überweisungsschein ... 99
7.2 Testverfahren ... 99
7.3 Probatorische Sitzungen ... 99
7.4 Abrechnung der Therapie ... 99
7.5 Abrechnung Nr. 35130 oder 35131 EBM ... 99
7.6 Abrechnung der Leistungen für die Einbeziehung der Bezugspersonen ... 100
7.7 Kennzeichnung der Einbeziehung von Bezugspersonen ... 100
7.8 Ausschluss der finanziellen Beteiligung des Versicherten ... 100
7.9 Keine Abrechnungsmöglichkeit als sogenannte IGEL-Leistung ... 100
7.10 Einbeziehung des Partners und/oder der Familie in die Psychotherapie ... 101
7.11 Abrechnungsmöglichkeiten der biographischen Anamnese ... 101
7.12 Abrechnung von Expositionsbehandlungen in der Verhaltenstherapie ... 101
7.13 Einbeziehung privat versicherter Patienten in die Gruppengröße ... 101
7.14 Kombinierte Einzel- und Gruppenbehandlung in der Verhaltenstherapie durch verschiedene Therapeuten ... 101
7.15 Psychotherapeutisches Gespräch außerhalb der Psychotherapie-Richtlinie als Leistung im EBM ... 102

8 Die psychosomatische Grundversorgung (R: C) ... 103
8.1 Beratung – Erörterung – Grundversorgung ... 103
8.2 Definition der psychosomatischen Grundversorgung ... 103

8.3 **Diagnostische Leistungen** 104
8.4 **Indikationsstellung** 104
8.5 **Zielsetzung** 104
8.6 **Behandlungsintervention** 105
8.6.1 Verbale Intervention 105
8.6.2 Übende und suggestive Interventionen 107
8.7 **Wirtschaftlichkeitsprüfung** 108
8.8 **Einleitung einer Psychotherapie im Sinne der Richtlinie** 108
8.9 **Qualifikation des Arztes** 109
8.10 **Qualifikation und Abrechnung von Maßnahmen der psychosomatischen Grundversorgung** 109

9 **Psychotherapie-Richtlinie** 111
Richtlinie des Gemeinsamen Bundesausschusses über die Durchführung der Psychotherapie (Psychotherapie-Richtlinie) 111
A Allgemeines 111
§ 1 Psychotherapie als Leistung der Gesetzlichen Krankenversicherung (GKV) 111
§ 2 Seelische Krankheit 111
§ 3 Ätiologische Orientierung der Psychotherapie 112
§ 4 Übergreifende Merkmale von Psychotherapie 112
§ 5 Definition Psychotherapieverfahren 112
§ 6 Definition Psychotherapiemethode 112
§ 7 Definition psychotherapeutische Technik 113
§ 8 Feststellungen zu Verfahren und Methoden 113
§ 9 Einbeziehung des sozialen Umfeldes 113
§ 10 Verbindung von Diagnostik und Therapie 113
§ 11 Psychosomatische Grundversorgung 113
§ 12 Schriftliche Dokumentation 113
B Psychotherapeutische Behandlungs- und Anwendungsformen 113
§ 13 Behandlungsformen 113
§ 14 Psychoanalytisch begründete Verfahren 114
§ 14a Tiefenpsychologisch fundierte Psychotherapie 114
§ 14b Analytische Psychotherapie 114
§ 15 Verhaltenstherapie 114
§ 16 Keine Kombination von psychoanalytisch begründeten Verfahren und Verhaltenstherapie 115
§ 17 Anerkennung neuer Psychotherapieverfahren und -methoden 115
§ 18 Anwendungsformen 115
§ 19 Kombination von Anwendungsformen 116
§ 20 Behandlungsfrequenz 116
C Psychosomatische Grundversorgung 116
§ 21 Allgemeines 116
§ 21a Verbale Interventionen 117
§ 21b Übende und suggestive Interventionen 117
D Anwendungsbereiche 117
§ 22 Indikationen zur Anwendung von Psychotherapie 117
E Leistungsumfang 118
§ 23 Behandlungsumfang und -begrenzung 118
§ 23a Therapieansätze in den Verfahren nach § 13 118
§ 23b Bewilligungsschritte für die Verfahren gemäß § 13 119
§ 23c Übende und suggestive Interventionen 120
F Konsiliar-, Antrags- und Gutachterverfahren 120
§ 24 Konsiliarverfahren und Qualifikation der den Konsiliarbericht abgebenden Ärztinnen und Ärzte 120
§ 25 Antragsverfahren 121
§ 26 Gutachterverfahren 121
§ 26a Befreiung vom Gutachterverfahren für die Kurzzeittherapie 121

§ 26b Qualifikation der Gutachterinnen und Gutachter 122
G Qualifikation zur Durchführung der Psychotherapie und der psychosomatischen Grundversorgung 124
§ 27 Qualifikation der Leistungserbringer 124
H Psychotherapie-Vereinbarungen 124
§ 28 Regelungsbereich der Psychotherapie-Vereinbarungen 124
Anlage 1 124

10 Psychotherapie-Vereinbarung 125
Vereinbarung über die Anwendung von Psychotherapie in der vertragsärztlichen Versorgung (Psychotherapie-Vereinbarung) 125
Teil A 125
§ 1 Allgemeines 125
Teil B: Zur Ausübung Berechtigte 125
§ 2 Genehmigungspflicht 125
§ 3 Genehmigungsvoraussetzungen 126
§ 4 Genehmigungsverfahren 126
§ 5 Fachliche Befähigung ärztlicher Psychotherapeuten 126
§ 6 Fachliche Befähigung Psychologischer Psychotherapeuten 128
§ 7 Fachliche Befähigung von Kinder- und Jugendlichenpsychotherapeuten 129
§ 8 Abrechnung von Leistungen in Einrichtungen gem. § 117 Abs. 2 SGB V 130
§ 9 Konsiliarverfahren und Kooperation 130
§ 10 Information der Krankenkassen 130
Teil C: Durchführung der Behandlung 131
§ 11 Antragstellung 131
§ 12 Gutachterverfahren 132
§ 13 Entscheidung zur Leistungspflicht 133
Teil D: Vergütung 134
§ 14 Abrechnung 134
Teil E: Vordrucke 134
§ 15 134
Teil F: Übergangsbestimmungen 135
§ 16 135
Teil G: Inkrafttreten 136
§ 17 136
Teil H: Kündigung 137
§ 18 137

11 Die aktuellen PTV-Formulare 139

12 Beihilfevorschriften zur psychotherapeutischen Behandlung und Maßnahmen der psychosomatischen Grundversorgung 181
12.1 Allgemeines 181
12.2 Einige wichtige Unterschiede zwischen Beihilfevorschriften und Psychotherapie-Richtlinien/Psychotherapie-Vereinbarungen 182
12.3 Psychotherapie durch Ärzte, Psychologische Psychotherapeuten und Kinder- und jugendlichenpsychotherapeuten im Rahmen der Beihilfevorschriften 182
12.3.1 Behandler und Behandlungsverfahren in statistischen Zahlen 182
12.4 Beihilfevorschriften: Auszug im Hinblick auf die Durchführung von ambulant durchgeführter psychotherapeutischer Behandlung und Maßnahmen der psychosomatischen Grundversorgung 183
Psychotherapeutische Leistungen 183
Psychosomatische Grundversorgung 184
Tiefenpsychologisch fundierte und analytische Psychotherapie 185
Verhaltenstherapie 186
12.5 Anlage 2 zu §§ 18–21 der BBhV 186
Ambulant durchgeführte psychotherapeutische Behandlungen und Maßnahmen der psychosomatischen Grundversorgung 186

13 Erhöhte Honorarforderungen bei Privatbehandlungen (Überschreitung des 2,3-fachen Satzes) 191

14 Psychotherapeutengesetz (PsychThG) 193
Gesetz über die Berufe des Psychologischen Psychotherapeuten und des Kinder- und Jugendlichenpsychotherapeuten (Psychotherapeuten-Gesetz – PsychThG) 193

Register 205

KAPITEL

1 Zur Einführung der Psychotherapie in die kassenärztliche Versorgung

1.1 Erste Phase 1967–1976

Die erste Phase begann, als 1967 die ersten Psychotherapie-Richtlinien in Kraft gesetzt worden waren. Diese Richtlinien stellten einen ersten Versuch dar, ätiologisch orientierte Psychotherapie unter Berücksichtigung ihrer Eigengesetzlichkeit mit dem Krankheitsbegriff der Reichsversicherungsordnung in der damals gültigen Rechtsnorm wie auch mit den gesetzlichen Erfordernissen der Notwendigkeit, Zweckmäßigkeit und Wirtschaftlichkeit in Einklang zu bringen.

Als seelische Krankheit im Sinne der Reichsversicherungsordnung galten damals „aktuelle seelische Störungen, bei denen ein zeitlich und ursächlich abgrenzbarer Zusammenhang der Psychodynamik der Neurose mit einer gegenwärtig wirksamen Konfliktsituation angenommen werden muss“. Allerdings konnten auch die im akuten Krankheitsgeschehen bedeutungsvoll gewordenen Persönlichkeitselemente Gegenstand der Behandlung werden, sofern ihnen – in das Krankheitsgeschehen integriert – eine wichtige ätiologische Bedeutung von pathogener Wirksamkeit zugeschrieben werden musste.

Die Strukturveränderung der neurotischen Persönlichkeit eines Kranken – über die Beseitigung der aktuellen Störung hinaus – wurde nicht als Aufgabe der kassenärztlichen Versorgung anerkannt. Damit musste von der Psychoanalyse in der gesetzlichen Krankenversicherung eine Eingrenzung erwartet werden, die ihrem bisher gewachsenen und in der Theorie systematisierten Selbstverständnis widersprach. In der kassenärztlichen Versorgung wurde die Psychoanalyse ausschließlich als Behandlungsmethode seelischer Krankheiten, und dies zunächst nur bei aktuellen seelischen Störungen, in Anspruch genommen und damit analytische Psychotherapie.

Der psychotherapeutische Aufgabenbereich der gesetzlichen Krankenversicherung wurde in den Richtlinien festgelegt und begrenzt, um die sinnvolle Verwendung der Mittel der Versichertengemeinschaft zu sichern. Andererseits mussten die therapeutischen Gesichtspunkte einer Behandlung unter neurosenpsychologischen Kriterien in möglichst großem Umfang gewahrt werden, um den therapeutischen Prozess in seiner Eigengesetzlichkeit nicht zu stören.

Manche Kritiker hielten die Eigenfinanzierung der Therapie durch den Patienten – zumindest mit einem größeren Eigenanteil – für eine Conditio sine qua non und sahen dessen Motivation für die Therapie in der vollen Finanzierung durch die Krankenkasse als gefährdet an. Die Versuche, eine Kompromisslösung zu finden, scheiterten an den Bestimmungen der Reichsversicherungsordnung. Schwerer wog jedoch, dass in die therapeutische Dyade ein entscheidend wichtiger Dritter, die Krankenkasse, aufgenommen wurde. Die Einführung eines Gutachterverfahrens für Psychotherapie wurde als restriktiv empfunden, zumal der Solidargemeinschaft der Versicherten ohnehin für Psychotherapie ein unverhältnismäßig geringer Kostenaufwand zugemutet worden war. Spätere Untersuchungen haben bestätigt, dass in den Jahren 1978 bis 1983 der durchschnittliche Anteil der psychodiagnostischen und psychotherapeutischen Leistungen am Gesamtvolumen der kassenärztlichen Versorgung etwa 0,56 % betrug (aktuelle Zahlen s. ➤ Kap. 1.7).

Vor allem aber schien das Gutachterverfahren durch anonymisierte Offenlegung der Therapieinhalte einen unzumutbaren Eingriff in die therapeutische Beziehung zwischen Patient und Therapeut darzustellen. Die Kritiker übersahen dabei allerdings, dass eine Selbstbeteiligung der Patienten bei Kindern, Jugendlichen und nichterwerbstätigen Ehefrauen in jedem Fall immer einen „zahlenden Dritten“ (Vater oder Ehemann) zur Voraussetzung gehabt hatte und dass sich für diese Patienten immer ein – die Therapie stark beeinträchtigendes – Abhängigkeitsverhältnis ergab, das einer freien Entfaltung der Persönlichkeit dieser Patienten schädigend im Wege stand. Für die therapeutische Situation dieser Patienten war eine Regelung über die Krankenversicherung eindeutig eine Befreiung. Aber auch für die erwerbstätigen Patienten erwiesen sich die Probleme, die man beim Wegfall einer direkten Eigenbeteiligung der Patienten befürchtet hatte, in der Praxis als lösbar.

Andererseits haben die Forderungen seitens der gesetzlichen Krankenversicherung fruchtbare Impulse für die Entwicklung der psychoanalytisch begründeten Verfahren gegeben. Zur Differenzierung der Therapieverfahren wurde z. B. der Begriff der „tiefenpsychologisch fundierten Psychotherapie" (Theodor Winkler) mit den Richtlinien erst geschaffen.

1.2 Zweite Phase 1976–1987

Die zweite Phase begann mit der Neufassung der Psychotherapie-Richtlinien im Jahr 1976. Entgegen der Erwartung vieler Therapeuten war die psychotherapeutische Behandlung unter den Bedingungen der kassenärztlichen Versorgung – wenn natürlich auch nicht ohne anfängliche Schwierigkeiten – im Ganzen zufriedenstellend realisiert worden. Die Abgrenzung der aktuellen Störungen von den chronifizierten neurotischen Erkrankungen hatte sich in der Praxis durchführen lassen, weil für die chronifizierten psychischen Erkrankungen andere Kostenträger als die Krankenkasse zur Verfügung standen. Die Neufassung war dann aber notwendig geworden, weil die Rechtsprechung der Sozialgerichte auch die Behandlung chronifizierter Erkrankungen dem Aufgabenbereich der gesetzlichen Krankenkassen zugewiesen und damit den Krankheitsbegriff der Reichsversicherungsordnung erweitert hatte.

Die Rentenversicherungsträger hatten 1974 ihre frühere Bereitschaft aufgegeben, die analytische Psychotherapie bei chronisch erkrankten Patienten im Rahmen eines sogenannten „ambulanten Heilverfahrens" als Kann-Leistung zu übernehmen. Im Gutachterverfahren konnte also nicht mehr auf den Rentenversorgungsträger oder auf andere Kostenträger verwiesen werden. Schließlich musste das 1974 in Kraft getretene Gesetz über die Angleichung der Leistungen zur Rehabilitation berücksichtigt werden, das den Krankenkassen die Aufgabe zuwies, auch Behinderte zur Besserung ihres Zustands und zur Wiedereingliederung in Arbeit, Beruf und Gesellschaft psychotherapeutisch zu behandeln. Die Umstellung auf diesen größeren Aufgabenbereich erforderte eine wesentliche Erweiterung sowohl des Indikationsumfangs wie auch der Leistungsgrenzen der Richtlinien.

1.3 Dritte Phase 1987–1989

Die dritte Phase der psychotherapeutischen Versorgung begann mit den Richtlinien vom 1.10.1987, in denen

a) die Verhaltenstherapie Bestandteil der Psychotherapie-Richtlinien wurde und

b) die psychosomatische Grundversorgung als Ergänzung der kassenärztlichen Psychotherapie definiert worden war.

1.3.1 Einführung der Verhaltenstherapie

Engagierte Verhaltenstherapeuten drängten aufgrund ihrer wachsenden Erfahrungen in der Krankenbehandlung auf eine Beteiligung an der psychotherapeutischen Versorgung im kassenärztlichen Bereich. Allerdings stieß die Einordnung der lerntheoretisch begründeten Verhaltensmodifikationen in das System der gesetzlichen Krankenversicherung auf fast noch größere Schwierigkeiten, als sie 1967 bereits bei der Psychoanalyse bestanden hatten. Auch die Psychoanalyse hatte sich ja einen weitaus größeren Aufgabenbereich erschlossen, als das Leistungsrecht der Krankenkassen mit dem geltenden Krankheitsbegriff hätte abdecken können. Die „Modifikation unerwünschten Verhaltens" war zunächst das erklärte Ziel der lerntheoretisch begründeten Psychotherapien gewesen; es bot deshalb noch mehr Schwierigkeiten hinsichtlich der Eingrenzung des Indikationskatalogs und der Definition der zugehörigen therapeutischen Verfahren, weil die Verhaltenstherapie bisher einen Krankheitsbegriff nicht anerkannt oder geschaffen hatte.

In langwierigen und auch kontrovers geführten Diskussionen zwischen Krankenkassen, Kassenärztlicher Bundesvereinigung und Sachverständigen der Psychotherapie konnte die Verhaltenstherapie schließlich in die Psychotherapie-Richtlinien aufgenommen werden und dort ihren definierten Aufgabenbereich finden.

Die Voraussetzungen für die Einführung der Verhaltenstherapie in die Psychotherapie-Richtlinien

Die Verhaltenstherapie wurde in die Psychotherapie-Richtlinien als ein Verfahren aufgenommen, dem „ein umfassendes Theoriesystem der Krankheitsentstehung zugrunde liegt" und dessen „spezifische Behandlungsmethoden in ihrer therapeutischen Wirksamkeit belegt sind" (R: B § 13).

Diese Einschätzung des Bundesausschusses für Ärzte und Krankenkassen beruht im Wesentlichen auf folgenden Feststellungen:

- Die Verhaltenstherapie verfügt über Voraussetzungen für eine ätiologisch orientierte Diagnostik seelischer Krankheiten durch eine komplexe Verhaltensanalyse und über langjährig bewährte, spezifische Methoden zur ambulanten Behandlung seelisch kranker Patienten.
- Die komplexe Verhaltensanalyse umfasst – über eine phänomenologische Darstellung symptomatischen Verhaltens hinaus – eine anamnestisch, aktuell und perspektivisch ausgerichtete Bedingungsanalyse und eine Funktionsanalyse, die individuell wie auch systemisch orientiert ist.
- Das Krankheitsgeschehen wird in der Verhaltenstherapie „ganzheitlich" gesehen (R: A § 3). Motorische, physiologische, kognitive und emotionale Vorgänge sind in den Begriff des „Verhaltens" eingeschlossen. Die Erfassung des Motivations- und Bedingungsgefüges des Patienten gilt als Voraussetzung für therapeutische Interventionen.
- Die Anwendung der Verhaltenstherapie erfolgt in der kassenärztlichen Versorgung unter systematischer Einbeziehung der Psycho- und Organpathologie in die Diagnostik und in die Therapiepläne.
- Die Behandlungskonzepte der Verhaltenstherapie sind durch die Entwicklung eines Störungsmodells und einer übergeordneten Behandlungsstrategie bestimmt. Diese bildet die Grundlage für die Ableitung der einzelnen Interventionen sowie deren zeitlicher Abfolge.
- Die Behandlung ist am individuellen Krankheitsgeschehen des Patienten orientiert. Bezugspersonen, besonders der eigenen Familie des Patienten, können und müssen ggf. in die Behandlung einbezogen werden – bei Kindern und Jugendlichen im Sinne einer „begleitenden Psychotherapie" – um ihnen Einsichten in die pathogene Struktur des Interaktionsfelds zu vermitteln und um diese Struktur zu verändern. Wenn Bezugspersonen aber selbst behandlungsbedürftig sind, müssen sie einer eigenen psychotherapeutischen Behandlung unter Einschaltung des für sie zuständigen Kostenträgers zugeführt werden. Transindividuelle Zielsetzungen der Therapie werden grundsätzlich vermieden. „Familientherapie" in diesem (systemischen) Sinne ist aus versicherungsrechtlichen Gründen bisher nicht Gegenstand der vertragsärztlichen Versorgung.
- Die Anwendung einzelner verhaltenstherapeutischer und anderer psychotherapeutischer Methoden und Techniken wird der „übergeordneten Behandlungsstrategie" subsidiär eingefügt (z. B. Entspannungsverfahren, hypnotherapeutische Techniken, Trainingsmethoden, Methoden der kognitiven Umstrukturierung). Mit der *Integration* verschiedener Interventionen wird der Grundcharakter des verhaltenstherapeutischen Konzeptes gewahrt. Eine additive, symptomorientierte Anwendung verschiedener Methoden gilt nicht als Verhaltenstherapie im Sinne der Psychotherapie-Richtlinien.
- Durch verhaltenstherapiebezogene Selbsterfahrung des Therapeuten werden Voraussetzungen geschaffen, die manipulative, nicht personen- und therapiegerechte Einwirkungen auf den Patienten weitgehend vermeiden lassen, vor allem

eine unreflektiert direktive Beeinflussung der Wert- und Beziehungsorientierung des Patienten, ohne Rücksicht auf seine Belastbarkeit.

1.3.2 Einführung der psychosomatischen Grundversorgung

Die psychosomatische Grundversorgung wurde als ein Aufgabenbereich der Ärzte ergänzend zur Psychotherapie eingeführt, dem sich grundsätzlich Ärzte aller Fachrichtungen widmen sollen, dem aber vor allem im Rahmen der allgemeinen ärztlichen Praxis eine hohe Bedeutung zukommt. Es wird angestrebt, dass sich beim Arzt Verständnis für eine integrierte Diagnostik und Therapie auf der Grundlage einer Pathologie der Gesamtperson entwickelt und auch seelische Faktoren in die Krankenbehandlung einbezogen werden. Die inhaltliche Definition der psychosomatischen Grundversorgung und deren Einbettung in die Psychotherapie-Richtlinien dienen dem Ziel, die ärztliche Versorgung unter einer ganzheitlichen Sicht des Menschen auf eine breite Basis zu stellen. Die psychosomatische Grundversorgung kommt einer Neuorientierung der Medizin und den Erwartungen des kranken Menschen entgegen.

Schwierigkeiten einer sinnvollen Realisierung der psychosomatischen Grundversorgung liegen in der Ausbildung, Weiterbildung und Fortbildung des bisher vorwiegend naturwissenschaftlich geschulten Arztes. Sie liegen besonders auch in der Schulung und Entfaltung subjektiver Voraussetzungen in seiner Persönlichkeit. Die psychosomatische Grundversorgung setzt bei dem ausübenden Arzt ausreichendes Wissen sowohl über die Besonderheiten interpersoneller Kommunikation ganz allgemein als auch über die speziellen interaktionellen Probleme bei seelischem Krankheitsgeschehen voraus und verlangt die zugehörige – ausreichend reflektierte – Erfahrung. Unter der Voraussetzung, dass diese fachlichen Erfordernisse von den Ärzten erfüllt werden, die in der psychosomatischen Grundversorgung tätig sind, wurde dieser Versorgungsbereich in die Psychotherapie-Richtlinien als Ergänzung zur Psychotherapie einbezogen.

1.4 Vierte Phase 1989–1998

Die vierte Phase für die Psychotherapie in der vertragsärztlichen Versorgung wurde mit Beginn der deutschen Wiedervereinigung 1989 eingeleitet. In dieser Phase stand im Mittelpunkt die Schaffung von Übergangsregelungen für die Psychotherapie in den neuen Bundesländern, d.h. der ehemaligen DDR, die einen möglichst reibungslosen Übergang der dortigen psychotherapeutischen Versorgung in die nach den Psychotherapie-Richtlinien definierte gewährleisten wollten. Dieses Vorhaben konnte zufriedenstellend abgeschlossen werden.

1.5 Fünfte Phase 1998–2007

1.5.1 Die Entwicklung seit der Verabschiedung des Gesetzes über die Berufe des Psychologischen Psychotherapeuten sowie des Kinder- und Jugendlichenpsychotherapeuten 1998

Einen wesentlichen Einschnitt und den Beginn einer neuen Phase markierte die Verabschiedung des Psychotherapeuten-Gesetzes im Frühjahr des Jahres 1998. Aufgrund dieser Gesetzesinitiative wurden die neuen Heilberufe der Psychologischen Psychotherapeuten und Kinder- und Jugendlichenpsychotherapeuten geschaffen, die von nun an im Bereich der Psychotherapie selbstständig und eigenverantwortlich tätig werden. Die beiden neuen Heilberufe erhalten eigene Approbationen und können bei Nachweis einer berufsrechtlichen Qualifikation innerhalb der Richtlinien-Psychotherapie auch eine Zulassung bzw. Ermächtigung zur vertragsärztlichen Versorgung, verbunden mit ordentlicher bzw. außerordentlicher Mitgliedschaft in den Kassenärztlichen Vereinigungen, erhalten. Dies beinhaltet dann auch die Wählbarkeit in die Vertreterversammlungen der Kassenärztlichen Vereinigungen und vollgültiges Mitspracherecht in den entsprechenden Gremien. Das Psychotherapeuten-Gesetz stellt somit einen erheblichen Schritt in der Entwicklung der Psychotherapie in der vertragsärztlichen Versorgung dar.

1.5.2 Zusammenfassung der wesentlichen Änderungen der Psychotherapie-Richtlinien und der Psychotherapie-Vereinbarungen in den jeweiligen Neufassungen, die beide zum 1.1.1999 in Kraft getreten sind

Das im Frühjahr 1998 von Bundestag und Bundesrat beschlossene Psychotherapeuten-Gesetz machte eine grundlegende Neufassung sowohl der Psychotherapie-Richtlinien als auch der Psychotherapie-Vereinbarungen gleichzeitig mit dem Inkrafttreten seiner wesentlichen Bestimmungen zum 1.1.1999 notwendig. Dies ergibt sich insbesondere aus der geänderten Rechtsstellung der Psychologischen Psychotherapeuten und Kinder- und Jugendlichenpsychotherapeuten, die eine Zulassung bzw. Ermächtigung zur vertragsärztlichen Versorgung erhalten und damit auch ordentliche bzw. außerordentliche Mitglieder der Kassenärztlichen Vereinigungen werden.

Aufgrund der Bestimmungen des Psychotherapeuten-Gesetzes wurde ein Bundesausschuss in der besonderen Zusammensetzung für Fragen der Psychotherapie gebildet. Dieser spezifische Bundesausschuss setzt sich in Abweichung zum Bundesausschuss der Ärzte und Krankenkassen auf der Leistungserbringerseite aus fünf ärztlichen Psychotherapeuten, von denen einer auch die ärztliche Kinder- und Jugendlichenpsychotherapie vertritt, und vier Psychologischen Psychotherapeuten und einem Kinder- und Jugendlichenpsychotherapeuten zusammen. Die Krankenkassenseite stellt zehn weitere Vertreter. Weiterhin gehören diesem Bundesausschuss einschließlich dessen Vorsitzendem drei unparteiische Mitglieder an. Den Vorsitz des Bundesausschusses in der Zusammensetzung für besondere Fragen der Psychotherapie führt ebenfalls der Vorsitzende des Bundesausschusses der Ärzte und Krankenkassen.

Die neu gefassten Richtlinien wurden in der Sitzung des Bundesausschusses in der besonderen Zusammensetzung für Fragen der Psychotherapie am 23.10.1998 verabschiedet, wobei nochmals einige Änderungen im Dialog mit der Aufsichtsbehörde, dem Bundesministerium für Gesundheit, mit Beschlussfassung am 11.12.1998 verabschiedet wurden. Diese Neufassung ist dann, wie gesetzlich vorgeschrieben, am 1.1.1999 in Kraft getreten. Gleiches gilt auch für die zwischen den Vertragspartnern der Psychotherapie-Vereinbarungen verabschiedete Neufassung der Psychotherapie-Vereinbarungen.

1.5.3 Wesentliche Neuerungen der Psychotherapie-Richtlinien nach 1999

In Abschnitt B I, 3 der Neufassung der Psychotherapie-Richtlinien wurde im Hinblick auf die Akzeptanz *neuer eigenständiger Verfahren* eine Anforderung eingeführt, wonach erst einmal eine positive Stellungnahme des nach § 11 des Psychotherapeuten-Gesetzes vorgesehenen wissenschaftlichen Beirats zur wissenschaftlichen Anerkennung eines entsprechenden Verfahrens vorliegen muss, damit sich der Bundesausschuss bzw. der Arbeitsausschuss Psychotherapie-Richtlinien mit der weiteren Prüfung dieses Verfahrens nach den weiterhin genannten Kriterien beschäftigen kann. Dabei kann der wissenschaftliche Beirat ggf. auch Stellung dazu nehmen, ob in ausreichendem Umfang Studien zur Effizienz des entsprechenden Verfahrens in der ambulanten Versorgung vorliegen.

Da die Psychologischen Psychotherapeuten bzw. Kinder- und Jugendlichenpsychotherapeuten durch das Psychotherapeuten-Gesetz zu eigenen Heilberufen geworden sind, war eine Weiterführung des bisherigen Delegationsverfahrens nicht mehr notwendig. Das Gesetz sieht jedoch anstelle dessen vor Aufnahme einer Psychotherapie durch einen Psychologischen Psychotherapeuten oder Kinder- und Jugendlichenpsychotherapeuten die Einführung eines so genannten *„Konsiliarverfahrens"* vor. Dieses Konsiliarverfahren ist in den neuen Psychotherapie-Richtlinien festgelegt worden. Dabei war insbesondere die Überlegung ausschlaggebend, dass dieses Verfahren kein weitergeführtes bzw. verkapptes Delegationsverfahren darstellen soll. Deshalb hat sich der Konsiliararzt auch nicht zur spezifischen Indikation für die Psychotherapie zu äußern, sondern lediglich den Ausschluss somatischer Ursachen, ggf. – sofern er dies für erforderlich hält – auch psychiatrischer

Ursachen, im Hinblick auf eine Kontraindikation für die jetzige Durchführung einer Psychotherapie vorzunehmen. Gesetzlich ist weiterhin festgelegt, dass der Konsiliarbericht spätestens nach Abschluss der probatorischen Sitzungen und vor Aufnahme der Psychotherapie vom Psychologischen Psychotherapeuten veranlasst werden muss. Dafür wurde ein eigenständiges Formular entwickelt, das das Muster 7 der Vordruckvereinbarung darstellt. Hiermit wird der Patient an den Konsiliararzt überwiesen. Auch für den Konsiliarbericht wurde ein eigenes Muster 22 in der Vordruckvereinbarung erstellt. Die ausführliche Form dieses Musters erhält der anfordernde Therapeut im Original, während der erste Durchschlag zum Verbleib beim Konsiliararzt bestimmt ist. Der dritte Durchschlag geht direkt vom Konsiliararzt an die Krankenkasse, wobei diese die Mehrzahl der (auf den für den Therapeuten und den Konsiliararzt bestimmten Fassungen enthaltenen) Fragen des Formulars aus datenschutzrechtlichen Gründen geschwärzt erhält. Die Krankenkasse wird lediglich vom Konsiliararzt darüber informiert, ob derzeit aus seiner Sicht Kontraindikationen für eine psychotherapeutische Behandlung bestehen und ob eine ärztliche Mitbehandlung für erforderlich gehalten wird.

Dieser Weg wurde gewählt, damit im Konfliktfall die Krankenkasse direkt über Bedenken des Konsiliararztes informiert werden kann, ohne dass ggf. die entsprechenden Informationen nur über den Psychologischen Psychotherapeuten oder Kinder- und Jugendlichenpsychotherapeuten der Kasse zur Kenntnis gelangen.

Weiterhin ist in den Psychotherapie-Richtlinien festgelegt, dass im Konfliktfall, d. h. wenn der Psychologische Psychotherapeut oder Kinder- und Jugendlichenpsychotherapeut trotz festgestellter Kontraindikation durch den Konsiliararzt dennoch den Patienten dazu anhält, einen Antrag auf Psychotherapie zu stellen, die Krankenkasse eine Begutachtung durch den Medizinischen Dienst der Krankenkassen veranlasst.

Zu den Regelungen zum Konsiliarverfahren gehörte auch die Festlegung der Qualifikation der den Konsiliarbericht abgebenden Ärzte. Danach sind bei der Psychotherapie von Jugendlichen und Erwachsenen alle Ärzte mit Ausnahme derjenigen, die nur auf Überweisung in Anspruch genommen werden können, zur Abgabe des Konsiliarberichts berechtigt. Bei dieser Festlegung war die Aufgabenstellung des Konsiliarberichts durch das Gesetz ausschlaggebend, wonach primär die Abklärung bzw. der Ausschluss somatischer Ursachen gefordert ist. Aus diesem Grund wurde die Zahl der den Konsiliarbericht abgebenden Ärzte möglichst weit gefasst. Der Konsiliarbericht im Fall vorgesehener Psychotherapie bei Kindern kann laut Richtlinien lediglich von Pädiatern, Kinder- und Jugendpsychiatern, Internisten, Allgemein- und praktischen Ärzten abgegeben werden. Hierzu ist festzuhalten, dass selbstverständlich bei der Abgabe des Konsiliarberichts für Kinder, ggf. im Hinblick auf die als evtl. zusätzlich notwendig angesehene psychiatrische Abklärung, auch Nervenärzte oder Psychiater hinzugezogen werden können, sofern dies der Konsiliararzt für angezeigt hält.

Für die Erstellung des Konsiliarberichts kann die Gebührenordnungsposition Nr. 01612 abgerechnet werden.

Weiterhin sehen die neuen Psychotherapie-Richtlinien eine Modifikation des Gutachterverfahrens vor. Danach setzt zukünftig die Genehmigung auch von Kurzzeittherapie grundsätzlich eine vorherige Begutachtung voraus. Eine Befreiung von der Begutachtungspflicht ist möglich, wenn eine definierte Anzahl genehmigter Therapien der Kassenärztlichen Vereinigung nachgewiesen wird. Hinsichtlich des Inkrafttretens der geschilderten Änderungen des Gutachterverfahrens sehen die Richtlinien vor, dass diese zum 1.1.2000 in Kraft treten. Ergänzend hierzu ist festzuhalten, dass es sich bei der Möglichkeit der Befreiung um eine dynamisch zu verstehende handelt. Das heißt, sobald ein Therapeut die in den Psychotherapie-Richtlinien definierte Anzahl von Gutachterbefürwortungen für Erstanträge von gutachterpflichtigen Psychotherapien nach den Richtlinien seiner Kassenärztlichen Vereinigung vorlegen kann, erhält er eine Befreiung von der Begründungspflicht für die Kurzzeittherapie. Dies bedeutet, dass eine Befreiung ab dem 1.1.2000 bei Vorlage entsprechender Bescheinigungen jederzeit erfolgen kann. Hierbei gilt der 1.1.2000 nicht als Ausschlussfrist für die Vorlage entsprechender Bescheinigungen. Weiterhin wurde ein entsprechendes Formular bzw. Informationsblatt für die Inhalte zur Begründung gutachterpflichtiger Kurzzeittherapien erstellt. Somit ist die Kurzzeittherapie nicht nach den gleichen Anforderungen begründungspflichtig wie die Langzeittherapie.

Neu in die Richtlinien aufgenommen wurden die *Anforderungen an die Qualifikationen* der nach den Richtlinien tätig werdenden Gutachter. Hier ist geregelt, welche Qualifikationsanforderungen Ärzte, Psychologische Psychotherapeuten oder Kinder- und Jugendlichenpsychotherapeuten, die zu Gutachtern bestellt werden wollen, nachweisen müssen.

Weiterhin wurden die Regelungen zum *Delegationsverfahren*, das nach Zulassung der Psychologischen Psychotherapeuten und Kinder- und Jugendlichenpsychotherapeuten zur vertragsärztlichen Versorgung entfällt, gestrichen.

Schließlich wurde in den Psychotherapie-Richtlinien die Absichtserklärung eingefügt, dass zum 1.1.2000 ein Verfahren zur *Dokumentation* psychotherapeutischer Leistungen und zur *Evaluation* der Prozess- und Ergebnisqualität zwischen den Vertragspartnern der Psychotherapie-Vereinbarungen vereinbart werden solle.

Diese Absichtserklärung hat in der Folgezeit im Arbeitsausschuss Psychotherapie-Richtlinien zu ausgiebigen Diskussionen geführt, die jedoch bis zum Erscheinen der vorliegenden 9. Auflage dieses Kommentars nicht zu einem konkreten Ergebnis geführt haben. Ein ursprünglich im Arbeitsausschuss erarbeiteter Dokumentationsbogen für die Erfassung von Diagnose, Therapiezielen zu Beginn und Therapieerfolg bzw. -ergebnis am Ende einer Psychotherapie sollte in einem Bereich einer Kassenärztlichen Vereinigung erprobt werden. Dafür war als Anreiz für die freiwillig an dieser Erprobung beteiligten Therapeuten eine Befreiung vom Gutachterverfahren für entsprechende Behandlungsfälle vorgesehen. Der Bundesausschuss hat jedoch die Verabschiedung einer entsprechenden „Erprobungsklausel" in den Psychotherapie-Richtlinien im Jahr 2000 abgelehnt. Somit konnte die in den 1998 beschlossenen Richtlinien enthaltene Absichtserklärung bisher nicht umgesetzt werden. Die Diskussion über die Evaluation von Prozess- und Ergebnisqualität in der Psychotherapie und deren Umsetzung wurde fortgesetzt, ist jedoch 2009 zum Stillstand gekommen. Dies geschah nicht zuletzt aufgrund von Kostengesichtspunkten einzelner Krankenkassen, denen die vorgesehene Einbeziehung der Patientenperspektive und die mögliche Begutachtung von Abschlussberichten mit Mehrkosten verbunden zu sein schienen. Die Diskussion wurde dann im Jahr 2010 wieder aufgenommen, ist jedoch zum Zeitpunkt des Erscheinens der vorliegenden Auflage noch nicht abgeschlossen.

1.5.4 Erläuterungen zu den wesentlichen Neuerungen der Psychotherapie-Vereinbarungen und der PTV-Formulare

Analog der Neufassung der Psychotherapie-Richtlinien wurden natürlich auch die Psychotherapie-Vereinbarungen den oben angeführten Neuerungen angepasst. Die damit wesentlich verbundenen Änderungen sind:

- Anpassung der Terminologie zur Genehmigungspflicht von Leistungen im Rahmen der Psychotherapie an die gesetzlichen Vorgaben, sowohl für den Bereich der ärztlichen Psychotherapie als auch für den Bereich der Psychologischen Psychotherapie und der Kinder- und Jugendlichenpsychotherapie. Hiermit verbunden sind die Vorgaben des Psychotherapeuten-Gesetzes hinsichtlich der *Qualifikationsvoraussetzungen* für die Psychologischen Psychotherapeuten und Kinder- und Jugendlichenpsychotherapeuten, wonach jeweils der verfahrensbezogene Fachkundenachweis gemäß § 95c SGB V diese Therapeuten zur Durchführung der Psychotherapie nach den Richtlinien berechtigt.
- Regelungen zur Abrechnung von Leistungen in Einrichtungen gemäß § 117 Abs. 2 SGB V. Aufgrund dieses Paragraphen besteht ein Ermächtigungstatbestand für Ambulanzen an psychologischen Universitätsinstituten und an anerkannten Ausbildungsstätten nach dem Psychotherapeuten-Gesetz, sofern sie in Richtlinien-Psychotherapie ausbilden. Die Psychotherapie-Vereinbarungen nehmen hier eine Konkretisierung zur Leistungserbringung an diesen Ambulanzen vor.
- Streichung der bisherigen sogenannten Beauftragungsregelung zur Erbringung von Leistungen im Rahmen der Ausbildung an nach den Psychotherapie-Vereinbarungen anerkannten Ausbildungsinstituten. (Diese ist notwendig, da in Zukunft eine Kompetenz zur Anerkennung entsprechender Ausbildungsinstitute allein bei den jeweiligen Bundesländern und nicht mehr bei den Vertrags-

partnern der Psychotherapie-Vereinbarungen liegt.)

- Streichung der das bisherige *Delegationsverfahren* betreffenden Passagen in den Vereinbarungen.
- Anpassung der Vereinbarungen an die durch die Psychotherapie-Richtlinien geregelten Sachverhalte Konsiliarverfahren, Modifizierung des Gutachterverfahrens und Qualifikationsvoraussetzungen für eine Gutachtertätigkeit.
- Aufnahme von Maßnahmen zur Qualitätssicherung des Gutachterverfahrens. Dabei wird festgelegt, dass die Gutachter eine Statistik über die von ihnen durchgeführten Begutachtungen zu erstellen und sich ggf. an Maßnahmen zur Qualitätssicherung des Verfahrens zu beteiligen haben. Weiterhin ist in den Psychotherapie-Vereinbarungen erstmals explizit festgelegt, dass die Gutachter ihre Gutachten in angemessener Frist gegenüber der beauftragenden Krankenkasse zu erstatten haben. Dabei soll zwischen Eintreffen der Unterlagen beim Gutachter und Absendung des Gutachtens in der Regel kein größerer Zeitraum als zwei Wochen vergehen. Urlaubsbedingte Abwesenheiten sind der Kassenärztlichen Bundesvereinigung spätestens vier Wochen vor Antritt des Urlaubs mitzuteilen. Weiterhin wird festgelegt, dass die jährlich urlaubsbedingte Abwesenheit den Zeitraum von zwei Monaten nicht überschreiten sollte. Schließlich ist in der Psychotherapie-Vereinbarung nunmehr festgelegt, dass eine Zuwiderhandlung gegen diese Verpflichtungen den Ausschluss aus dem Gutachterkreis nach sich ziehen kann.
- Anpassung der im Bereich der Psychotherapie verwendeten Formblätter an die geänderten Vorgaben der Psychotherapie-Richtlinien und -Vereinbarungen. Dabei handelt es sich im Wesentlichen um Änderungen, die sich aufgrund des Wegfalls des Delegationsverfahrens ergeben. Das PTV 2a und b wird zu einem Formular PTV 2, das sowohl für die Kurzzeit- als auch Langzeittherapie verwendet werden kann. Neu kommen Formulare für den Konsiliarbericht vor Aufnahme einer Psychotherapie durch Psychologische Psychotherapeuten oder Kinder- und Jugendlichenpsychotherapeuten und eine Überweisung zur Abgabe des Konsiliarberichts hinzu.
- Aufnahme von Übergangsregelungen für die Durchführung tiefenpsychologisch fundierter und analytischer Psychotherapie durch Psychologische Psychotherapeuten, die an den nach den Psychotherapie-Vereinbarungen anerkannten Ausbildungsinstituten ihre Ausbildung bis zum 31.12.2003 beendet haben, und für das Beauftragungsverfahren an diesen Ausbildungsinstituten bis zum 30.6.2001.
- Ersatzlose Streichung der bisherigen Anlagen zu den Psychotherapie-Vereinbarungen, die die Anerkennungskriterien für die entsprechenden Ausbildungsinstitute regelten.

1.5.5 Modifizierungen und Ergänzungen der Psychotherapie-Vereinbarungen bis 2002

Im Juli 1999 wurde das Abrechnungsverfahren für Psychotherapie vereinfacht. Im Januar 2000 erfolgte eine Modifizierung einiger PTV-Formulare mit dem Inkrafttreten der Regelung zur grundsätzlichen Gutachterpflichtigkeit von Kurzzeittherapien. Im Oktober 2002 wurden die PTV-Formulare im Ersatzkassenbereich mit denen im Primärkassenbereich vereinheitlicht.

Schließlich traten zum 1.10.2001 einige Modifizierungen der Psychotherapie-Vereinbarungen in Kraft. Diese betrafen eine fachliche Anpassung an die Gegebenheiten zur Durchführung von Expositionsbehandlungen in der Verhaltenstherapie, eine Konkretisierung der Verpflichtungen der Gutachter für Psychotherapie, die Streichung redundanter Angaben zum Antrags- und Gutachterverfahren, Verpflichtung des Therapeuten zur Angabe über Beendigung oder Abbruch einer psychotherapeutischen Behandlung, Wiederaufnahme der Möglichkeit der Krankenkasse, jeden Antrag auf Psychotherapie einem Gutachter zur Prüfung zu übergeben, sofern sie dies für erforderlich hält, redaktionelle Anpassungen an zwischenzeitlich geänderte PTV-Formblätter bzw. den Konsiliarbericht und die Möglichkeit, bestimmte PTV-Formblätter auch als Blankoformulare in der Praxis des Therapeuten auszudrucken.

Der Text zum Bundesmantelvertrag ist grundsätzlich inhaltsgleich mit dem Text der Anlage 1 des Arzt-/Ersatzkassenvertrags. Beide Texte werden vereinfacht als Psychotherapie-Vereinbarungen bezeichnet. Die einzige inhaltliche Abweichung findet sich in § 14 Abs. 3 der Anlage 1 des Arzt-/Ersatzkassenvertrags. Danach können Testverfahren während einer Psychotherapie grundsätzlich nicht abgerechnet werden. Im entsprechenden § 14 Abs. 3 der Anlage 1 zum Bundesmantelvertrag ist dagegen die Möglichkeit eröffnet, dass während der Durchführung oder Fortsetzung einer bewilligten Psychotherapie Testverfahren nach der Nr. 35300 EBM als Bestandteil der Therapie mit besonderer Begründung bis zu dreimal zusätzlich berechnet werden können.

1.5.6 Weitere Entwicklungen

Durch das sogenannte Gesundheits-Modernisierungsgesetz (GMG) wurde im Jahr 2004 der bisherige Bundesausschuss in der besonderen Zusammensetzung für Fragen der Psychotherapie durch den Gemeinsamen Bundesausschuss (G-BA) in der entsprechenden Zusammensetzung abgelöst. Der von diesem Bundesausschuss eingesetzte Arbeitsausschuss wurde in Unterausschuss umbenannt und hat seitdem seine Arbeiten an der Weiterentwicklung der Psychotherapie-Richtlinien fortgesetzt. Weiterhin brachte das GMG mit der Einführung der Praxisgebühr, die eine Zahlung von 10 Euro pro Quartal bei Inanspruchnahme eines Vertragsarztes bzw. Vertragspsychotherapeuten vorsieht, die indirekte Einführung einer Selbstbeteiligung der Patienten, die allerdings generell, das heißt nicht nur für den psychotherapeutischen Bereich, gilt.

Seit der 6. Auflage dieses Kommentars (2003) wurden an den Psychotherapie-Richtlinien die folgenden Veränderungen bzw. Ergänzungen vorgenommen:

- Es wurde eine Ergänzung der Richtlinien vorgenommen, die klarstellt, dass Einzeltherapie des sogenannten Indexpatienten bei einem Setting der Paar- und Familientherapie im Verfahren der tiefenpsychologisch fundierten Psychotherapie auch in Doppelstunden durchgeführt werden kann.
- Weiterhin wurden eine Modifizierung der Befreiungstatbestände für die Befreiung von der Gutachterpflicht bei Kurzzeittherapie und eine redaktionelle Änderung der ärztlichen Gutachterqualifikation aufgrund von Änderungen der ärztlichen Weiterbildungsordnung vorgenommen. Die Modifizierung der Befreiungstatbestände betrifft zum einen die Möglichkeit der Anrechnung von 15 Therapiegenehmigungen für analytische Langzeittherapien auf die 35 vorzulegenden Therapiegenehmigungen im Gutachterverfahren für die Befreiung von der Gutachterpflicht bei tiefenpsychologisch fundierter Kurzzeittherapie, zum anderen die Möglichkeit, im Bereich der tiefenpsychologisch fundierten und analytischen Kinder- und Jugendlichenpsychotherapie 35 Therapiegenehmigungen für die Befreiung bei tiefenpsychologisch fundierter Kurzzeittherapie bei Kindern und Jugendlichen sowohl für analytische Kinder- und Jugendlichenpsychotherapie als auch für tiefenpsychologisch fundierte Kinder- und Jugendlichenpsychotherapie einreichen zu können, und schließlich die Möglichkeit, dass für eine Befreiung von der Begründungspflicht für einen Antrag auf Kurzzeittherapie von Kindern und Jugendlichen in einem Richtlinienverfahren bei den Therapeuten, die sowohl eine Abrechnungsgenehmigung für die Behandlung von Kindern und Jugendlichen als auch für die Behandlung von Erwachsenen haben, bei den 35 vorzulegenden Therapiegenehmigungen im Gutachterverfahren auch bis zu 15 Therapiegenehmigungen für Psychotherapie von Erwachsenen in dem jeweiligen Richtlinienverfahren angerechnet werden können.
- Im Hinblick auf die Modifizierung der ärztlichen Weiterbildungsordnung wurde bei den Anforderungen für eine Gutachterqualifikation, wie sie im Abschnitt F III. 3 der Richtlinien festgelegt sind, in Nr. 1 die auf dem Deutschen Ärztetag 2003 beschlossene Gebietsbezeichnung „Arzt für Psychosomatische Medizin und Psychotherapie" ergänzend aufgenommen.
- Schließlich hat der Gemeinsame Bundesausschuss in der Zusammensetzung für Psychotherapie beschlossen, dass für die Bewertung neuer psychotherapeutischer Verfahren die „Richtlinie zur Bewertung medizinischer Untersuchungs- und Behandlungsmethoden" (BUB-Richtlinie) in der Fassung vom 1.12.2003 Anwendung finden soll.
- Weiterhin wurde eine redaktionelle Änderung im Hinblick auf die in Abschnitt E der Psychothera-

pie-Richtlinien festgelegten Kontingente für übende und suggestive Techniken beschlossen, wonach die Definition der Kontingente, bezogen auf den Behandlungsfall, der nach dem EBM als Quartal definiert ist, wonach der Terminus „Behandlungsfall" in diesem Abschnitt ersatzlos gestrichen wurde, da die in dem betreffenden Abschnitt der Psychotherapie-Richtlinien angegebenen Kontingente nicht für eine quartalsweise Behandlung gedacht sind.

In den Psychotherapie-Vereinbarungen wurden seit dem Erscheinen der 6. Auflage dieses Kommentars (2003) folgende Ergänzungen bzw. Modifizierungen vorgenommen:

- Es wurden zwischen den Vertragspartnern übergeordnete Kriterien zur Benennung von Psychotherapie-Gutachtern vereinbart. Diese übergeordneten Kriterien sollen bei der konkreten Neubestellung, aber auch ggf. bei einer Weiterbestellung von Gutachtern Berücksichtigung finden.
- Weiterhin wurden die in den Psychotherapie-Vereinbarungen in einzelnen Paragraphen aufgeführten Abrechnungsnummern redaktionell an die neuen Abrechnungsnummern des zum 1.4.2005 in Kraft getretenen EBM angepasst.

1.6 Sechste Phase ab 2007: Neufassung der Psychotherapie-Richtlinie

- Mit den Beschlüssen des Gemeinsamen Bundesausschusses vom 20.12.2007 zur Definition psychotherapeutischer Verfahren, Methoden und Techniken und zur Einführung eines sogenannten „Schwellenkriteriums" bei der Prüfung auf Anerkennung als psychotherapeutisches Verfahren sind grundlegende Weiterentwicklungen der Psychotherapie-Richtlinien erfolgt. Zudem erfolgte zum 1.7.2008 eine Umstrukturierung des Gemeinsamen Bundesausschusses, wonach es keinen obligatorisch mit Psychotherapeuten auf Leistungserbringerseite besetzten Gemeinsamen Bundesausschuss in der Zusammensetzung für Psychotherapie mehr geben wird. Vielmehr gibt es seit 1.7.2008 nur noch ein Beschlussgremium für die Beschlüsse zu allen Richtlinien des G-BA, das nur noch aus insgesamt 13 Mitgliedern (drei Unparteiische inklusive des Vorsitzenden, fünf Vertreter des Spitzenverbands Bund der Krankenkassen, je zwei Vertreter der Deutschen Krankenhausgesellschaft [DKG] und der Kassenärztlichen Bundesvereinigung und ein Vertreter der Kassenzahnärztlichen Bundesvereinigung) besteht. Es gibt jedoch weiterhin einen Unterausschuss Psychotherapie, wobei jedoch die Methodenbewertung psychotherapeutischer Verfahren dem Unterausschuss Methodenbewertung zugeordnet wird.

Seit der 7. Auflage dieses Kommentars (Herbst 2005) wurden an den Psychotherapie-Richtlinien die folgenden Veränderungen bzw. Ergänzungen vorgenommen:

Die erste Änderung betrifft eine vom Gemeinsamen Bundesausschuss in der besonderen Zusammensetzung für Fragen der Psychotherapie am 20.6.2006 beschlossene Änderung der Psychotherapie-Richtlinien. Diese betrifft die in Abschnitt D der Richtlinien definierten Anwendungsbereiche für Psychotherapie. Dort wurde bisher noch eine alte, wenig differenzierte Beschreibung der Indikationen zur Anwendung von Psychotherapie verwendet. Daher wurde eine redaktionelle Aktualisierung der Beschreibung der Indikationen für die Richtlinien-Psychotherapie für sinnvoll gehalten, die sich durch die Änderung an der Terminologie des Kapitels F der International Classification of Diseases der WHO (ICD-10) orientiert. **Damit ist jedoch weder eine Ausweitung noch eine Eingrenzung der bisher definierten Indikationsbereiche für Psychotherapie verbunden.**

Die bisherigen Abschnitte D 1.1 und 1.2 wurden dabei zum jetzt einheitlichen Abschnitt D 1 zusammengefasst und die entsprechenden Anwendungsbereiche nummeriert aufgeführt. Dabei sind die im bisherigen Abschnitt D 1.3.4 aufgeführten Indikationen ebenfalls in Abschnitt 1 aufgenommen worden (jetzt D 1.8), denn mittlerweile haben diese ein eigenes Kapitel (F6) in der ICD-10 erhalten.

Der bisherige Abschnitt D 1.3 wurde aus Gründen der Übersicht umnummeriert in D 2 und enthält in gleichbleibender Formulierung die bisherigen Abschnitte D 1.3.1 bis 1.3.3 und 1.3.5. Dabei wurde D 1.3.2 (jetzt D 2.2) um das Störungsbild tief greifende Entwicklungsstörungen ergänzt. Änderungen in Abschnitt D 1.3 (jetzt D 2) Satz 1 und D 1.3.3 (jetzt D 2.3) sind rein redaktionell.

Weiterhin wurden vom G-BA in der besonderen Zusammensetzung für Fragen der Psychotherapie am 20.12.2007 weitere Änderungen der Psychotherapie-Richtlinien beschlossen. Diese betreffen folgende Sachverhalte:

Die Änderungen zur **Terminologie des Verfahrens-, Methoden- und Technikbegriffs** in der Psychotherapie wurden mit dem Wissenschaftlichen Beirat Psychotherapie abgestimmt und sorgen für eine einheitliche, auch mit dem aktuellen wissenschaftlichen Sprachgebrauch kompatible Begrifflichkeit, ohne dass dadurch bisherige Grundsätze der Psychotherapie-Richtlinien aufgegeben werden.

Die **Definition des sogenannten „Schwellenkriteriums"** wurde ebenfalls mit dem Wissenschaftlichen Beirat Psychotherapie abgestimmt. Das Kriterium legt sowohl für den Bereich der Erwachsenenpsychotherapie als auch der Kinder- und Jugendlichenpsychotherapie fest, in welchen Indikationsbereichen ein Psychotherapieverfahren mindestens Wirksamkeits- und Nutzennachweise erbringen muss, um eine möglichst große Indikationsbreite zu belegen und damit eine umfassende Versorgung der Versicherten zu gewährleisten. Als weitere Gründe zur Einführung dieses Kriteriums nennt der G-BA: die hohe Zahl von Komorbiditäten in der Versorgung, die schutzwürdigen Interessen der Patienten, von einem in einem Verfahren mit ausreichender Indikationsbreite ausgebildeten Therapeuten behandelt zu werden, und die Struktur der ambulanten Versorgung, die keine Entscheidungs- und Zuweisungsinstanz von Patienten zu Therapeuten je nach Indikation vorsieht. Die Anerkennung als Psychotherapieverfahren ist somit davon abhängig, ob dieses „Schwellenkriterium" nachgewiesen werden kann.

Der G-BA hatte am 20.6.2006 im Zusammenhang mit einer Änderung des Katalogs der Anwendungsbereiche für Psychotherapie in Abschnitt D der Psychotherapie-Richtlinien den Unterausschuss „Psychotherapie" beauftragt, den **Bezug zur medizinischen Rehabilitation und dem SGB IX, insbesondere die Formulierungen in Abschnitt D 2 der Psychotherapie-Richtlinien,** zu überprüfen. Das Ergebnis der Prüfung im Unterausschuss „Psychotherapie" ergab, dass eine Aktualisierung der Psychotherapie-Richtlinien entsprechend den gesetzlichen Grundlagen erforderlich ist und dass der Begriff „medizinische Rehabilitation" in den Richtlinien mit dem aktuellen Verständnis im Sinne des SGB IX nicht mehr kompatibel ist. Insofern wird der Begriff „medizinische Rehabilitation" aus Abschnitt D 2 der Richtlinien gestrichen. Eine Folgeänderung der Aktualisierung ist die Streichung der Termini „geistige oder seelische Behinderung" und „medizinische Rehabilitation" in den Abschnitten A Allgemeines und D 3.2.

Der Sinn und Zweck der Auflistung in D 2 besteht allerdings unverändert darin, dass psychische Folge- oder Begleiterkrankungen und/oder deren Residualsymptomatik bei diesen Indikationen einer Psychotherapie im Sinne der Richtlinien wie bisher auch zugänglich gemacht werden können. Nach wie vor haben Versicherte unveränderten Anspruch auf Leistungen der Psychotherapie zur Krankenbehandlung gemäß Psychotherapie-Richtlinien. Sie haben ebenfalls unverändert Anspruch auf medizinische Rehabilitation.

Die **Kurzzeittherapie kann nur in den Verfahren „tiefenpsychologisch fundierte Psychotherapie" und „Verhaltenstherapie"** durchgeführt werden, nicht aber in dem Verfahren „analytische Psychotherapie". Dies ist in den Abschnitten E 1.1.2 und 1.1.3 der Psychotherapie-Richtlinien geregelt. Einige Anfragen aus der Praxis haben jedoch gezeigt, dass die Formulierung an dieser Stelle der Richtlinien missverständlich sein kann. Zur Vermeidung von Auslegungsschwierigkeiten war daher eine Klarstellung der Richtlinien geboten. Um Sinn und Zweck der Formulierungen in den Abschnitten E 1.1.2 und 1.1.3 zu präzisieren und um klarzustellen, dass in den Richtlinien keine analytische Kurzzeittherapie vorgesehen ist, werden an entsprechender Stelle zwei ergänzende Textpassagen angefügt.

Aufgrund der Änderungen der Musterweiterbildungsordnung und den nachfolgenden Anpassungen in den Weiterbildungsordnungen der Länder ist eine **Änderung der Psychotherapie-Richtlinien des G-BA in Abschnitt F im Hinblick auf die Konsiliarärzte vor Kindertherapien** erforderlich geworden. Weiterhin erfolgte die Einfügung der Wörter „und eigenverantwortlich" in Abschnitt F III. 2 1. Satz der Psychotherapie-Richtlinien, um die schon seit Inkrafttreten der Regelung bestehende Absicht zu präzisieren, dass der **Nachweis für eine Befreiung von der Gutachterpflicht für Kurzzeittherapie nur mit Berichten über Therapien, die eigenverantwortlich – also nicht in der Aus- oder Weiterbildung – durchgeführt wurden**, erbracht werden kann.

In seiner Sitzung vom 17.7.2008 hat der G-BA im Zuge einer Vereinheitlichung der Richtlinien schließlich eine Umstellung des gesamten Textes der Psychotherapie-Richtlinien auf eine Einteilung in Paragraphen vorgenommen. Gleichzeitig erfolgte im Zuge einer Vereinheitlichung der Richtlinien des G-BA die Umbenennung in Psychotherapie-Richtlinie. Schließlich erfolgte in der Sitzung vom 19.2.2009 noch eine sogenannte Genderung des Richtlinien-Textes. Die derzeit aktuelle Fassung der Richtlinie trat am 18.4.2009 in Kraft. Nach Einführung des sogenannten Schwellenkriteriums wurde vom G-BA im Oktober 2009 eine Richtlinienänderung zu den gemischten Störungen beschlossen, die relevant für die evidenzbasierte Prüfung eines Richtlinien-Verfahrens ist. Dadurch wurde das Schwellenkriterium um eine Kategorie „Gemischte Störungen" erweitert. Gemischte Störungen liegen zum einen vor bei Patienten, die unter komplexen Störungen, also mehreren psychischen Störungen gleichzeitig leiden. Zum anderen gibt es auch Studien, die diagnostisch gemischte Patientengruppen untersuchen.

Der Wissenschaftliche Beirat Psychotherapie (WBP) hatte eine Kategorie „Gemischte Störungen" in sein Methodenpapier aufgenommen. Auch aus Sicht des G-BA muss es die Möglichkeit geben, Studien zu gemischten Störungen bei der Verfahrensprüfung als Nutzennachweis berücksichtigen zu können. Gemeinsam mit dem WBP erarbeitete der G-BA daher Kriterien, die erfüllt sein müssen, damit eine Studie zu gemischten Störungen als Nutzennachweis gelten kann:

- Im Rahmen der Nutzenbewertung können ausschließlich Studien berücksichtigt werden, die krankheitswertige Störungen untersuchen. Die Diagnostik dieser Störungen muss nach einem wissenschaftlich anerkannten Klassifikationssystem erfolgt sein.
- Ein doppelter Nutzennachweis soll so gut wie möglich ausgeschlossen werden, da er gleichbedeutend wäre mit einer Abschwächung des Schwellenkriteriums: Es soll verhindert werden, dass ein Nutzennachweis durch eine Studie zu gemischten Störungen überwiegend auf Behandlungseffekte bei Störungen aus denjenigen Indikationsbereichen zurückzuführen ist, für die bereits jeweils eigene Nutzennachweise erbracht wurden.
- Studien, die aufgrund ihres methodischen Aufbaus eine Zuordnung des Nutzennachweises zu einem einzelnen Anwendungsbereich erlauben, fallen nicht unter die Kategorie „Gemischte Störungen", sondern werden dem betreffenden Anwendungsbereich als Nutzennachweis zugeordnet.

Der G-BA legte darüber hinaus fest, dass die Entscheidung über die Berücksichtigung einer Studie zu gemischten Störungen jeweils im Einzelfall getroffen werden müsse.

In den Psychotherapie-Vereinbarungen wurden seit dem Erscheinen der 7. Auflage dieses Kommentars (Herbst 2005) folgende Ergänzungen bzw. Modifizierungen vorgenommen:

Die Vertragspartner der Psychotherapie-Vereinbarungen haben 2007 folgende Änderungen und Ergänzungen vereinbart, die zum 1.1.2008 in Kraft getreten sind:

- Eine redaktionelle Änderung unter Angabe der korrekten Bezugsparagraphen in § 4 Abs. 2.
- Eine Klarstellung in § 5 Abs. 4 und § 6 Abs. 4, dass es sich beim Erwerb der entsprechenden Zusatzqualifikation für Kinder- und Jugendlichenpsychotherapie bei den genannten Weiter- und Ausbildungsstätten um solche für Kinder- und Jugendlichenpsychotherapie handeln soll.
- Durch die Streichung eines Satzteils in § 9 Abs. 2 wurde den Änderungen durch das Vertragsarztrechtsänderungsgesetz Rechnung getragen, wonach jetzt auch die Möglichkeit besteht, psychotherapeutisch Qualifizierte in der Praxis anzustellen, wenn der Praxisinhaber selbst keine Psychotherapie oder ein anderes Verfahren als der Angestellte erbringt.
- Durch den Wegfall der bisherigen Formulare PT 3 und VT 3 wurde ein Beitrag zur Entbürokratisierung des Formularwesens auch im Bereich der Psychotherapie geleistet.
- Wiedereinfügung in § 12 Abs. 7 einer aufgrund eines redaktionellen Versehens gestrichenen Pas-

sage zur Aufbewahrungspflicht für die Gutachter von Unterlagen aus dem Gutachterverfahren.

- Es wurde eine Angleichung der schon seit 1990 bei den Primärkassen bestehenden Regelung zur Abrechnung von maximal drei Testverfahren während laufender Psychotherapie auch im Ersatzkassenbereich in § 14 Abs. 3 vorgenommen und gleichzeitig die bisherige Regelung um die Möglichkeit erweitert, jetzt auch psychometrische und projektive Testverfahren einzubeziehen. Dies bedeutet, dass ab dem 1.1.2008 sowohl im Primär- als auch im Ersatzkassenbereich maximal drei Testverfahren während laufender Psychotherapie durchgeführt werden können. Damit ist bisher der noch einzig bestehende inhaltliche Unterschied zwischen der Psychotherapie-Vereinbarung mit den Primärkassen und derjenigen mit den Ersatzkassen beseitigt.

Änderungen der PTV-Formulare

Folgende Formulare wurden geändert:

- **PTV 1:** Hier wurden einige redaktionelle Änderungen mit Nennung der beantragten Verfahren, Nennung von evtl. durchgeführten Vorbehandlungen und Angabe, ob es sich um einen Umwandlungs- oder Fortführungsantrag handelt, vorgenommen. Weiterhin erhält das Formular einen zusätzlichen Durchschlag für den Therapeuten.
- **PTV 2:** Hier erfolgten einige redaktionelle Änderungen aufgrund des Wegfalls der Formulare PT 3 und VT 3. Weiterhin werden ein Hinweis zum Vorgutachter bei Fortführung der Behandlung und eine Erklärung, den Bericht vollständig selbst verfasst zu haben, aufgenommen.
- **PT 3 und VT 3** entfallen. Dafür wurden die bisher dort als Hinweise auf den Bericht an den Gutachter enthaltenen Texte auf das jeweilige Informationsblatt übertragen. Das Formblatt PT 3 (K) bleibt aufgrund des Votums der analytischen Kinder- und Jugendlichenpsychotherapeuten im Beratenden Fachausschuss Psychotherapie der Kassenärztlichen Bundesvereinigung bestehen.
- **PTV 5:** Erhält einige redaktionelle Änderungen mit Aufnahme der Angabe „Anschrift des Therapeuten", mehr Platz für den Eintrag der EBM-Nummern und Ergänzung um „Störungsmodell" in Nr. 2.
- **PT 8 und VT 8:** Die Umschläge zum Versand von Unterlagen an die Gutachter erhielten ein größeres Format mit 23 × 16 und einige redaktionelle Änderungen insbesondere wegen Wegfall der Formulare PT 3 und VT 3.

Änderungen der Psychotherapie-Richtlinie seit Erscheinen der 8. Auflage (Herbst 2008) dieses Kommentars

Der Gemeinsame Bundesausschuss (G-BA) hat am 14. April 2011 Änderungen der Psychotherapie-Richtlinie beschlossen. Diese Änderungen betreffen die Behandlung von psychischen Störungen durch psychotrope Substanzen und durch Opioide bei gleichzeitiger Substitutionsbehandlung. Zudem wurde eine rein redaktionelle Änderung, die Präzisierungen zur Kurzzeittherapie betrifft, vorgenommen.

Flexibilisierung der Voraussetzungen für die Psychotherapie bei Suchterkrankungen

Es bleibt zwar bei der Einschätzung, dass Abstinenz bei Suchterkrankungen grundsätzlich als Voraussetzung für die Erreichung und Aufrechterhaltung eines Therapieerfolges anzusehen ist. Dennoch erfolgt jetzt an diesem Punkt eine Flexibilisierung: So kann nun unter bestimmten, in der Richtlinie festgelegten Bedingungen mit der Therapie begonnen werden, auch wenn noch keine Abstinenz vorliegt. Diese Ausnahmeregelung greift jedoch nur dann, wenn die Suchtmittelfreiheit parallel zur Behandlung bis zum Ende von maximal zehn Therapiestunden erreicht werden kann. Dass das Ziel der Abstinenz erreicht wurde, ist hierbei durch eine ärztliche Bescheinigung zu dokumentieren, die nicht vom Therapeuten selbst ausgestellt wird.

Definition von Bedingungen für Psychotherapie bei eventuellen Rückfällen

Zudem sieht der G-BA-Beschluss vor, dass bei einem Rückfall die Psychotherapie nur dann fortgesetzt werden kann, wenn unverzüglich geeignete Behandlungsmaßnahmen zur Wiederherstellung der Abstinenz getroffen werden.

Mit den entsprechenden Anforderungen zur Notwendigkeit einer ärztlichen Bescheinigung über gegebene Abstinenz und die bei einem Rückfall zu ergreifenden Maßnahmen unterstreicht der Gemeinsame Bundesausschuss die unabdingbare Einbettung der ambulanten Psychotherapie in ein Suchthilfesystem.

Psychotherapie bei gleichzeitiger substitutionsgestützter Behandlung

Die entsprechende Ergänzung der Richtlinie sieht vor, dass in Übereinstimmung mit der Substitutionsrichtlinie auch Psychotherapie bei Substituierten erfolgen kann, falls eine Indikation hierfür gegeben ist. Für opiatabhängige Patienten, die sich in einer substitutionsgestützten Behandlung befinden, ist eine ambulante Psychotherapie künftig dann möglich, wenn ein Beigebrauch ausgeschlossen ist und die regelmäßige Zusammenarbeit und Abstimmung des Therapeuten mit den substituierenden Ärzten und den ggf. bei psychosozialen Betreuungs- oder Behandlungsmaßnahmen zuständigen Stellen hinsichtlich der Behandlungsziele erfolgt.

Redaktionelle Änderung bezüglich der Präzisierungen zur Kurzzeittherapie

In einem Beschluss vom 20. Dezember 2007 waren Präzisierungen zur Kurzzeittherapie erfolgt und bei der Neufassung der Richtlinie in Paragraphen mit Beschluss vom 17. Juli 2008 aufgrund eines redaktionellen Versehens nicht in § 23 a der Richtlinie übernommen worden. Diese Inhalte wurden jetzt im Sinne einer redaktionellen Korrektur verbunden mit einer redaktionellen Präzisierung wieder aufgenommen.

1.7 Die Entwicklung der Richtlinien-Psychotherapie in statistischen Zahlen

Die sehr dynamische Entwicklung der Richtlinien-Psychotherapie im Rahmen der vertragsärztlichen Versorgung spiegelt sich auch in den entsprechenden Zahlen wider, die hier nur auszugsweise aufgeführt werden können:

Nach statistischen Angaben der Kassenärztlichen Bundesvereinigung (KBV) waren **1980** im Rahmen der Richtlinien-Psychotherapie 1.600 Ärztliche Psychotherapeuten sowie 550 Psychologische Psychotherapeuten und 430 Kinder- und Jugendlichenpsychotherapeuten tätig.

Bis unmittelbar vor der Wende **1989** hatten sich diese Zahlen dann auf 3.526 Ärztliche Psychotherapeuten und 2.211 Psychologische Psychotherapeuten sowie 682 Kinder- und Jugendlichenpsychotherapeuten erhöht.

Bis zur Verabschiedung des Psychotherapeutengesetzes **1998** steigerte sich diese Zahl noch einmal auf 8.571 Ärztliche Psychotherapeuten sowie 7.997 Psychologische Psychotherapeuten und Kinder- und Jugendlichenpsychotherapeuten.

Inzwischen (letzter verfügbarer Stand **Dezember 2009**) sind für Leistungen im Rahmen der Richtlinien-Psychotherapie insgesamt 5.322 ausschließlich oder überwiegend psychotherapeutisch tätige ärztliche Psychotherapeuten sowie ca. 13.400 Psychologische Psychotherapeuten und ca. 3.100 Kinder- und Jugendlichenpsychotherapeuten zugelassen. Somit sind momentan insgesamt ca. 21.800 Psychotherapeuten im Rahmen der Richtlinien-Psychotherapie zugelassen.

Die von diesen Therapeuten erbrachten Leistungen lassen sich aus der jeweils aktuellen Frequenzstatistik der entsprechenden Kapitel (Psychotherapie) des EBM entnehmen (vgl. KBV-Abrechnungsstatistik). Die entsprechenden Zahlen zugrunde gelegt, ergeben sich im Hinblick auf die behandelten Patienten nach einer Plausibilitätsberechnung folgende Annäherungswerte für die Verteilung der einzelnen Behandlungsverfahren: von den im Rahmen der Richtlinien-Psychotherapie behandelten Patienten werden ca. 47 % verhaltenstherapeutisch behandelt, ca. 47 % erhalten eine tiefenpsychologisch fundierte Psychotherapie und ca. 6 % eine analytische Psychotherapie.

Erst mit der Honorarreform 2009 konnte eine Vergütung nach festen Euro-Sätzen für die Richtlinientherapie wiederhergestellt werden. Danach werden pro Therapiestunde 80,08 Euro vergütet. Im Jahr 2009 wurden insgesamt ca. 1,25 Milliarden Euro für ambulante Psychotherapie vergütet. Dies entspricht gut 4 % des Gesamtvolumens der ambulanten vertragsärztlichen Versorgung.

KAPITEL 2 Allgemeine Voraussetzungen für die Einführung psychotherapeutischer Verfahren in die gesetzliche Krankenversicherung

2.1 Der Krankheitsbegriff der Psychotherapie-Richtlinie

Der Krankheitsbegriff in der Reichsversicherungsordnung wurde für den Bereich der „seelischen Krankheit" durch die Richtlinie weiter konkretisiert. Im Zusammenhang mit dem Begriff der seelischen Krankheit wurde zugleich definiert, welche Indikationen zu Lasten der gesetzlichen Krankenversicherung zum Gegenstand der Psychotherapie gemacht werden können.

Bezüglich des „Indikationskatalogs" der Psychotherapie in der vertragsärztlichen Versorgung wird auf die Psychotherapie-Richtlinie (D „Anwendungsbereiche") hingewiesen.

2.1.1 Definition der seelischen Krankheit

Nach der Psychotherapie-Richtlinie kann seelische Krankheit erkennbar werden in

- seelischen Symptomen,
- körperlichen Symptomen oder
- krankhaften Verhaltensweisen.

Seelische Krankheit wird als krankhafte Störung der Wahrnehmung, der Erlebnisverarbeitung, der sozialen Beziehungen und der Körperfunktionen verstanden. Der Krankheitscharakter dieser Störungen kommt wesentlich darin zum Ausdruck, dass sie der willentlichen Steuerung durch den Patienten nicht mehr oder nur zum Teil zugänglich sind.

2.1.2 Das Symptom ist nicht schon die Krankheit

Seelische Krankheit ist grundsätzlich von ihrer Symptomatik zu unterscheiden. Das Symptom ist nicht schon die Krankheit. Seelische Krankheit kann durch seelische oder auch durch körperliche Faktoren verursacht sein – oder auch durch eine Mischung beider Faktorengruppen (R: A § 2 Abs. 2).

2.1.3 Die Notwendigkeit der körperlichen Untersuchung

Aus der ätiologischen Vielschichtigkeit seelischer Krankheiten ergibt sich die grundsätzliche Forderung, dass jeder psychotherapeutischen Behandlung die Differenzialdiagnostik psychosomatischer und somato-psychischer Zusammenhänge auf der Grundlage einer körperlichen und psychischen Untersuchung vorausgehen muss.

Psychotherapie seelischer Krankheiten ist immer auch im Gesamtzusammenhang der ärztlichen Versorgung zu sehen, auch dann, wenn die eigentliche psychotherapeutische Behandlung von einem Psychologischen Psychotherapeuten bzw. Kinder- und Jugendlichenpsychotherapeuten durchgeführt wird. Das Psychotherapeuten-Gesetz folgt dieser Notwendigkeit durch die Bestimmung, dass bei Therapien durch Psychologische Psychotherapeuten oder Kinder- und Jugendlichenpsychotherapeuten vor Beginn der Therapie ein ärztlicher Konsiliarbericht zu erstellen ist.

2.1.4 Die „Komplexität" der seelischen Krankheit

Einer seelischen Krankheit liegt häufig eine aktuelle seelische Krise zugrunde, die direkt beobachtet und konfliktzentriert behandelt werden kann. Es kann ihr aber auch eine lebensgeschichtlich erworbene Struktur zugrunde liegen, die ihrerseits eine anlagemäßige Disposition voraussetzt. Da eine in der frühen Biographie geprägte Struktur seelischer Störungen als solche nicht direkt beobachtbar ist, muss der seelische Krankheitszustand „in seiner Komplexität" diagnostisch erschlossen und für die psychotherapeutische Intervention als Therapieziel erst erkennbar gemacht werden (R: A § 10).

2.1.5 Was ist nicht-seelische Krankheit?

Die Richtlinie durfte sich nicht darauf beschränken, eine Definition der seelischen Krankheit zu geben; sie musste auch abgrenzen, was nicht als seelische Krankheit zu verstehen ist und daher auch nicht zur psychotherapeutischen Behandlung zugelassen werden kann.

Berufs-, Erziehungs- und Sexualprobleme z. B. können Beratungen erforderlich machen. Auch ärztliche Beratungen können notwendig werden, um für die Lösung der Probleme heilkundige Sachkompetenz einzubeziehen und andere Beratungsformen (psychologische, pädagogische, seelsorgerische) zu ergänzen. Diese Beratungstätigkeit der Ärzte sollte durch den Bewertungsmaßstab ausdrücklich gefördert werden. Es sei auf die Gebührenziffern für ärztliche Beratung hingewiesen. Die Anwendung dieser Ziffern setzt nach dem Kölner Kommentar zum EBM Dialogfähigkeit des Arztes, persönlichen Kontakt und gemeinsame Erörterung der Problematik voraus.

> Die Beratungs- und Erörterungstätigkeit des Arztes gilt jedoch nicht der Behandlung seelischer Krankheiten, sondern der Sichtung gravierender gesundheitlicher Lebensprobleme und deren Bewältigung durch Aktivierung gesunder seelischer Fähigkeiten.

Maßnahmen zur beruflichen Anpassung oder zur Berufsförderung können bei einem Patienten notwendig sein; sie machen darum aber aus dem Ratsuchenden keinen seelisch Kranken. **Nicht alle Lebensprobleme und psychischen Konflikte sind als seelische Krankheit aufzufassen.**

2.1.6 Beziehungsstörungen

Zur Abgrenzung von seelischer Krankheit hat die Richtlinie besonders auch auf „Beziehungsstörungen" hingewiesen, die nur dann als seelische Krankheit gelten können, wenn ihre ursächliche Verknüpfung mit einer krankhaften Veränderung eines Menschen nachgewiesen wurde. So können Unverträglichkeiten zwischen Partnern die Folge individueller Reifungsprozesse sein, die auch mit Krisen einhergehen können. Die damit verbundenen Beziehungsstörungen und Entfremdungen sind Aspekte von Lebensläufen, keine Krankheiten, und sollten ggf. situationsorientierten Beratungen, nicht aber einer psychotherapeutischen Behandlung zugeführt werden (R: § 2 Abs. 4).

2.1.7 Die Notwendigkeit einer Krankheitslehre

Schließlich wird gefordert, dass seelische Krankheit im Rahmen einer umfassenden Theorie der Entstehung und Aufrechterhaltung von Krankheiten oder verschiedener Theorien auf der Basis gemeinsamer theoriegebundener Grundannahmen diagnostiziert wird. Der Begriff der seelischen Krankheit erfordert einen wissenschaftlich definierten Ort in einer Krankheitslehre, der die psychotherapeutische Behandlung methodisch begründet (R: A § 3 Abs. 1 und § 5 Abs. 1).

2.1.8 Psychosoziale Versorgung

Die Psychotherapie-Richtlinie verlangt auch die Abgrenzung der seelischen Krankenbehandlung von einer „die gesamten Lebensverhältnisse umfassenden psychosozialen Versorgung" (R: D § 22 Abs. 4). Es liegt wohl in der Tendenz vieler Psychotherapie-Richtungen, ihren Aufgabenbereich auszuweiten und Zielbereiche zu erschließen, die das Ganze der menschlichen Existenz in ihrer seelisch-geistigen Dimension kennzeichnen. Die Psychotherapie-Richtlinie erwartet sogar ausdrücklich, dass die psychotherapeutischen Theoriesysteme im Krankheitsgeschehen den „ganzheitlich gesehenen Menschen wahrnehmen und berücksichtigen" (R: A § 3 Abs. 2).

Dennoch besteht die Psychotherapie-Richtlinie darauf, dass eine umfassende psychosoziale Versorgung „nur dann und insoweit eine Leistung der gesetzlichen Krankenversicherung" sein kann, wenn sie der Behandlung von Krankheit im Sinne der Richtlinie dient.

Damit werden die Grenzen der Zuständigkeit vertragsärztlicher Versorgung markiert. Mit einer Überschreitung dieser Grenzen durch utopische Erwartungen wird der Leistungsbereich der gesetzlichen Krankenversicherung verlassen.

2.2 Die ätiologische Orientierung der Psychotherapie-Richtlinie

2.2.1 Formulierungen zur Ätiologie in der Richtlinie

Die Behandlung seelischer Krankheiten im Sinne der Psychotherapie-Richtlinie setzt voraus, „dass das Krankheitsgeschehen als ein ursächlich bestimmter Prozess verstanden wird" (R: A § 3 Abs. 1). Das Krankheitsgeschehen wird durch gegenwärtig wirksame Faktoren und durch lebensgeschichtliche Prägungen determiniert. An der individuellen Genese der seelischen Erkrankung sind Einwirkungen gesellschaftlicher Faktoren beteiligt.

Die „ätiologisch orientierte Diagnostik" muss die jeweiligen Krankheitserscheinungen erklären und zuordnen (R: A § 10). Es ist also die Aufgabe des Therapeuten, das Krankheitsgeschehen ätiologisch zu erfassen. Diese Forderung gilt für die psychoanalytisch begründeten Verfahren ebenso wie für die Verhaltenstherapie.

Für die psychoanalytisch begründeten Verfahren wird in einer „ätiologisch orientierten Psychotherapie ... die unbewusste Psychodynamik ... zum Gegenstand der Behandlung" gemacht (R: B § 14 Abs. 1).

In der Verhaltenstherapie erfordert die Verhaltensanalyse die Erkennung „der ursächlichen und aufrechterhaltenden Bedingungen des Krankheitsgeschehens" (R: § 15 Abs. 1).

Psychotherapie kann neben oder nach einer somatisch ärztlichen Behandlung von Krankheiten und deren Auswirkungen auch angewandt werden, wenn „psychische Faktoren wesentlichen pathogenetischen Anteil daran haben" (R: D § 22 Abs. 2).

Mit diesen Formulierungen wurde klargestellt, dass kausale Zusammenhänge in der Genese von seelischen Störungen erkannt werden müssen und dass der Hinweis auf belastende biographische Gegebenheiten in der Anamnese eines Patienten oder auf seine Symptomatik allein nicht genügt.

2.2.2 Das weite Bedingungsfeld der Störungen

Schicksalhafte Ereignisse, biographische Schwellensituationen, Fehlverhalten des sozialen Umfelds des Patienten, frühkindliche Traumatisierungen, Auseinandersetzungen am Arbeitsplatz, Belastungen durch Organminderwertigkeiten usw. – solche Faktoren im weiten Bedingungsfeld der Biographie eines Patienten erbringen allein durch ihr Vorhandensein nicht schon den Nachweis der psychischen Ätiologie einer neurotischen Störung, deren Behandlung damit ausreichend begründet wäre.

2.2.3 Die Verursachung von Störungen

Zur Illustration sei nachfolgend ein Gleichnis angeführt, welches das Neue und das Wesentliche der ätiologischen Betrachtungsweise in der Psychotherapie beleuchtet. Das Gleichnis findet sich bei Sigmund Freud (G.W. XI, 39), das er – wie er sagte – durch kein besseres zu ersetzen wusste. „Nehmen Sie an, ich ginge in dunkler Nachtstunde an einem einsamen Orte, würde dort von einem Strolch überfallen, der mir Uhr und Börse wegnimmt, und trüge dann, weil ich das Gesicht des Räubers nicht deutlich gesehen habe, meine Klage auf der nächsten Polizeistation mit den Worten vor: Einsamkeit und Dunkelheit haben mich soeben meiner Kostbarkeiten beraubt. Der Polizeikommissär kann mir darauf sagen: Sie scheinen da mit Unrecht einer extrem mechanistischen Auffassung zu huldigen. Stellen wir den Sachverhalt lieber so dar: Unter dem Schutz der Dunkelheit, von der Einsamkeit begünstigt, hat Ihnen ein unbekannter Räuber Ihre Wertsachen entrissen. Die wesentliche Aufgabe an Ihrem Falle scheint mir zu sein, dass wir den Räuber ausfindig machen. Vielleicht können wir ihm dann den Raub wieder abnehmen."

Freud beharrte auf der Unterscheidung zwischen den Bedingungen (Einsamkeit und Dunkelheit) als den erleichternden Umständen des Geschehens und der Urheberschaft des Überfalls in der kausal wirksamen Person des Räubers.

Der Therapeut hat also – nach der Forderung des Polizeikommissärs in Freuds Gleichnis – die Aufgabe, nicht nur die „Dunkelheiten" und „Einsamkeiten" einer Biographie, sondern auch die Urheber der gegenwärtig bestehenden Krankheit namhaft zu machen, d. h. den psychodynamisch wirksamen Konflikt zu erkennen und zu beschreiben.

Das gilt mutatis mutandis auch für die Verhaltenstherapie, die auf eine „Problemanalyse" angewiesen ist, die nach I. Hand Verhaltensanalyse, Bedingungs- und Funktionsanalyse wie auch Motivations- und Beziehungsanalyse umfasst.

2.2.4 Psychodynamik – Verhaltensanalyse

Die Psychodynamik in den psychoanalytisch begründeten Verfahren und die Verhaltensanalyse in der Verhaltenstherapie sollen die epikritische Erfassung der anamnestischen Daten erkennen lassen und den ätiologischen Rang pathogener Faktoren einsichtig machen.

Ohne psychodynamische bzw. verhaltensanalytische Durchleuchtung des seelischen Krankheitsgeschehens sind die notwendigen Voraussetzungen für eine Richtlinien-Psychotherapie nicht erfüllt.

Da Unzulänglichkeiten der ätiologischen Betrachtungsweise in den Berichten an den Gutachter die am häufigsten beobachtete Schwierigkeit darstellen, sollen noch einige erklärende Hinweise gegeben werden.

Bei vielen Therapieanträgen begnügt der Therapeut sich in seiner Begründung damit, fast ausschließlich lebensgeschichtliche Daten vorzustellen. Mit der Rückführung der Symptomatik auf erfragte Schilderungen infantilen Erlebens glauben manche Therapeuten, den Erfordernissen der Psychotherapie-Richtlinie bereits Genüge zu tun. Die genetische Rekonstruktion der individuellen Vorgeschichte, die „Archäologie der Person", das oft minutiöse Eindringen in die Anfänge des Ichs, das Zurückverfolgen der Symptomatik bis zu ihrem ersten Auftreten kann nicht das einzig Wesentliche für die Begründung eines Therapieplans sein.

Rückfragen lösen dann oft nicht die gewünschten Ergänzungen zur Manifestation des Krankheitsgeschehens aus, sondern die erneute, oft ratlose Bemühung um eine Vervollständigung lebensgeschichtlicher Ereignisse – so, als ergäbe sich die Ätiologie der seelischen Störung wie selbstverständlich aus der Ansammlung genetischer Daten, die vom Patienten erinnert oder erschlossen werden.

Dabei ist noch zu bedenken, dass „Genetik" eine narrative lebensgeschichtliche Rekonstruktion betrifft, die der Patient oder später Patient und Therapeut über die Entstehung des seelischen Leidens erstellen oder postulieren.

Es fehlt oft eine konfliktdynamische Erkenntnisweise bzw. ein verhaltensanalytisch fundiertes Störungsmodell mit Darstellung einer aktuellen, zeitlich und thematisch definierten Situation bzgl. des ätiologischen Stellenwerts. Für die Schwierigkeiten mancher Antragsteller dürfte eine zumeist unreflektierte, konditionalistische Betrachtungsweise verantwortlich sein.

2.2.5 Probleme der konditionalistischen Betrachtungsweise

Die konditionalistische Betrachtungsweise versucht mit der Beleuchtung des Bedingungsfelds einer seelischen Krankheit auszukommen. Jedes anamnestisch erfasste Datum und Ereignis hat nach der konditionalistischen Konzeption eine gleichrangige Bedeutung für das Auftreten der Erkrankung. Eine Differenzierung der pathogenen Faktoren nach ihrem ursächlichen Rang für das Krankheitsgeschehen wird unterlassen. Der Konditionalismus kennt nur den *„unendlich konditionalen Zusammenhang der Dinge"*, in dem sämtliche Bedingungen gleich notwendig und daher gleichwertig sind (Satz von der *effektiven Äquivalenz der bedingenden Faktoren*, Max Verworn).

Daher wird im Konditionalismus die Unterscheidung zwischen den Bedingungen „Einsamkeit" und „Dunkelheit" und dem Urheber des Diebstahls, dem ätiologisch verantwortlichen Räuber, überflüssig.

Frühkindliche Frustrationen und ödipale Konflikte sind in der Pathogenese seelischer Krankheiten *ubiquitär* und mit großer Regelmäßigkeit zu finden, wie auch z.B. Belastungen durch typische Schwellensituationen. Die Erwähnung anamnestischer Fakten verzichtet häufig darauf, das Ausmaß ihrer Wirksamkeit für das seelische Krankheitsgeschehen einzuschätzen. S. Freud verwarf in einem Fakultätsgutachten – im Prozess gegen den wegen Vatermordes angeklagten Studenten Philipp Halsmann – die Annahme, der Ödipuskomplex könne das Tatmotiv entlarven. Wegen seiner Allgegenwärtigkeit eigne sich der Ödipuskomplex nicht zu einem Schluss auf die Täterschaft. Vom Ödipuskomplex „bis zur Verursachung einer solchen Tat ist ein weiter Weg" (G.W. XIV, 541). Freud hält die Erwähnung des Ödipuskomplexes im Mordprozess für ätiologisch *unzureichend* und *irreführend.*

Die psychodynamische Aufklärung eines seelischen Krankheitsgeschehens wird nach Freud durch die Annahme eines ödipalen Konfliktstoffs allein nicht geleistet. Die Verwendung tiefenpsychologischer Termini vermittelt noch keine psychodynamische Erkenntnis. Auch der Weg vom Ödipuskomplex bis zur Verursachung einer aktuellen seelischen Krankheit ist weit, d.h. er bedarf der ätiologischen Erörterung. In der Verhaltenstherapie gilt analog, dass die Aufzählung berichteter oder interpretierter Fakten noch keine Verhaltensanalyse ergibt, auch dann nicht, wenn anamnestisch erhobene Daten mit leichter Hand einem hypothetischen Bedingungsmodell nach Kanfer zugeordnet werden. Die kausale Betrachtungsweise, wie sie in der Psychotherapie-Richtlinie vorausgesetzt wird, versucht – im Gegensatz zum konditionalistischen Konzept – den ätiologischen Rang aktuell wirksamer Krankheitsfaktoren zu erkennen.

2.2.6 Struktur und Konflikt

Die Suche nach dem „zureichenden Grund" für das „Hier" und „Jetzt" des seelischen Krankheitsgeschehens verlangt auch die Unterscheidung zwischen

- der zugrunde liegenden neurotischen Struktur des Patienten und
- dem neurotischen Konflikt bzw. Konfliktstoff.

Beide führen zur neurotischen Symptomatik des seelischen Krankheitsgeschehens (R: B § 14b).

Struktur und Konflikt haben jeweils einen ätiologischen Rang in der seelischen Krankheitsentstehung. Die Struktur bildet die „passiv-kausale" Matrix der Krankheit im Sinne einer „Materialursache" (der klassischen Ursachenlehre), die durch ihre Eigengesetzlichkeit den Charakter der Neurose entscheidend mitbestimmt, z.B. als depressive, zwangsneurotische oder narzisstische Neurosenstruktur. Der Konflikt dagegen prägt das Krankheitsgeschehen im Sinne eines „aktiv-kausalen" Faktors, der die Gleichförmigkeit struktureller Gestörtheit durchbricht, verändert, aktualisiert, auch provoziert, z.B. als akut wirksame angstneurotische oder phobische Störung oder als aktueller Beziehungskonflikt.

Der duale Charakter des neurotischen Krankheitsgeschehens kann in Anlehnung an die Freudsche „Ergänzungsreihe" (G.W. V, 141) verdeutlicht werden.

Das strukturelle Moment muss auf aktuelle Konflikterlebnisse warten, die es in der seelischen Krankheit zur Geltung bringen; die Konflikte bedürfen der Anlehnung an die Struktur, um intrapsychisch zur Wirkung zu kommen.

Dabei können die fallenden Intensitäten des einen Faktors durch die steigenden des anderen ausgeglichen werden. Die Extremfälle an den Enden der Reihe haben in der Richtlinien-Psychotherapie insofern eine praktische Bedeutung, als die vorwiegend strukturell geprägten Persönlichkeitsstörungen, ohne konflikthafte Aktualproblematik, nicht zum Indikationsbereich der Psychotherapie nach der Richtlinie gehören, weil sie nicht als „seelische Krankheit" gelten können (s. Zitate am Anfang des Kapitels).

Wohl aber können vorwiegend strukturelle Störungen zum Indikationsbereich der psychosomatischen Grundversorgung und vor allem der Psychiatrie gehören und dort in der vertragsärztlichen Versorgung einer verbalen Intervention zugänglich sein (R: C § 21, besonders § 21a 1).

Es ist nicht Aufgabe des Kommentars, die gegenwärtigen Probleme der Honorierung der genannten Interventionen zu erörtern, wenngleich diese Probleme für die Versorgung entscheidend sein können.

2.2.7 Die „Realfaktoren" und die aktuelle Lebenssituation

Abschließend soll die Bedeutung der sogenannten Realfaktoren in der Ätiologie seelischer Krankheiten erörtert werden.

Die Probleme der Realsituation eines Patienten (seiner Ehe, seiner beruflichen Einordnung, seiner Beziehungen zum Umfeld überhaupt etc.) gewinnen Bedeutung für das seelische Krankheitsgeschehen erst aus ihrer pathogenen Repräsentation im Patienten selbst. Ohne Beleuchtung dieser Repräsentation im innerpsychischen Geschehen wird keine pathogene Relevanz sichtbar.

Umgekehrt muss die aktuelle Lebenssituation des Patienten hinreichend geklärt sein. Manifestiert sich eine Krankheit im gegenwärtigen Erwachsenenleben, so müssen zumindest die aktuellen Lebensbedingungen, innerhalb derer sich Krankheit abspielt, ausreichend dargestellt sein. Nur eine gute Erfassung der aktuellen Lebenssituation (Partnerschaft, Familie, Beruf etc.) ermöglicht ein psychodynamisches/verhaltensanalytisches Verständnis für die aktuell vorliegende Erkrankung. Eine ausschließliche Zentrierung auf lebensgeschichtliche Daten der Kindheit ermöglicht kein hinreichendes Verständnis dafür, warum der Patient aktuell krank ist und um Behandlung nachsucht. Andererseits machen äußere Belastungsfaktoren, seien sie auch in der allgemeinen Erfahrung von großem Gewicht, den Patienten nicht ohne weiteres seelisch krank. Der subjektive Faktor im Patienten entscheidet über die pathogene Relevanz der Einwirkung äußerer Faktoren. Realfaktoren können zum seelischen Bedingungsfeld eines kranken Menschen gehören, ihre Bedeutung für die Verursachung seelischer Krankheiten aber muss diagnostisch erst aufgezeigt werden.

Zweifellos gibt es äußere Realkonflikte, die durch das Ausmaß ihrer Belastungen eine Dekompensation von Steuerungs- und Ausgleichsmöglichkeiten bewirken. Diese häufig zu beobachtenden Dekompensationserscheinungen sind nicht in jedem Fall eine Indikation für Psychotherapie. Sie gehören häufig eher zum Aufgabenbereich der Psychiatrie, der Sozialarbeit, der psychosomatischen Grundversorgung oder auch der ärztlichen Beratung bzw. der ärztlichen Erörterung. Nicht allen Patienten sind die ggf. vorhandenen ursächlichen Zusammenhänge ihrer Gesundheitsstörungen und -krisen mit einem äußeren Realkonflikt voll einsichtig, entsprechend reflektiert und in diesem Sinne bewusst. Die reflektierende Erörterung der in ihrer Bedeutung vom Patienten nicht voll verstandenen realen Belastungen sollte jedoch nicht mit der analytischen Erschließung einer unbewussten Psychodynamik verwechselt werden, die in einem neurosenpsychologischen Sinn zu verstehen ist.

Die Auswirkungen solcher Unterscheidungen auf die Therapie sind offenkundig:

Die Behandlungsstrategie wird wesentlich andere Akzente setzen, wenn eine psychodynamisch oder eine an Realfaktoren orientierte Therapie geplant und durchgeführt wird.

2.3 Der Leistungsumfang der Psychotherapie nach der Richtlinie

Die in der zweiten Phase der Psychotherapie-Richtlinie 1976 verwirklichte Erweiterung des Indikationsumfangs führte zu einer Verdoppelung des Leistungsumfangs der Psychotherapie in der vertragsärztlichen Versorgung. Damit wurde die ätiologisch orientierte und nach dem Kriterium der Notwendigkeit bemessene Psychotherapie als Kassenleistung ohne direkte Kostenbelastung des Patienten wesentlich erweitert. Diese Weiterentwicklung wurde mit Anerkennung gewürdigt, blieb aber auch nicht ohne Kritik.

Die Kritik bezieht sich zunächst auf die Begrenzung der Psychotherapie überhaupt und auf die speziellen Regelbegrenzungen der verschiedenen Verfahren. Es wurde eingewandt, die somatische Therapie werde ja auch nicht in dieser Weise eingegrenzt und durch ein Gutachterverfahren reglementiert.

Äußere Gründe für die Begrenzung

Die Begrenzung des Leistungsumfangs war einerseits notwendig, um den Gesichtspunkt der Zweckmäßigkeit und Wirtschaftlichkeit im Interesse der Versichertengemeinschaft der Krankenkassen ausreichend zur Geltung zu bringen.

- Die Beachtung der gesetzlich geforderten Gesichtspunkte der Zweckmäßigkeit und der Wirtschaftlichkeit sollte durch die Regelbegrenzungen der Richtlinie und durch ein Gutachterverfahren gesichert werden. Dies war die Grundvoraussetzung, unter der die gesetzliche Krankenversicherung bereit war, einer breiten Anwendung der Psychotherapie und der Einführung neuer Verfahren zuzustimmen.
- Der Therapeut seinerseits sollte vor einer rückwirkenden Kürzung der von ihm erbrachten Leistungen durch die regulären Prüfinstanzen der KV (im Fall einer Überschreitung der wirtschaftlichen Normen) geschützt werden.
- Zudem sollte der Psychotherapeut aus sozialmedizinischer Verantwortung für den einzelnen Patienten nur jene Behandlungsdauer aufwenden, die zur Behandlung der seelischen Krankheit notwendig ist, um auch anderen Patienten im Dienst der Sicherstellung der psychotherapeutischen Versorgung ohne lange Wartezeiten zur Verfügung stehen zu können.

Therapieimmanente Gründe für die Begrenzung

Die Begrenzung der Leistungspflicht ergibt sich andererseits jedoch auch aus therapieimmanenten Gründen. Diesem Gesichtspunkt kommt eine herausgehobene Bedeutung zu, weil er auf die Strukturierung der Therapiekonzepte wie auch auf die Therapieziele der verschiedenen Behandlungsformen einen stimulierenden, modifizierenden und gelegentlich vielleicht auch korrigierenden Einfluss nehmen kann.

Die Psychotherapie-Richtlinie stellt fest, dass in den festgelegten Begrenzungen des Leistungsumfangs die therapeutischen Erfahrungen mit den unterschiedlichen Behandlungsformen der Psychotherapie berücksichtigt wurden; der Behandlungsumfang, wie er für die einzelnen Verfahren festgestellt sei, lasse in der Regel einen Behandlungserfolg erwarten (R: E § 23 Abs. 2).

Damit wird konstatiert, dass die Leistungsbegrenzungen keineswegs nur aus wirtschaftlichen und ökonomischen Perspektiven willkürlich und ohne Rücksicht auf die Eigengesetzlichkeit der therapeutischen Prozesse diktiert wurden. Es wird vielmehr davon ausgegangen, dass der Leistungsumfang in der Regel den therapieimmanenten Erfordernissen entspricht.

Erfahrungen des Berliner Instituts

Schon in der ersten Psychotherapie-Richtlinie von 1967 waren die Begrenzungen des Therapieumfangs nicht willkürlich dekretiert worden. Ihr lagen bereits Erfahrungen des Berliner Instituts für psychogene Erfahrungen der AOK Berlin zugrunde. Die AOK Berlin bot ihren Versicherten im Rahmen des Versicherungsvertrags 150 Leistungen analytischer Psychotherapie im Regelfall und in Sonderfällen 200 Leistungen an. Diese Leistungsbegrenzung war in aller Regel für die analytische Behandlung neurotischer Krankheiten als ausreichend erkannt worden. Dabei hatte es sich ergeben, dass Patienten mit günstiger Prognose mit einer deutlich geringeren Stundenzahl nach dem Therapiekonzept des Instituts hilfreich behandelt werden konnten (A. Dührssen 1972, 387 ff.).

Voraussetzungen für die Begrenzung der Psychotherapie

Die Annahme, dass auch mit einer Stundenbegrenzung wesentliche Behandlungserfolge erzielt werden können, gilt jedoch nur unter bestimmten Voraussetzungen, die ohne Anspruch auf Vollständigkeit hier kurz skizziert werden:

- Die Zielvorstellungen des Therapeuten wie die des Patienten sind an der Heilung oder Linderung von seelischer Krankheit orientiert, nicht an einer „die gesamten Lebensverhältnisse umfassenden psychosozialen Versorgung" (R: D § 22 Abs. 4). Zielvorstellungen, die eine Entfaltung und Konstituierung der Persönlichkeit anstreben, liegen außerhalb der vertragsärztlichen Krankenbehandlung; sie können nur dann eine Therapie im Rahmen der vertragsärztlichen Versorgung rechtfertigen, wenn der Nachweis des ätiologischen Zusammenhangs einer Persönlichkeitsstörung mit seelischer Krankheit erbracht werden kann.
- Therapeut und Patient sehen in der psychotherapeutischen Krankenbehandlung eine gemeinsame und verantwortungsbewusste Anstrengung, deren Ziel, angemessen frühzeitig einen Erfolg zu erzielen, sie mit jeder anderen Therapieform teilt.
- Die Beendigung der Psychotherapie im Rahmen der Leistungsgrenzen wird nicht in einem kategorischen „Alles-oder-nichts"-Verständnis gehandhabt; vielmehr wird dem Patienten die Ablösung von der Therapie ermöglicht, ggf. auch unter der Einwirkung unvorhergesehener Belastungen und Krisen.
- Schließlich wird bei der Festlegung des Therapiekontingents vorausgesetzt, dass die Gutachter in ihrer Beurteilung nach der Psychotherapie-Richtlinie nicht nur formal entscheiden, sondern in kollegialer Zusammenarbeit mit dem Therapeuten das Wesentliche der Behandlungsverfahren wie auch der therapeutischen Situation erfassen und im Sinne der Richtlinie auf den Einzelfall interpretierend anwenden. Damit ist die Möglichkeit einer Grenzüberschreitung in besonderen Fällen nicht ausgeschlossen. Das Behandlungsgefüge in der vertragsärztlichen Versorgung bleibt aber in seinem grundsätzlichen Konzept und in seiner kategorialen Dimension gewahrt.

2.3.1 Der Leistungsumfang in den psychoanalytisch begründeten Verfahren

Zunächst wird vorausgesetzt, dass es sich bei einer beantragten Therapie überhaupt um einen analytisch begründeten Behandlungsplan handelt, dessen Struktur daran erkennbar ist, dass die unbewusste Psychodynamik einer neurotischen Erkrankung zum Gegenstand der Behandlung gemacht wird.

Die vorläufige Formulierung des intrapsychischen Konflikts

Dem Therapeuten muss jedoch zugestanden werden, dass er nicht in allen Fällen bis zur Antragstellung den intrapsychischen Konflikt und das ätiologische Gefüge der seelischen Erkrankung genügend aufklären konnte, sondern noch auf Vermutungen angewiesen ist und bei unzweifelhaft bestehender Behandlungsbedürftigkeit Diagnose und Therapie erst vorläufig formulieren und begründen kann.

> Die offene Darstellung psychodiagnostischer Unsicherheiten muss in der gutachterlichen Beurteilung gewürdigt werden, mit der Erwartung, dass nach dem ersten Therapieabschnitt, evtl. nach einer Probetherapie, nähere Angaben zur neurotischen Ätiologie der Erkrankung gemacht werden können.

Leistungs- und Begrenzungsschema

Das folgende Schema (➤ Tab. 1-1) stellt den in der Richtlinie festgelegten Leistungsumfang der psychoanalytisch begründeten Verfahren dar (Sitzungsdauer 50 Minuten).

Das Missverständnis über die Ätiologie

Von einer bewussten und vorsichtigen Zurückhaltung bei der anfänglich noch unzureichenden Darstellung einer ätiologischen Diagnostik muss jenes grundsätzliche Missverständnis unterschieden werden, das annimmt, in der Aufzählung anamnestischer Daten, äußerer Konflikte und typischer Schwellensituationen bereits das Entscheidende über die Ätiologie der Erkrankung gesagt zu haben. In der Regel dürfte ein ausreichend geschulter Therapeut nach zwei bis fünf probatorischen Sitzungen, bei analytischer Psychotherapie nach acht probatorischen Sitzungen von je 50 Minuten Dauer seiner In-

Tab. 1-1 Leistungsumfang der psychoanalytisch begründeten Verfahren gemäß der Psychotherapie-Richtlinie.

Tiefenpsychologisch fundierte Psychotherapie							Analytische Psychotherapie					
	Erwachsene		Jugendliche		Kinder		Erwachsene		Jugendliche		Kinder	
	Einzel	Gruppe	Einzel	Gruppe	Einzel	Gruppe	Einzel	Gruppe	Einzel	Gruppe	Einzel	Gruppe
Kurzzeit-therapie	25[1]	25 D	25[1]	25 D	25[1]		entfällt					
Normal-therapie	50	40 D	90	40 D	70	40 D	160	80 D	90	40 D	70	40 D
Besonderer Fall	80	60 D	140	60 D	120	60 D	240	120 D	140	60 D	120	60 D
Höchstgrenze im Regelfall	100	80 D	180	90 D	150	90 D	300	150 D	180	90 D	150	90 D

D = Doppelstunde

[1] Auch als halbstündige Sitzungen mit entsprechender Vermehrung der Gesamtsitzungszahl bei KZT und bei einer niederfrequenten Therapie in einer längerfristigen, haltgewährenden therapeutischen Beziehung (R: B § 14a Abs. 3 Nr. 4).

dikationsstellung eine fundierte psychodynamische Hypothese zugrunde legen können.

Wenn ein Therapeut – auch nach probatorischen Sitzungen oder nach einer Probebehandlung – nur äußere „Realkonflikte" in der Pathogenese der psychischen Erkrankung namhaft machen kann, wird er die Therapie wahrscheinlich auch auf der Ebene dieser Realkonflikte durchführen. Eine solche Therapie kann aber nicht als ein psychoanalytisch begründetes Verfahren im Sinne der Psychotherapie-Richtlinie gelten.

2.3.2 Die Begrenzung tiefenpsychologisch fundierter Psychotherapie

(Therapiedauer ein halbes Jahr bis drei Jahre bei in der Regel 1 Sitzung pro Woche.)

Die Definition dieser Behandlungsform hat im Vergleich zu früheren Richtlinien eine Erweiterung erfahren; es wurden Sonderformen dieser Behandlungsmethode benannt, und zwar:

- Kurztherapie
- Fokaltherapie
- dynamische Psychotherapie
- niederfrequente Therapie in einer längerfristigen, haltgewährenden therapeutischen Beziehung.

Die (nur scheinbar geringfügige) Veränderung der Definition trug einer wesentlichen ärztlichen Erfahrung Rechnung: Nicht jede tiefenpsychologisch fundierte Psychotherapieform, die mit begrenzter Stundenzahl ein befriedigendes Behandlungsergebnis erzielte, lief auch in einem begrenzten zeitlichen Rahmen ab. Die zeitliche Begrenzung der tiefenpsychologisch fundierten Psychotherapie galt im Wesentlichen für jene Therapieformen, die man als „Kurztherapie" oder als „Fokaltherapie" verstand.

Bei diesen Behandlungsformen wurde – der Definition entsprechend – ein „vorwiegend konfliktzentriertes Vorgehen" erwartet, das nicht nur mit begrenzter Stundenzahl, sondern zugleich auch in einem zeitlich begrenzten Rahmen abläuft.

> Nach den vorausgegangenen Ausführungen wird unter „Konflikt" hier nicht das additive Zusammentreten kontingenter Ereignisse oder schicksalhafter Gegebenheiten verstanden, sondern ein begrenzter, unbewusster Konflikt intrapsychischer Qualität im kausalen Zusammenhang mit einer krankheitswertigen Symptomatik.

Bei der „dynamischen Psychotherapie" dagegen werden dem Patienten bei einem flexiblen Arrangement hinsichtlich der Dichte der angesetzten Behandlungsstunden – trotz begrenzter Stundenzahl – die notwendigen Zeiten für Reifung und Umstellung bis zur abschließenden Konfliktbearbeitung gelassen.

Erfordernisse der Gruppentherapie

Mit der Begrenzung dieser Behandlungsformen hinsichtlich Stundenzahl oder Zeitablauf wird voraus-

2

gesetzt, dass ein umschriebener Konflikt mit dem Patienten bearbeitet werden konnte, der einer konfliktzentrierten Psychotherapie zugänglich ist. Das gilt besonders auch für die tiefenpsychologische Gruppentherapie, die nur dann als Erfolg versprechend anzusehen ist, wenn ein bereits erkannter Konflikt in der Gruppe auch wirklich zur Sprache kommen und bearbeitet werden kann.

Die Voraussetzungen in der Persönlichkeitsstruktur des Patienten, insbesondere eine ausreichende Ich-Stärke, müssen diesen Therapieplan rechtfertigen. Die Formen der tiefenpsychologisch fundierten Psychotherapie setzen besonders in der Gruppentherapie eine Indikationsstellung voraus, die auch bei Einschränkung regressiver Prozesse und bei Eingrenzung des Therapieziels einen ausreichenden Behandlungserfolg erwarten lässt. Die Eingrenzung des Behandlungsziels muss im Antrag ausdrücklich dargestellt werden.

Besonderheiten der niederfrequenten Therapie

Das Konzept der „niederfrequenten Therapie in einer längerfristigen, haltgewährenden therapeutischen Beziehung" beruht auf Erkenntnissen, die im Umgang mit zwei unterschiedlichen Patientengruppen gewonnen wurden: Einmal gibt es Patienten, bei denen äußere Lebensereignisse (laufende Scheidung, Zusammenbruch der arbeitgebenden Firma etc.) in ihrer Entwicklung abgewartet werden müssen, um dem Patienten die notwendige Assistenz in der Bearbeitung seiner innerpsychischen Konflikte zu geben. Andererseits gibt es eine Gruppe von Patienten, die die haltgebende Instanz des Therapeuten zur Stärkung ihrer Ich-Funktionen über einen längeren Zeitraum hinweg benötigen, damit sie – unter Vermeidung regressiver Prozesse – zu einer stabilisierten emotionalen Balance gelangen.

2.3.3 Die Begrenzung der analytischen Psychotherapie

(Dauer der Langzeittherapie etwa 2–4 Jahre bei in der Regel 2–3 Sitzungen pro Woche.)

Die Beurteilung des notwendigen Therapievolumens bei dieser Behandlungsform stellt Therapeuten wie Gutachter vor größere Schwierigkeiten. Mit dem „neurotischen Konfliktstoff" soll auch „die zugrunde liegende neurotische Struktur des Patienten" behandelt werden – und zwar „unter Nutzung regressiver Prozesse" (R: B § 14b).

Manche Therapeuten sehen in der Zulassung dieser Behandlungsform bei gleichzeitiger Begrenzung des Therapievolumens unter den gegebenen Voraussetzungen der Richtlinie einen Widerspruch in sich.

Andere betonen, dass mit der vorgesehenen Leistungsgrenze bei seelischen Krankheiten des Indikationsbereichs in der Regel der angestrebte Behandlungserfolg zu erzielen sei. Das sei durch die klinische Erfahrung belegt. Diese Auffassung hat sich der Gemeinsame Bundesausschuss in der Psychotherapie-Richtlinie zu eigen gemacht, auch aufgrund der Erkenntnisse, die aus dem Gutachterverfahren seit 1976 gewonnen werden konnten.

Die Implikationen der Richtlinie

Wenn also ein Therapeut die Indikation zu einer analytischen Psychotherapie im Rahmen der vertragsärztlichen Versorgung stellt, sind dabei die Implikationen der Richtlinie zu bedenken:

Auch bei einer analytischen Psychotherapie muss ein „neurotischer Konfliktstoff" erkennbar werden, welcher der seelischen oder psychosomatischen Symptomatik zugrunde liegt.

Während bei der tiefenpsychologisch fundierten Psychotherapie vorausgesetzt wird, dass die aktuell wirksamen neurotischen Konflikte umschriebene, zeitlich eingegrenzte, ätiologisch definierte Formationen seelischen Geschehens darstellen, ist in der analytischen Psychotherapie von einem Konfliktstoff und von der zugrunde liegenden neurotischen Struktur des Patienten die Rede. Damit sollte die komplexere Verflechtung der Konfliktfelder wie auch deren größere Nähe zur strukturellen Matrix angedeutet werden, die der seelischen Krankheit zugrunde liegt.

Zur „neurotischen Entwicklung"

Die seelische Krankheit ist nach der Psychotherapie-Richtlinie durch pathologische Veränderungen seelischen Geschehens auf der Grundlage anlagemäßig disponierender und lebensgeschichtlich erworbener Strukturen gekennzeichnet. Nicht die seelischen Strukturen selbst sind in sich schon ohne Weiteres eine seelische Krankheit. Die pathologische Veränderung des seelischen Geschehens vollzieht sich unter der kausalen Einwirkung pathogener Faktoren auf die zugrunde liegende Struktur und lässt so seelische Krankheit erst entstehen. Die seelische Krankheit „entwickelt" sich nicht von selbst, etwa im 24. Lebensjahr, aus einer früheren Störung zu einem aktuellen Krankheitsgeschehen, so als liefe ein naturgesetzlich determinierter Prozess ab – gleichsam als späte Frucht einer früheren Saat.

Die seelische Krankheit hat vielmehr ihre zeitlich abgrenzbare, psychodynamisch zu beschreibende Ätiologie, die diagnostisch erhellt werden muss. Die Erläuterungen zum seelischen Krankheitsbegriff in Teil A der Psychotherapie-Richtlinie weisen darauf hin, dass seelische Krankheit nicht mit der zugrunde liegenden Struktur identisch ist. Die Diagnose einer „neurotischen Persönlichkeitsentwicklung" aus einer vorgegebenen Struktur enthält daher streng genommen eine Contradictio in adiecto. Der Therapeut unterliegt einem kategorialen Irrtum, wenn er bei dem Patienten eine „neurotische Entwicklung" annimmt und dieser Annahme einen diagnostischen Rang zumisst, der hinreichend wäre, die Indikation einer Behandlung zu begründen.

Der neurotische Krankheitsprozess erschöpft sich nicht in der bloßen Auswicklung einer vorher bestehenden Formation, einer *Präformation*. Neurotische Erkrankung ist ihrem Wesen nach mehr als evolutive Entwicklung von keimhaften Anlagen und deren früherer Schädigung. Die wichtigste Eigentümlichkeit der neurotischen Krankheit ist ihre *Produktivität*, ihr *schöpferisches Hervorbringen* von Symptomen und Kompromissen. Die Neurose unterliegt einer ständig neuen, modifizierenden Verursachung durch personale Interaktion, die überwiegend unbewussten Motivationen entspringt. Die Interaktion kann zerstörerische Wirkungen haben; sie unterliegt auch darin immer neuen kausalen Einwirkungen, die „produktiv" beantwortet werden. Der Beginn einer seelischen Krankheit enthält nicht das schon vorgezeichnete Endstadium, nicht seinen *immanent notwendigen* Verlauf wie die „Entwicklung". Versuchungs- und Versagungssituationen verändern den Prozess in einem kausal-produktiven Sinn.

Die frühe Pathogenese enthält keine eindeutige Präformation des Krankheitsprozesses. Spätere Einwirkungen von kausalem Rang (einschließlich der therapeutischen Intervention!) machen die seelische Krankheit zu einem eminent produktiven Geschehen, dessen Dynamik es zu erkennen (zu „diagnostizieren") gilt.

Die chronologische Betrachtungsweise allein bringt mit abkürzenden Formeln („neurotische Entwicklung") und phänomenologischen Etikettierungen („neurotischer Charakter") noch keine ätiologische Erkenntnis; sie ist nur ein Teil der diagnostischen wie übrigens auch der therapeutischen Aufgabe und bedarf in jedem Fall der Ergänzung durch Darstellung und Würdigung der aktuellen Auswirkungen der unbewussten Konfliktsituation.

Symptomatik-Struktur-Psychodynamik der Neurose

Daraus folgt, dass weder die neurotische Symptomatik noch die neurotische Struktur allein schon eine seelische Krankheit im Sinne der Psychotherapie-Richtlinie definieren, sondern

> dass direkt beobachtbare Symptome und indirekt erschließbare Strukturen der Erkrankung verbunden sind durch eine aktuell wirksame Psychodynamik. Diese erst konstituiert seelische Krankheit und macht sie als solche erkennbar.

Ausbildung und therapeutische Realität

Die Lehranalyse des Ausbildungsteilnehmers umfasst heute in der Regel mehr als 600 Stunden. Von der Dauer der Lehranalyse kann jedoch nicht auf den Umfang einer notwendigen Behandlung geschlossen werden. Die vertragsärztliche Versorgung kann nicht durch Regularien der Ausbildungsinstitute normiert werden. Eher müssen wohl die Erfordernisse der therapeutischen Realität in der Krankenversorgung auf die Maximen der Ausbildung Anwendung finden.

Therapeutische Realität, wenn auch auf Kritik und ständige Verbesserung angewiesen, kann ihrerseits außerordentlich fruchtbar auf die Konzepte schulischer Orientierung einwirken.

Die hochfrequente Therapie

Von einigen Autoren wird die Auffassung vertreten, in der analytischen Psychotherapie bedürfe der Patient bei bestimmten Indikationen einer hochfrequenten Behandlung mit 4–5 Sitzungen in der Woche, und zwar von Anfang an und für die gesamte Behandlungsdauer von 3–5 Jahren (also insgesamt 500–1.000 Stunden), auch im Rahmen der vertragsärztlichen Versorgung. Die Richtlinie geht davon aus, dass analytische Psychotherapie mit ihren Behandlungsmethoden in der Lage ist, seelische Krankheiten in der Regel innerhalb des zugestandenen Leistungsumfangs im Rahmen der vertragsärztlichen Versorgung ausreichend zu behandeln.

Der bisher in der Psychotherapie-Richtlinie festgelegte Leistungsumfang der verschiedenen Behandlungsformen hat sich bewährt. Über 90 % aller beantragten Behandlungen haben die Erwartungen bestätigt, dass der in den Richtlinie vorgegebene Behandlungsumfang den Erfordernissen der therapeutischen Prozesse im Wesentlichen entspricht.

„Sonderfälle“ im Sinne der Regelvorgabe müssen weiter – wie bisher – im Rahmen des Gutachterverfahrens diskutiert und mit einer entsprechenden Empfehlung für die Kasse entschieden werden.

Der Leistungsumfang der analytischen Psychotherapie bleibt (entsprechend R: E § 23b Nr. 1) weiterhin auf 160 Stunden, in besonderen Fällen auf 240 Stunden begrenzt. Als Höchstgrenze gilt (nach R: E § 23b Nr. 8a) weiterhin der Leistungsumfang von 300 Stunden.

Nach maximal acht probatorischen Sitzungen können mit dem ersten Bewilligungsschritt 160 Einzelsitzungen einer analytischen Psychotherapie beantragt und vom Gutachter befürwortet werden. Bei einem Zweifel des Gutachters kann dieser jedoch auch – wie bisher – als ersten Bewilligungsschritt 80 Stunden oder weniger, z. B. eine Probetherapie zur Bewilligung, vorschlagen.

Eine hochfrequent durchgeführte analytische Psychotherapie mit vier und mehr Sitzungen in der Woche, die von Anfang an und für die gesamte Therapiedauer festgelegt bzw. mit dem Patienten vereinbart wird, muss als Setting einer „Psychoanalyse“ gewertet werden. Die Psychoanalyse stellt jedoch keine psychotherapeutische Behandlungsform im Sinne der Psychotherapie-Richtlinie dar (s. R: B § 14 Abs. 1 und § 14b; s. a. IGEL-Leistung, ➢ Kap. 7.9).

Im Übrigen kann unter wissenschaftlichen Kriterien die Anwendung einer höheren Behandlungsfrequenz als drei ambulante Sitzungen pro Woche bisher nicht als regelhaft anzunehmende Voraussetzung für den Therapieerfolg bei seelischer Krankheit gelten. Die Frequenz der analytischen Psychotherapie ist im Rahmen der vertragsärztlichen Versorgung patienten- und prozessbezogen zu wählen. Wenn eine akute Krisensituation des Patienten in der Erkenntnis des Therapeuten eine vorübergehend höhere Frequenz als drei Sitzungen pro Woche (in der Regel einmalig) erzwingt, muss der Therapeut (ggf. nachträglich im Fortführungsbericht) die medizinische Notwendigkeit begründen. Der entsprechende Abschnitt darf jedoch nicht das gesamte Kontingent eines Bewilligungsschritts umfassen; zudem ist seine Notwendigkeit gegenüber dem Gutachter bzw. im Antrag gesondert zu begründen (R: B § 20 Abs. 2).

Überschreitung der Regelgrenzen

Die therapeutische Praxis hat im Gutachterverfahren gezeigt, dass bei einer kleinen Zahl von Fällen eine Weiterführung der analytischen Psychotherapie über den Rahmen der Richtlinie hinaus erforderlich sein kann, weil

- weiterhin „Krankheit“ im Sinne der RVO angenommen werden muss,
- der Therapeut in der begründeten Überzeugung eines therapiegerechten Verhaltens (Behandlungskonzept, Behandlungstechnik, Beurteilung der Prognose) eine Beendigung der Therapie im zugestandenen Leistungsumfang nicht verantworten zu können glaubt und
- zudem ersichtlich ist, dass nicht die Folgen einer unreflektierten Gegenübertragung des Therapeuten im Spiele sind.

In solchen außergewöhnlichen Situationen ist es Aufgabe des Gutachters, dem Einzelfall in einer nicht formalen, sondern interpretativen Anwendung der Richtlinie gerecht zu werden, ohne dabei ihr System – in seinem bisher grundsätzlich ausreichenden Leistungsumfang – zu gefährden.

Die Psychotherapie-Richtlinie intendiert in der Leistungsbegrenzung der Psychotherapie keine Behinderung des Patienten und des Therapeuten durch die Willkür ökonomischer Grenzziehungen, die nachträglich durch allerlei kommentatorischen Aufwand legitimiert werden soll. Die jährlich von der Kassenärztlichen Bundesvereinigung erhobenen Gutachterstatistiken zeigen jedoch, dass der Anteil entsprechender Anträge über die Höchstgrenze kontinuierlich weniger als 1 % aller Anträge ausmacht.

Die Realität der versicherungsrechtlichen Situation

Die Realität der versicherungsrechtlichen Situation, wenn auch grundsätzlich nicht unwandelbar, fordert in ihrer gegenwärtigen Struktur die analytische Psychotherapie zur kausalen Forschung, zur Erfolgskontrolle ihres Handelns und zur Überprüfung der Behandlungskonzepte heraus. Schließlich sei darauf hingewiesen, dass die Leistungsbegrenzung durch den Kostenträger geeignet ist, eine begehrliche Anspruchshaltung zu dämpfen und die Lösung einer Übertragungsbindung aus der Adhäsion einer süchtig festgehaltenen Dyade zu erleichtern. Die Begrenzung der Therapie durch die Krankenkasse kann ein Element von „Realität" in das Konzept des Therapeuten wie in das Versorgungsverlangen des Patienten bringen, nachdem das Regulativ der unmittelbaren finanziellen Eigenleistung des Patienten von der Honorierung durch die Krankenkasse abgelöst worden ist.

2.3.4 Die Begrenzung der Verhaltenstherapie

(Dauer der Langzeittherapie 1–2 Jahre bei in der Regel einer Sitzung pro Woche.)

Die Verhaltenstherapie-Vereinbarungen von 1980

Die Verhaltenstherapie wurde erstmals am 1.10.1980 durch eine Vereinbarung mit den Ersatzkassen in die vertragsärztliche Versorgung eingeführt. Bei der Neufassung der Psychotherapie-Richtlinie konnte für die Verhaltenstherapie somit auf frühere Erfahrungen zurückgegriffen werden. In den ersten Beratungen mit Sachverständigen vor 1980 wurde mitgeteilt, dass die Verhaltenstherapie sich von den psychoanalytisch begründeten Verfahren dadurch unterscheide, dass sie grundsätzlich als Kurzzeittherapie angewandt werde und im Rahmen ihrer spezifischen Möglichkeiten das angestrebte Behandlungsziel in der Regel mit 20–25 Sitzungen erreichen könne.

Im Laufe der weiteren Diskussionen ergaben sich im wachsenden Maße neue, aus therapeutischen Erfahrungen gewonnene Gesichtspunkte. Es wurde eine Kurzzeittherapie mit 30 Einzelsitzungen von 50 Minuten Dauer (mit Antrag, ohne Gutachterverfahren) und eine Langzeittherapie mit 40 Sitzungen (bei Anwendung des Gutachterverfahrens) vereinbart, mit denen im Regelfall eine ausreichende Behandlung zu gewährleisten sei. Eine ausnahmsweise Fortsetzung der Behandlung war in der Langzeittherapie bis zu 20 weiteren Sitzungen möglich. In besonderen Ausnahmefällen konnte die Krankenkasse im Rahmen des Gutachterverfahrens nochmals weitere 20 Sitzungen genehmigen.

Die Begrenzungsveränderungen in den Richtlinien

Die Kurzzeittherapie wurde 1987 von 30 Sitzungen auf 15 Sitzungen reduziert, in der Richtlinienänderung vom 4.5.1990 jedoch wieder auf 25 Sitzungen (nach 5 probatorischen Sitzungen) – wie in der tiefenpsychologisch fundierten Psychotherapie – erhöht. Dies gilt auch weiterhin. Dabei kann der Therapeut, wie bisher, die Sitzungsdauer von 50 Minuten auf 25 Minuten reduzieren und die Sitzungszahl damit von 25 auf 50 erhöhen.

Erweiterung des Behandlungsangebots

Die Einführung verschiedener Behandlungsmethoden sollte therapeutische Interventionen nach dem jeweiligen Störungsmodell ermöglichen. Die Erweiterung des Behandlungsangebots wurde auch durch die Aufnahme von Methoden der kognitiven Umstrukturierung möglich, in die die rational-emotive Therapie (Anlage 1 der Richtlinie) eingeschlossen wurde. Die Begrenzung des Behandlungsumfangs lässt auch bei der Verhaltenstherapie – wie bei den psychoanalytisch begründeten Verfahren – nicht nur einen ökonomischen Gesichtspunkt, sondern auch inhaltliche Gründe erkennen, die das Therapiekonzept selbst betreffen.

Zur Kombination der Verhaltenstherapie mit anderen, nicht lerntheoretisch begründeten Verfahren

Problembezogene Gesprächsführung ist ohne verhaltenstherapeutische Strukturierung des Behandlungsplans nicht Verhaltenstherapie. Meditative Verfahren sind beispielsweise nicht Verhaltenstherapie im Sinne der Richtlinie.

Tab. 1-2 Leistungsumfang der Verhaltenstherapie gemäß der Psychotherapie-Richtlinie (D = Doppelstunde).

	Erwachsene		Jugendliche und Kinder	
	Einzel	Gruppe[1]	Einzel	Gruppe[1]
Kurzzeittherapie	25[2]	25 D	25[2]	25 D
Normalfall	45[2]	45 D	45[2]	45 D
Besonderer Fall	60[2]	60 D	60[2]	60 D
Höchstgrenze im Ausnahmefall	80[2]	80 D	80[2]	80 D

[1] Verhaltenstherapie kann nur in Kombination mit Einzeltherapie auch als Gruppenbehandlung durchgeführt werden, wobei die in der Gruppentherapie erbrachte Doppelstunde im Gesamttherapiekontingent als Einzelstunde gezählt wird.

[2] Auch als halbstündige Sitzungen von 25 Minuten Dauer mit entsprechender Vermehrung der Gesamtsitzungszahl und in Doppelsitzungen mit entsprechender Verminderung der Gesamtsitzungszahl.

Erfahrungsgemäß drängen in der Verhaltenstherapie besonders solche Behandlungsformen zu einer Verlängerung über den vorgegebenen Behandlungsumfang hinaus, die nicht oder nicht mehr an einem lerntheoretischen Störungsmodell orientiert sind, sondern zu einer Gesprächspsychotherapie (Rogers) oder zu anderen sogenannten integrierten Therapieformen übergehen. Auch tiefenpsychologisch fundierte Einzel- und Gruppentherapie-Verfahren werden manchmal polypragmatisch einbezogen, obwohl sie nach der Psychotherapie-Richtlinie (R: B § 16) in der vertragsärztlichen Versorgung nicht kombinierbar sind. In der Verhaltenstherapie wie in den psychoanalytisch begründeten Verfahren geht es darum, die methodenbezogene Eigengesetzlichkeit des therapeutischen Prozesses nicht zu verfremden und ihre therapeutische Wirksamkeit in der ambulanten vertragsärztlichen Versorgung sicherzustellen.

Bei einem Antrag auf Überschreitung des normalen Leistungsumfangs muss die Frage erörtert werden, ob die Indikation zur Verhaltenstherapie richtig gestellt und ob die Behandlung im Sinne von Verhaltenstherapie bis zu diesem Zeitpunkt lege artis durchgeführt wurde.

Das folgende Schema (➤ Tab. 1-2) stellt den in der Richtlinie festgelegten Leistungsumfang der Verhaltenstherapie dar (Sitzungsdauer 50 Minuten).

Nach Beratung durch Sachverständige vertritt der Bundesausschuss der Ärzte und Krankenkassen die Auffassung, dass mit Verhaltenstherapie im vorgesehenen Leistungsumfang in der Regel ein ausreichender Behandlungserfolg erreichbar sei.

Es wird auf das ➤ Kapitel 4 „Verhaltenstherapie" dieses Kommentars verwiesen.

Nach der Psychotherapie-Richtlinie E § 23b Abs. 1 Nr. 3 kann Verhaltenstherapie nur in Kombination mit der Einzeltherapie auch als Gruppenbehandlung durchgeführt werden, wobei die in der Gruppentherapie erbrachte Doppelstunde im Gesamttherapiekontingent als Einzelstunde gezählt wird. Das Verhältnis der Einzeltherapie zur Gruppentherapie wurde quantitativ nicht festgelegt. Bei der Kurzzeittherapie werden die fünf probatorischen Sitzungen als Einzeltherapieanteil gerechnet. Es dürfte dem Sinn der Richtlinie entsprechen, wenn im Normalfall maximal 40 Doppelstunden, im besonderen Fall maximal

55 Doppelstunden, im Ausnahmefall maximal 75 Doppelstunden als Gruppentherapie zur Anwendung kommen und der verbleibende Rest für die obligate Einzeltherapie reserviert wird.

2.4 Diagnostik in der Richtlinien-Psychotherapie

Psychotherapie im Sinne der Richtlinien setzt eine Diagnostik voraus, „welche die jeweiligen Krankheitserscheinungen erklärt und zuordnet" (§ 10 R). Eine Diagnostik nach der ICD-Klassifizierung ist notwendig, um zu prüfen, ob das betreffende Krankheitsbild in den Indikationsbereich der Richtlinien-Psychotherapie fällt (§ 22 R). Wegen der gewachsenen Bedeutung der Morbiditätsdokumentation als Grundlage für die Versorgungsplanung ist eine korrekte ICD-Diagnose ebenfalls unabdingbar.

Wesentlich für die Diagnostik der Richtlinien-Psychotherapie ist allerdings auch, „dass der Krankheitszustand in seiner Komplexität erfasst wird, auch dann, wenn nur die Therapie eines Teilziels angestrebt werden kann" (§ 10 R). Demnach muss die komplexe Pathogenese einer Erkrankung bei der Diagnostik hinreichend berücksichtigt werden und Besonderheiten des Krankheitsverlaufs Beachtung finden (z. B. Ersterkrankung, chronischer Verlauf oder chronisch-rezidivierender Verlauf). Die Erfassung der Komplexität eines Krankheitszustands ist auch eine wesentliche Voraussetzung für Indikation und Differenzialindikation (s. ➤ Kap. 2.6).

Darüber hinaus ist eine verfahrensspezifische Diagnostik im Hinblick auf die Zielkriterien eines Behandlungsverfahrens sinnvoll. Entsprechende diagnostische Systeme sollten hinreichend operationalisiert sein, um eine wenig hilfreiche begriffliche Beliebigkeit zu vermeiden. Für die psychoanalytisch begründeten Verfahren steht hier z. B. die Operationalisierte Psychodynamische Diagnostik (OPD) zur Verfügung. Bei verhaltenstherapeutischen Behandlungen ist ihm Rahmen einer verhaltensanalytischen Diagnostik das Störungsmodell des jeweiligen Patienten als Grundlage für die Behandlungsplanung zu erfassen.

2.5 Anwendungsbereiche der Richtlinien-Psychotherapie (R: D § 22)

Aus der Definition des Krankheitsbegriffs der Psychotherapie-Richtlinie ergibt sich ein grundsätzlich abgegrenzter Indikationsbereich. Die Einführung der Verhaltenstherapie 1987 bot zunächst Anlass, den bis dahin gültigen Indikationskatalog zu überarbeiten und neu zu formulieren. Dieser danach gültige Indikationskatalog wurde 2007 abgelöst durch einen an der ICD orientierten Indikationskatalog von Krankheitsbildern, bei deren Behandlung durch Verfahren der Richtlinien-Psychotherapie eine hinreichende kurative Wirkung zu erwarten ist.

(Zur Definition von Behandlungsverfahren R: § 5, zur Anerkennung neuer Psychotherapieverfahren R: § 17.)

2.5.1 Indikationskatalog

Unter D § 22 Abs. 1 des Indikationskatalogs sind *Störungen* wie affektive Störungen, Angststörungen, Zwangsstörungen, somatoforme Störungen, Anpassungsstörungen, Persönlichkeitsstörungen und Verhaltens- und emotionale Störungen mit Beginn in der Kindheit zusammengefasst.

Psychotherapie neben oder nach somatisch ärztlicher Behandlung § 22 Abs. 2

Der § 22 Abs. 2 betrifft die Krankheitsbilder oder deren Auswirkungen, bei denen Psychotherapie neben oder nach einer somatisch ärztlichen Behandlung angewandt werden kann.

Die Anwendung der Psychotherapie ist in der Richtlinie unter Abschnitt D § 22 Abs. 2 in vier Untergruppen aufgeschlüsselt. Dies erscheint notwendig, um eine Abgrenzung der in Frage kommenden Erkrankungen durch diagnostische Kriterien zu erleichtern.

Die Indikationen unter § 22 Abs. 2 erfordern eine, ggf. durch beigefügte klinische Befunde abgesicherte, Darstellung der zu behandelnden Störungen.

Der Gutachter muss erkennen

- ob „psychische Faktoren" einen wesentlichen pathogenetischen Anteil an der Erkrankung oder an deren Auswirkung haben,
- ob mit Hilfe tiefenpsychologisch fundierter oder analytischer Psychotherapie oder Verhaltenstherapie möglichst auf Dauer eine Eingliederung in Arbeit, Beruf und Gesellschaft erreicht werden kann,
- ob auch durch andere psychotherapeutische Maßnahmen eine zweckmäßige Eingliederungshilfe für die geschilderte Indikation gegeben werden kann.

Dies gilt nicht zuletzt für den Bereich der Kinderpsychotherapie, bei der häufig ergänzende Maßnahmen (Ergotherapie, Krankengymnastik, sozialpädiatrische Hilfen) erforderlich sind.

Die Psychotherapie von Abhängigkeiten (R: § 22 Abs. 2 Nr. 1) (Alkohol, Drogen, Medikamente)

Sie steht weiterhin grundsätzlich unter der Voraussetzung einer bereits erfolgreich durchgeführten Entgiftungsbehandlung, d. h. einem Stadium der Entwöhnung unter Abstinenz. Der GBA hat allerdings durch seinen Beschluss vom 14.04.2011 (s. auch S. 13) eine Phase eines Therapiekontingentes von bis zu zehn Stunden ermöglicht, bis zu dem ggf. Abstinenz des Patienten erreicht werden muss. Weiterhin ist es möglich, ggf. Patienten zu behandeln, die substituiert werden. Die Anwendung von Psychotherapie setzt bei Abhängigkeiten den Nachweis einer neurotischen Psychodynamik und eines neurotischen Konflikts bzw. die Durchführung einer Verhaltens-, Bedingungs- und Funktionsanalyse voraus. Die häufig unsichere Behandlungsprognose erfordert einen ausführlichen Behandlungsplan ggf. unter Einschluss einer Probebehandlung.

Psychische Begleit-, Folge- oder Residualsymptomatik psychotischer Erkrankungen (R: D § 22 Abs. 2 Nr. 4)

Die Anwendung der Psychotherapie-Verfahren setzt auch bei psychotischen Erkrankungen den Nachweis voraus, dass psychodynamische Faktoren wesentlichen Anteil an den psychotischen Krankheitsverläufen haben. Ausschließlich supportive und stabilisierende Maßnahmen, gleich welcher Art, sind nach der Richtlinie nicht als ätiologisch orientierte Psychotherapie bei Psychosen zugelassen.

Allerdings bleibt die Behandlung der jeweils vorliegenden psychotischen Grunderkrankung Ärzten mit der Gebietsbezeichnung Psychiatrie oder Nervenheilkunde vorbehalten. Ärztliche Psychotherapeuten ohne entsprechende Gebietsweiterbildung und Psychologische Psychotherapeuten sind deswegen nur zur Behandlung der psychischen Begleit-, Folge- oder Residualsymptomatik psychotischer Erkrankungen berechtigt.

Diese Abgrenzung ergibt sich aus der berufsrechtlichen Umschreibung der jeweiligen heilkundlichen Tätigkeit: Für die an der vertragsärztlichen Versorgung teilnehmenden Ärzte hat die Rechtsprechung festgestellt, dass der Arzt auch in seiner Eigenschaft als Vertragsarzt an die Grenzen seines Fachgebiets gebunden ist. Die vertragsärztliche Zulassung knüpft an die berufsrechtlich normierte Fachgebietsbeschränkung an. Für den Vertragsarzt gilt daher das Gebot der Beschränkung auf sein Fachgebiet grundsätzlich in demjenigen Umfang, der sich aus dem allgemeinen Berufsrecht ergibt. Da die Berufsgruppen der Psychologischen Psychotherapeuten und Kinder- und Jugendlichenpsychotherapeuten nach dem Integrationsmodell des § 28 Abs. 3 Satz 1 SGB V in gleichberechtigter Weise in die vertragsärztliche Versorgung mit einbezogen werden sollten, kann für die Bestimmung der Grenzen der Behandlungsbefugnis der Psychotherapeuten nichts anderes gelten.

Für ärztliche Psychotherapeuten ergeben sich die Fachgebietsgrenzen aus der Weiterbildungsordnung. Berufsrechtliche Regelungen, die – vergleichbar der Weiterbildungsordnung für Ärzte – die Inhalte der Ausbildung zum Psychologischen Psychotherapeuten normieren, stehen zurzeit in Gestalt des Psychotherapeutengesetzes (PsychThG) und der Ausbildungs- und Prüfungsverordnungen für Psychologische Psychotherapeuten und Kinder- und Jugendlichenpsychotherapeuten (PsychTh-AprV und KJPPsychTh-APrV) zur Verfügung.

Weder in der Weiterbildungsordnung noch im Psychotherapeutengesetz noch in den Ausbildungs- und Prüfungsverordnungen für Psychologische Psychotherapeuten und Kinder- und Jugendlichenpsychotherapeuten einschließlich der hierzu gehörenden Anlagen nach § 3 Abs. 1 Satz 1 PsychTh-AprV und KJPPsychTh-APrV finden sich Bestimmungen, die die Vermittlung, den Erwerb und Nachweis eingehender Kenntnisse, Erfahrungen und Fertigkeiten zum Zwecke der Behandlung der Psychosen regeln. Damit fällt die Behandlung von Psychosen als eigenständiges Krankheitsbild weder in das Fachgebiet des ärztlichen noch in das des Psychologischen Psychotherapeuten und des Kinder- und Jugendlichenpsychotherapeuten, sondern ausschließlich in das ärztliche Fachgebiet der Psychiatrie oder Nervenheilkunde.

Ärztliche Psychotherapeuten ohne psychiatrische Gebietsweiterbildung, Psychologische Psychotherapeuten und Kinder- und Jugendlichenpsychotherapeuten sind demnach nur zur Behandlung von Symptomatik, die sekundär im Gefolge einer psychotischen Erkrankung auftritt, berechtigt (s. o.). Die Anwendung von Richtlinien-Psychotherapie setzt auch hierbei den Nachweis voraus, dass psychodynamische oder lerntheoretische Faktoren einen wesentlichen Anteil am Zustandekommen und Verlauf aktuell vorliegender Symptome als Folge der psychotischen Grunderkrankung haben. Ausschließlich supportive und stabilisierende Maßnahmen, gleich welcher Art, sind nach der Richtlinie nicht als ätiologisch orientierte Psychotherapie bei Psychosen zugelassen.

2.5.2 Besondere Bedeutung des Ausschlusskatalogs (R: D § 22 Abs. 3 Nr. 1)

„Psychotherapie ist ausgeschlossen, wenn zwar seelische Krankheit vorliegt, aber ein Behandlungserfolg nicht erwartet werden kann, weil dafür beim Patienten die Voraussetzungen hinsichtlich seiner Motivationslage, seiner Motivierbarkeit oder seiner Umstellungsfähigkeit nicht gegeben sind oder weil die Eigenart der neurotischen Persönlichkeitsstruktur des Patienten (ggf. seiner Lebensumstände) dem Behandlungserfolg entgegensteht."

Die Zunahme von Persönlichkeitsstörungen in den Anträgen und auch die wachsende therapeutische Erfahrung im Umgang mit diesen Störungen haben dazu geführt, die Indikationsstellung auf die Behandlung dieser Grenzfälle auszudehnen. Daraus ergibt sich – häufiger als früher – für den Gutachter die Frage an den Therapeuten, ob die Umstellungsfähigkeit des Patienten ausreicht oder ob die Eigenart der Persönlichkeitsstruktur dem Behandlungserfolg entgegensteht. Der Inhalt des Absatzes D § 22 Abs. 3 Nr. 1 gewinnt daher zunehmend an Bedeutung, da der zu erwartende Behandlungsumfang bei Persönlichkeitsstörungen nachdrücklich zur besonderen Beachtung des Wirtschaftlichkeitsgebots in der vertragsärztlichen Versorgung zwingt.

Die Einschätzung der Behandlungsprognose bei Persönlichkeitsstörungen erfordert einen Konsens der Therapeuten wie auch der Gutachter und Obergutachter über den Einfluss der Lebensumstände des Patienten auf den Behandlungserfolg. So ist ein stabiles soziales Bezugssystem des Patienten beispielsweise ein prognostisch günstiges Kriterium. Instabilität dieses Gefüges macht ggf. eine zusätzliche Absprache zwischen dem Therapeuten und dem Gutachter nötig. Anzufügen ist, dass die Ausdehnung der stationären Therapieangebote auf dem Gebiet der Psychotherapie der Persönlichkeitsstörungen die Forderung nach ambulanter Nachbehandlung verstärkt.

2.6 Indikation und Differenzialindikation

2.6.1 Indikation zur Richtlinien-Psychotherapie

Die Wahl eines Behandlungsverfahrens wird grundsätzlich nicht durch die Diagnose der seelischen Erkrankung, sondern durch die Zielsetzung der Behandlung bestimmt. Dabei ist maßgeblich, über welches therapeutische Vorgehen eine nachhaltige Änderung der für die aktuellen krankheitswertigen Beschwerden verantwortlichen innerpsychischen Krankheitsdispositionen erreicht werden kann. Hier wird vielfach bereits das Erreichen von wichtigen Teilzielen als sinnvoll zu werten sein, wenn dadurch eine positive Gesamtentwicklung zu erwarten ist und bis dahin bestehende ungünstige Circuli vitiosi unterbrochen werden können. Das Vorliegen einer bestimmten Krankheitskonstellation, z. B. einer chronisch-neurotischen Entwicklung, begründet damit nicht zwangsläufig die Indikation nur eines bestimmten Behandlungsverfahrens. Vielmehr muss bei der Antragstellung die Wahl des Behandlungsverfahrens in der Regel auch in Gegenüberstellung zu anderen Behandlungsoptionen begründet werden. Entsprechend § 70 SGB V müssen dabei auch die Kriterien der Notwendigkeit und Wirtschaftlichkeit Berücksichtigung finden. Allein die Tatsache, dass ein Patient für ein bestimmtes Behandlungsverfahren geeignet ist, begründet noch nicht dessen Indikation.

Die Richtlinien-Psychotherapie ist im Übrigen nicht die einzige Behandlungsoption beim Vorliegen von psychischen oder psychisch mitverursachten Erkrankungen. Hier stehen ggf. auch andere Behandlungsoptionen zur Verfügung. Zu nennen sind die Psychosomatische Grundversorgung und die einschlägigen Leistungen aus den EBM-Kapiteln *Psychiatrie und Psychotherapie sowie Psychosomatische Medizin und Psychotherapie,* die durch die betreffenden Arztgruppen durchgeführt werden können; für andere, ärztliche und Psychologische Psychotherapeuten und Kinder- und Jugendlichenpsychotherapeuten stehen inzwischen ebenfalls (in begrenztem Umfang) Leistungen außerhalb der Richtlinien-Psychotherapie zur Verfügung (s. hierzu auch die entsprechenden Ausführungen im ➢ Kapitel 7 „Abrechnung“).

2.6.2 Zur Frage der Differenzialindikation (DI)

Seit Einführung der Verhaltenstherapie in Teile der vertragsärztlichen Versorgung (1980) und dann in die Psychotherapie-Richtlinie (1987) wird immer wieder die Frage der Differenzialindikation (DI) der verschiedenen Therapieverfahren erörtert. Verständlicherweise waren beide Therapierichtungen zunächst wenig bereit, der jeweils anderen einen eigenen, schwerpunktmäßig orientierten Indikationsbereich zuzugestehen. Vielmehr beanspruchte jedes Therapieverfahren die uneingeschränkte Kompetenz für alle Indikationsbereiche.

Dagegen orientiert sich der Wissenschaftliche Beirat Psychotherapie (§ 11 PsychThG) bei der Prüfung der Wissenschaftlichkeit und Wirksamkeit von psychotherapeutischen Verfahren an einzelnen Störungsbildern entsprechend dem Klassifikationssystem der ICD-10 und anhand der Kriterien der Evidenzbasierung. Implizit geht damit der Wissenschaftliche Beirat von einer störungsspezifischen Behandlungsindikation aus. Die Konsequenzen dieser Betrachtungsweise für die in der vertragsärztlichen Versorgung verankerte Richtlinien-Psychotherapie sind noch nicht geklärt.

Spätestens seit 1987 jedoch zeigte sich zunächst bei den analytischen Psychotherapeuten die Tendenz, Behandlungen auch an Verhaltenstherapeuten weiterzuempfehlen – zur Entlastung der eigenen Wartelisten und Grenzindikationen, aber auch in der wachsenden Erkenntnis, dass die Verhaltenstherapie bei bestimmten Erkrankungen effektiver sein kann. Selbstkritische analytische Psychotherapeuten konnten sich der Erfahrung nicht verschließen, dass vor allem eine Gruppe aktueller und umschriebener Störungen oft besser auf verhaltenstherapeutische Behandlungskonzepte anspricht als auf psychodynamisch orientierte Verfahren. Die Zusammenarbeit von Analytikern und Verhaltenstherapeuten erwies sich als zunehmend fruchtbar, wenngleich ein Wechsel der Indikationsstellung von der Verhaltenstherapie zu den psychodynamischen Verfahren weniger häufig gewählt wurde.

In unserer Kommentierung kann es nur darum gehen, hinsichtlich der DI vorläufige Überlegungen mitzuteilen und die Psychotherapieforschung anzuregen. Über das Stadium einer eifersüchtigen Parteilichkeit sollte die Diskussion hinausgewachsen sein.

2.6.3 Charakterisierung der Indikationsbereiche

Analytische Psychotherapie (vgl. auch ➢ Kap. 3.3)

Die psychoanalytisch begründeten Verfahren, vor allem die analytische Psychotherapie, dürften ihren Schwerpunkt bei psychischen Erkrankungen finden, bei denen das Beziehungsgefüge durch neurotische Interaktionen chronisch gestört ist und z. B. zu einer agierenden oder depressiven Symptomatik geführt hat, die Ich-Struktur des Patienten aber zugleich für eine ätiologisch orientierte Arbeit an unbewussten innerpsychischen Prozessen geeignet erscheint. Entscheidende Voraussetzung ist, dass die therapeutische Aktualbeziehung für den psychotherapeutischen Prozess instrumentalisiert und ohne andauernd destruktive Belastung genutzt werden kann, damit die Übertragungsdynamik neurotischer Beziehungsmuster sich in reflektierte Neuerfahrung wandeln kann.

Tiefenpsychologisch fundierte Psychotherapie mit ihren Sonderformen (vgl. auch ➢ Kap. 3.3)

Schwieriger dürfte die DI der tiefenpsychologisch fundierten Psychotherapie – als der zweiten Gruppe psychodynamischer Therapieverfahren – zu beurteilen sein.

In vielen Fällen werden rein pragmatische Gesichtspunkte den Ausschlag geben, z. B. die Situation eines Patienten, der die Behandlung auf eine Stunde in der Woche beschränken muss oder insgesamt für die Therapie nur 6–12 Monate zur Verfügung hat.

Außer solchen pragmatischen Gesichtspunkten kommen jedoch vor allem inhaltliche Kriterien in Betracht.

Negative Kriterien:

- Die Belastbarkeit des Patienten für eine höherfrequente Langzeittherapie und eine ätiologisch orientierte Bearbeitung unbewusster intrapsychischer Prozesse ist eingeschränkt.
- Die Indikation für eine analytische Psychotherapie wird durch Gegebenheiten im Umfeld und in der Lebenssituation des Patienten in Frage gestellt.

Positive Kriterien:

- Die Ich-Struktur des Patienten erlaubt eine Erfolg versprechende Bearbeitung intrapsychischer und interaktioneller Konflikte mit Konzentration auf einen Fokus mit der Aussicht, dass der Patient – angeregt und ermutigt durch die erfolgreiche Lösung des fokalen Konflikts – noch nicht bearbeitetes Konfliktmaterial selbst bewältigen kann.
- Eine umschriebene neurotische Konfliktlage erlaubt bei weitgehend stabiler Ich-Struktur und positiver Motivationsbilanz eine ausreichende Behandlung durch kurz dauernde Therapieverfahren.

(Ausführlichere Darstellung der Differenzialindikation zwischen analytischer Psychotherapie und tiefenpsychologisch fundierter Psychotherapie s. ➢ Kap. 3.4).

Verhaltenstherapie

Die Verhaltenstherapie (VT) schließlich kann ebenfalls eine DI beanspruchen, die sich auf

- die Persönlichkeitsstruktur des Patienten,
- die Art der krankhaften Störungen,
- die Prognose der Erkrankung bezieht.

Die Verhaltenstherapie hat den Vorzug, von konkreten Aktualsituationen auszugehen und handlungsorientiert zu intervenieren. Damit spricht sie solche Patienten an, die nicht die Psychodynamik ihrer Konflikte, sondern die aktuelle Symptomatik mit ihren Verflechtungen angehen wollen.

Daraus ergibt sich, dass Patienten, die weniger introspektiv reflektieren, eher zu lerntheoretisch begründeten Verfahren neigen und sich auch eher für solche eignen.

Patienten mit gut abgrenzbarer Symptomatik werden sich bevorzugt der Verhaltenstherapie zuwenden (z. B. Patienten mit Süchten und Essstörungen sowie solche mit einer umschriebenen Angstsymptomatik) und werden dort auch eine optimale Therapie erhalten können.

Bei psychosomatischen und psychotischen Erkrankungen kann die Verhaltenstherapie v. a. auch dann angezeigt sein, wenn unter ätiologischen Gesichtspunkten eine intrapsychische Psychodynamik der Erkrankung nicht erkennbar wird.

Auch prognostische Erwägungen können eher für eine VT sprechen, wenn nämlich die zeitlichen Behandlungskontingente von Seiten des Patienten eingeschränkt sind, eine Kontramotivation gegen psychoanalytische Verfahren besteht und wenn der Patient auf die Bearbeitung konkreter aktueller Probleme festgelegt ist.

2.6.4 Vergleichende Hinweise zur Differenzialindikation

Es muss der Erfahrung der Therapeuten anheim gegeben und der Psychotherapieforschung angetragen werden, die Differenzialindikation jenseits der Konstellationen des Zufalls bei der Therapieauswahl grundsätzlich zu gewichten.

- Bei einer Aktualerkrankung mit umschriebener Symptomatik und relativ stabiler Persönlichkeitsstruktur sind vorwiegend Verhaltenstherapie oder Fokal- und Kurztherapie indiziert, nicht dagegen eine ausgedehntere tiefenpsychologische oder analytische Langzeittherapie.

- Die chronische, multifaktorielle Konfliktlage einer neurotischen Erkrankung mit ausgeprägter interaktioneller Beziehungsproblematik erfordert eine ätiologisch orientierte Langzeittherapie mit der Möglichkeit einer Nachreifung der Persönlichkeit, die in den zielbegrenzten Therapieverfahren in der Regel nicht ausreichend möglich ist.
- Patienten mit vorwiegend hysterischen Verhaltensstörungen oder mit deutlicher Neigung zu rationalisierender Abwehr sind oft mit VT nicht effektiv genug zu behandeln.
- Patienten mit der Tendenz zu malignen Regressionen sollten nicht in eine analytische Psychotherapie übernommen werden.
- Begrenzte Therapiedauer und Therapiefrequenz erfordern ein kurztherapeutisches Verfahren, evtl. eine Verhaltenstherapie.
- Die begrenzte Belastbarkeit eines Patienten bei einem nicht-kooperativen Umfeld kann für eine tiefenpsychologisch fundierte Psychotherapie sprechen, um den Patienten gerade in diesem Umfeld durch Einsichten in die unbewussten Motivationsstrukturen zu entlasten.
- Eine VT wird in solchen Fällen nur dann angezeigt sein, wenn bei der Wahl des Behandlungsziels beachtet wird, dass es voraussichtlich nicht zu einem unlösbaren Konflikt mit dem Umfeld kommt, der öfter den Patienten als das stabilere Umfeld scheitern lässt.

Daraus ergibt sich die Notwendigkeit, die Differenzialindikation nicht nur an der Persönlichkeit des Patienten und der Art seiner psychischen Erkrankung, sondern ebenso sorgfältig an den Gegebenheiten des Umfelds und der sozialen Situation des Patienten zu orientieren.

2.6.5 Konsequenzen für die Begutachtung

Nach Würdigung dieser Gesichtspunkte einer patientenorientierten DI werden für die Praxis der Antragstellung und der Begutachtung folgende Hinweise zur Diskussion gestellt:

1. Hinsichtlich der DI müssen die Entscheidungen des Therapeuten in der Regel respektiert werden.
2. Oft entscheiden zufällige Primärkontakte des Patienten mit dem Therapeuten über die Wahl des Therapieverfahrens. Diese Option des Zufalls muss in der Regel, auch im Zweifelsfall, berücksichtigt werden.
3. Wenn der Gutachter eine andere DI stellt als der Therapeut, kann er nur in relativ seltenen Fällen eine ablehnende Stellungnahme abgeben. Meistens wird er sich beratend und kollegial korrespondierend um eine kritisch-elastische Stellungnahme bemühen.
4. Der ökonomische Gesichtspunkt ist für die Stellungnahme des Gutachters von gravierender Bedeutung. Meistens ist eine anregende Rückfrage angezeigt, seltener eine apodiktische Stellungnahme.

In eindeutigen Fällen allerdings muss der Gutachter einem unwirtschaftlichen Behandlungsplan seine Befürwortung verweigern.

Das kann einen Antrag auf analytische Psychotherapie mit 240 Stunden bei umschriebener, aktuell ausgelöster Angstsymptomatik ebenso betreffen wie einen Antrag auf Verhaltenstherapie bei einer Depression aufgrund komplexer chronisch-neurotischer Beziehungsstörungen. In beiden Fällen kann eine Ablehnung der Zustimmung zum beantragten Therapieplan notwendig sein.

2.7 Prognose

„Psychotherapie ist ausgeschlossen, wenn zwar seelische Krankheit vorliegt, aber ein Behandlungserfolg nicht erwartet werden kann, weil dafür beim Patienten die Voraussetzungen hinsichtlich seiner Motivationslage, seiner Motivierbarkeit oder seiner Umstellungsfähigkeit nicht gegeben sind oder weil die Eigenart der neurotischen Persönlichkeitsstruktur des Patienten (ggf. seiner Lebensumstände) dem Behandlungserfolg entgegensteht" (R: § 22 Absatz 3 Nr. 1).

Demnach muss für die Indikation von Richtlinien-Psychotherapien im konkreten Einzelfall eine hinreichend günstige Prognose dafür vorliegen, dass die Ziele der Behandlung mit den Mitteln des Behandlungsverfahrens im Rahmen der Leistungsgrenzen des Verfahrens zu erreichen sind. Die Prognose bezieht sich immer auf den konkreten Einzelfall und dessen spezifische Gesamtkonstellation. Dabei ist sowohl die Persönlichkeit des Patienten selbst als auch der bisherige Krankheitsverlauf zu berücksichtigen.

Liegt bei einer behandlungsbedürftigen psychischen Erkrankung aus dem Indikationsbereich der Richtlinien-Psychotherapie (§ 22 R) keine hinreichend günstige Prognose für eine Psychotherapie im Sinne der Richtlinie vor, sind ggf. andere Behandlungsmaßnahmen in Erwägung zu ziehen. Richtlinien-Psychotherapie ist nicht die einzige Behandlungsmöglichkeit bei Vorliegen einer psychischen Erkrankung.

Stellt sich erst während der Behandlung heraus, dass ein nennenswerter Behandlungserfolg nicht erwartet werden kann, ist die Behandlung zu beenden. Es sind dann ggf. andere Therapieformen in Erwägung zu ziehen.

Bei schweren körperlichen Erkrankungen mit nachfolgender Anpassungsstörung ist nicht die Prognose der körperlichen Erkrankung, sondern die Prognose der geplanten psychotherapeutischen Behandlung im Hinblick auf deren Zielsetzungen maßgeblich, auch wenn der absehbare Verlauf der körperlichen Erkrankung bei der Behandlungsplanung selbst berücksichtigt werden muss.

2.8 Anwendung der Verfahren

2.8.1 Probatorische Sitzungen

Zur diagnostischen Klärung und zur Indikationsstellung für ein bestimmtes Therapieverfahren stehen dem Therapeuten vor der ersten Antragstellung zur Verfügung:

- die Erhebung der biographischen Anamnese unter neurosenpsychologischen oder verhaltensanalytischen Gesichtspunkten,
- fünf probatorische Sitzungen von mindestens 50 Minuten Dauer, auch zur Klärung der Motivation, der Kooperations- und Beziehungsfähigkeit sowie der Verlässlichkeit des Patienten.

Die probatorischen Sitzungen genügen in der Regel, um ausreichende Kenntnisse über die Diagnose und die notwendige differenzialdiagnostische Abgrenzung zu gewinnen. Liegt eine neurotische Erkrankung vor, gestatten es die anamnestischen Erhebungen sowie die Beobachtungen und Wahrnehmungen während der probatorischen Sitzungen, die neurotische Psychodynamik zu erfassen und die Prognose einzuschätzen.

Die probatorischen Sitzungen dienen ausschließlich zur Einleitung einer Psychotherapie, sind selbst keine Psychotherapie im Sinne der Richtlinie und werden nicht auf die genehmigten Therapiekontingente angerechnet.

Probatorische Sitzungen können nur als Einzelbehandlung durchgeführt werden. Dafür ist in dem seit dem 1.4.2005 gültigen einheitlichen Bewertungsmaßstab die Abrechnungsposition Nr. 35150 vorgesehen worden. Diese gilt generell für jede probatorische Sitzung, sei es vor Aufnahme einer tiefenpsychologisch fundierten oder analytischen Psychotherapie oder Verhaltenstherapie.

Bei analytischer Psychotherapie können bis zu acht probatorische Sitzungen in Anspruch genommen werden.

Durch das Psychotherapeuten-Gesetz und die damit verbundene Schaffung zweier neuer Heilberufe ist das früher praktizierte sogenannte Delegationsverfahren bei der Durchführung von Psychotherapie durch Psychologische Psychotherapeuten bzw. Kinder- und Jugendlichenpsychotherapeuten überflüssig geworden. Dieses wurde jedoch durch das sogenannte *Konsiliarverfahren* in der Psychotherapie-Richtlinie ersetzt. Dieses Konsiliarverfahren regelt die Tatsache, dass bei der Durchführung bzw. der geplanten Durchführung einer Psychotherapie durch einen Psychologischen Psychotherapeuten oder Kinder- und Jugendpsychotherapeuten vor Aufnahme der eigentlichen Behandlung und spätestens nach Beendigung der probatorischen Sitzungen der Patient vom Therapeuten an einen Konsiliararzt zu überweisen ist. Der Konsiliararzt hat über seine entsprechenden Untersuchungen einen Konsiliarbericht abzugeben, der in einer dritten Durchschrift direkt an die Krankenkasse und in dem ausführlichen Original an den überweisenden Therapeuten geschickt wird. (Weitere Ausführungen zum Konsiliarverfahren finden sich bei der Erläuterung der wesentlichen Neuerungen der Psychotherapie-Richtlinie aufgrund des Psychotherapeuten-Gesetzes ➢ Kap. 1.5.3.)

2.8.2 Der ärztliche Konsiliarbericht

Entsprechend R: F § 24 Abs. 2 hat der Konsiliararzt den Konsiliarbericht nach Anforderung durch den Psychologischen Psychotherapeuten oder Kinder- und Jugendlichenpsychotherapeuten nach persönlicher Untersuchung des Patienten zu erstellen. Dabei hat der Konsiliarbericht zu den in Abschnitt F § 24 Abs. 3 aufgeführten Punkten 1–9 Stellung zu nehmen. Dabei nimmt der Arzt in seinem Konsiliarbericht sowohl zum körperlichen als auch zum psychischen Befund Stellung und der Bericht beschränkt sich nicht grundsätzlich auf organmedizinische Befunde. Dies ist insbesondere deshalb von Relevanz, weil psychischen Symptomen durchaus auch organische Ursachen zugrunde liegen können. Der Konsiliararzt nimmt ebenfalls implizit zum Vorliegen einer Kontraindikation für eine psychotherapeutische Behandlung Stellung. Eine solche kann sowohl aufgrund des Krankheitsbilds selbst (z. B. allgemeiner Schwächezustand bei Anorexia nervosa) als auch aufgrund zusätzlicher somatischer oder psychiatrischer Erkrankungen (gravierende Komorbidität) vorliegen. Der Konsiliararzt nimmt außerdem zur Notwendigkeit einer ärztlichen Mitbehandlung Stellung. Dies gilt insbesondere bei Indikationen aus dem Bereich D § 22 Abs. 2 (Psychotherapie neben oder nach einer somatisch ärztlichen Behandlung).

Auch wenn mit Ausnahme der in der theoretischen Medizin tätigen Ärzte jeder Vertragsarzt zu einer Konsiliaruntersuchung hinzugezogen werden kann, so sollte doch gewährleistet sein, dass der betreffende Arzt/Facharzt eine hinreichende diagnostische/therapeutische Kompetenz für die vorliegende Krankheitskonstellation besitzt.

Ein unzureichender Konsiliarbericht kann vom Gutachter nicht akzeptiert werden. Deshalb ist zu empfehlen, dass der Psychologische Psychotherapeut bzw. Kinder- und Jugendlichenpsychotherapeut bei Vorlage eines offensichtlich unzureichenden ärztlichen Konsiliarberichts eine entsprechende Nachbesserung verlangt oder ggf. auch eine erneute Konsiliaruntersuchung durch einen anderen Konsiliararzt veranlasst.

2.8.3 Kurzzeittherapie

Die Richtlinie unterscheidet zwischen einer Kurzzeittherapie mit 25 Leistungen (Antragsverfahren mit Begutachtung, sofern für den Therapeuten keine Befreiung gilt) und einer Langzeittherapie mit mehr als 25 Stunden (Antragsverfahren mit Begutachtung).

Ab dem 1.1.2000 ist auch die Kurzzeittherapie generell gutachterpflichtig, wobei die Möglichkeit der Befreiung von der Gutachterpflichtigkeit für die Kurzzeittherapie nach den in Abschnitt F § 26a vorgesehenen Bedingungen möglich ist. (Näheres hierzu auch in der Zusammenfassung der wesentlichen Änderungen der Psychotherapie-Richtlinie und der Psychotherapie-Vereinbarungen.) Im Laufe des Jahres 1999 wurde von den Vertragspartnern der Psychotherapie-Vereinbarungen eine entsprechend modifizierte Berichtsanforderung für die Begründung von Kurzzeittherapie im Gutachterverfahren erstellt.

Die Kurzzeittherapie will den häufig betonten Erfordernissen der psychotherapeutischen Praxis gerecht werden. Dies sollte jedoch nicht darüber hinwegtäuschen, dass gerade Kurztherapieverfahren eine hohe fachliche Qualifikation des Therapeuten erfordern, die es ihm ermöglicht, in einem eng begrenzten Zeitrahmen eine Therapie auch abzuschließen. Keineswegs ist daran gedacht, lang angelegte Beratungsmaßnahmen nunmehr als „Psychotherapie“ auszuführen.

Die Richtlinie geht davon aus, dass mit 25 Sitzungen einer Kurzzeittherapie in bestimmten Fällen eine ausreichende psychotherapeutische Versorgung zu gewährleisten ist.

Die Kurzzeittherapie ermöglicht daher:

- die psychotherapeutische Intervention in einer akuten Krise,
- eine Kurz-, Fokal- oder dynamische Psychotherapie, wenn sie auf 25 Sitzungen beschränkt werden kann,
- in besonderen Fällen auch eine tiefenpsychologisch fundierte Psychotherapie in der Sonderform einer niederfrequenten Behandlung in einer längerfristigen, haltgewährenden therapeutischen Beziehung mit einer Dauer von 25 Minuten mit

bis zu 50 Leistungen bzw. einer Dauer von 50 Minuten mit 25 Leistungen.

Die Kurzzeittherapie erfordert eine gezielte Durchführung tiefenpsychologisch fundierter oder verhaltenstherapeutischer Verfahren. Eine analytische Kurzzeittherapie ist nach der Richtlinie nicht vorgesehen (R: E § 23a Nr. 2 und 3).

Die Kurzzeittherapie kann auch als Gruppentherapie mit 6–9 (bzw. bei VT 2–9) Teilnehmern zur Anwendung kommen, wenn tiefenpsychologisch fundierte oder verhaltenstherapeutische Maßnahmen bei Krankheit in der Gruppe angezeigt sind; aber die ausschließliche Anwendung übender oder entspannender Techniken als „Gruppenpsychotherapie" ist ebenso ausgeschlossen wie Informationsgruppen (Entwöhnung, Belehrung über Risikofaktoren, Klärung von Partnerkonflikten in Gruppenform usw.).

2.8.4 Langzeittherapie

Die Langzeittherapie kann in allen zugelassenen Behandlungsverfahren mit unterschiedlicher Dauer zur Anwendung kommen und unterliegt der Begutachtung.

Die Behandlungsschritte müssen im Einzelfall beantragt, begründet und vom Gutachter befürwortet werden. Sie bedürfen einer individuellen, prognostisch orientierten Entscheidung.

Die Langzeittherapie kann nach den probatorischen Sitzungen oder auch nach einer Kurzzeittherapie (spätestens nach der 20. Sitzung) beantragt werden.

2.8.5 Überführung der Kurzzeittherapie in eine Langzeittherapie

Die Kurzzeittherapie ist spätestens mit 25 Sitzungen zu je 50 Minuten abzuschließen. Stellt sich während der Kurzzeittherapie heraus, dass eine Langzeittherapie durchgeführt werden muss, ist die Überführung der Kurzzeittherapie in die Langzeittherapie bis zur 20. Sitzung bzw. bis zur 40. halbstündigen Sitzung mit Begründung zu beantragen, damit eine kontinuierliche Weiterführung der Behandlung gewährleistet ist.

Die nach Umstellung des Therapieplans beantragte Langzeittherapie unterliegt dem Gutachterverfahren. Wird nach Abschluss einer Psychotherapie (Kurzzeit- oder Langzeittherapie) innerhalb eines Zeitraums von zwei Jahren eine weitere Kurzzeittherapie beantragt, ist auch diese immer gutachterpflichtig, d. h. sie erfordert einen ausführlichen Behandlungsbericht mit epikritischer Würdigung der vorausgegangenen Behandlungen. Das Gleiche gilt natürlich auch für eine neue Langzeittherapie. Seit Jahrzehnten hält sich bei vielen Therapeuten die Vorstellung, innerhalb von zwei Jahren nach Beendigung einer Therapie **dürfe** keine neue Therapie bei der Krankenkasse beantragt werden. Diese Auffassung ist falsch. Richtig ist vielmehr laut § 11 Abs. 4 der Psychotherapie-Vereinbarungen, dass eine Neubeantragung einer Therapie innerhalb dieser Zweijahresfrist auf jeden Fall gutachterpflichtig ist.

Besonders zu beachten ist, dass nach einer abgeschlossenen Kurzzeittherapie eine Langzeittherapie nicht angeschlossen werden kann. Ausnahmen erfordern eine besondere Begründung gegenüber dem Gutachter.

Die Kurzzeittherapie wird auf das Kontingent der Langzeittherapie angerechnet.

Dagegen können bei einem Wechsel des Therapeuten oder des Verfahrens für die neue Therapie ggf. die vollen Kontingente ohne Anrechnung der vorher bewilligten zur Verfügung stehen. Allerdings ist auch ein neues Behandlungskonzept vorzulegen und evtl. gutachterlich zu prüfen (s. hierzu auch die Ausführungen in ➢ Kap. 6.4 und ➢ Kap. 6.5).

2.8.6 Gesamtbehandlungsplanung

Richtlinien-Psychotherapie ist als Krankenbehandlung nicht „tendenzlos" und zieloffen. Sie hat sich auf die Behandlung seelischer Krankheiten im Sinne der Psychotherapie-Richtlinie (R: A § 1–3) zu beschränken. Dabei ist Richtlinien-Psychotherapie grundsätzlich zeitlich und in ihrem Leistungsumfang begrenzt. Nach Abschluss einer Behandlung sollen die betreffenden Patienten fähig sein, in eigener Regie und ohne Entwicklung krankheitswertiger Symptome mit allfälligen Lebenskrisen umgehen zu können. Ein solches idealtypisches Behandlungsergebnis ist in vielen Fällen auch durch längere Behandlungen nicht erreichbar. Deshalb setzt eine Behandlungsplanung eine auf relevante Prognosekriterien gestützte realistische Zielsetzung voraus. Die Aufwändigkeit einer Behandlung und der zu erwartende Nutzen müssen in einem vertretbaren Verhältnis stehen (§ 70 SGB V).

Bei der Behandlungsplanung sind im Hinblick auf die Anwendungsbereiche der Psychotherapie (R: D) folgende Aspekte zu berücksichtigen:

- Bei Erkrankungen entsprechend D § 22 Abs. 1 wird meistens ausschließlich Richtlinien-Psychotherapie durchzuführen sein. Eine ggf. notwendige ärztliche Mitbehandlung bezieht sich hier oft auf eine zeitweilig notwendige symptomatische Mitbehandlung des im Rahmen der Richtlinien-Psychotherapie zu behandelnden Krankheitsbildes.
- Anders ist die Situation bei Behandlungen von Krankheitsbildern entsprechend D § 22 Abs. 2. Hier ist Richtlinien-Psychotherapie nur unter bestimmten Voraussetzungen indiziert und wird in der Regel nicht als einzige Behandlungsmaßnahme durchzuführen sein, z. B. bei Suchterkrankungen (D § 22 Abs. 2 Nr. 1).
- Bei psychischer Begleit-, Folge- oder Residualsymptomatik psychotischer Erkrankungen wiederum (D § 22 Abs. 2 Nr. 4) sind nur seelische Behinderungen ggf. Gegenstand der Richtlinien-Psychotherapie. Die Behandlung der Grunderkrankungen selbst bleibt entsprechenden psychiatrischen Fachärzten vorbehalten.
- Gerade bei Behandlungsindikationen aus dem Anwendungsbereich D § 22 Abs. 2 muss demnach der im Einzelfall jeweils sehr unterschiedliche Stellenwert der Richtlinien-Psychotherapie im Rahmen einer Gesamtbehandlungsplanung Berücksichtigung finden. Die auf den konkreten Einzelfall zu beziehende Behandlungsplanung ist Ausgangspunkt und Richtschnur für eine psychotherapeutische Behandlung. Sie sollte nicht nur Inhalt des Berichts für einen Erstantrag sein, sondern auch nach Ablauf der probatorischen Sitzungen und vor Beginn der eigentlichen Behandlung mit dem Patienten selbst erörtert werden.

KAPITEL

3 Psychoanalytisch begründete Verfahren (R: B § 14)

Tiefenpsychologisch fundierte und analytische Psychotherapie haben sich seit 1967, dem Jahr der Einführung in die vertragsärztliche Versorgung, als Krankenbehandlung mit abgrenzbarer Indikation bewährt und in ihr einen festen Platz gefunden. Dies war insofern nicht selbstverständlich, als sich diese beiden Behandlungsformen mit den psychoanalytischen Theoriebildungen und Behandlungskonzepten wie auch ihren praktischen Erfahrungen in die Grenzen des Sozialversicherungssystems einfügen mussten, ohne dabei auf therapeutisch wesentliche Elemente zu verzichten.

Eine Unterscheidung der Verfahren nach schulischen Ausrichtungen wurde vermieden. Die tiefenpsychologisch fundierte Psychotherapie wurde der analytischen Psychotherapie als Sammelbegriff für Behandlungen mit enger begrenzten, modifizierten oder alternativen Konzepten gegenübergestellt. Die dynamische Psychotherapie (A. Dührssen), die psychoanalytische Kurztherapie und die Fokaltherapie nach Michael Balint mussten besondere Berücksichtigung finden.

Von großer praktischer Bedeutung für die psychotherapeutische Versorgung in der gesetzlichen Krankenversicherung war auch die Einbeziehung supportiver, „haltgewährender" Behandlungselemente in die psychoanalytisch begründeten Verfahren, ohne dabei das Niveau der ätiologischen Orientierung zu verlassen.

Die Einleitung der Langzeittherapie für psychoanalytisch begründete Verfahren kann erst nach einer Entscheidung des Therapeuten für eines der möglichen Therapieverfahren erfolgen, nachdem die Dauer und die Frequenz der geplanten Maßnahmen vereinbart wurden.

Der ausführliche Bericht des Arztes oder des Psychologischen Psychotherapeuten bzw. analytischen Kinder- und Jugendlichenpsychotherapeuten an den Gutachter kann dann zur Feststellung der Leistungspflicht der Kasse führen.

Unabdingbare Voraussetzung für die ätiologisch orientierte Psychotherapie ist die Behandlung der unbewussten Psychodynamik vorliegender Störungen.

In vorwiegend supportiven Behandlungsphasen kann die unbewusste Psychodynamik im Hintergrund bleiben, gleichwohl aber das Konzept des Therapeuten wesentlich bestimmen und eine ätiologisch orientierte Behandlung des Patienten wie des Umfelds realisieren lassen, sobald dies beim Patienten möglich wird.

Zur Sicherung der psychodynamischen Wirksamkeit sind bei den psychoanalytisch begründeten Verfahren nach den Bestimmungen der Richtlinie suggestive und übende Techniken auch als Kombinationsbehandlung bisher grundsätzlich ausgeschlossen worden. Eine Modifikation dieser Bestimmung wird allerdings, analog zu den supportiven Behandlungselementen, zur Zeit in Erwägung gezogen.

3.1 Tiefenpsychologisch fundierte Psychotherapie (R: B § 14a)

Unter tiefenpsychologisch fundierter Psychotherapie sind die psychodynamischen Behandlungsverfahren zusammengefasst, die in die vertragsärztliche Versorgung eingeführt wurden und sich von der analytischen Psychotherapie durch eine niedrigere Behandlungsfrequenz und ein anderes Setting unterscheiden.

Mit dem 1967 von Theodor Winkler vorgeschlagenen Begriff der tiefenpsychologisch fundierten Psychotherapie werden Verfahren bezeichnet, die die Grundannahmen der psychoanalytischen Krankheitslehre wie Existenz und Wirkungsweise des Unbewussten und die Konzepte der Psychoanalyse über intrapsychische und interpersonale Prozesse voraussetzen.

Die Anwendung der psychoanalytischen Grundannahmen erfolgt durch eine konfliktzentrierte Vorgehensweise.

Trotz der komplexen Bedingungen des Einzelfalls wird die Krankenbehandlung auf Teilziele beschränkt. Dabei ist das Verfahren auf die Einleitung eines psychoanalytischen Prozesses ausgerichtet, unter Wahrung der Abstinenz und zurückhaltender Nutzung von Übertragung und Gegenübertragung.

Regressive Tendenzen sind in der Regel durch die Betonung der aktuellen Situation steuerbar.

Die Indikation des Verfahrens wird vom Nachweis aktueller neurotischer Konflikte oder strukturell bedingter interpersoneller Konflikte und deren Symptombildung bestimmt. Das psychotherapeutische Vorgehen ist auf die Bearbeitung dieser Konflikte beschränkt.

In der Umkehrung: Nur wenn ein aktueller neurotischer Konflikt mit einer entsprechenden Symptomatik abgegrenzt werden kann, ist das Verfahren indiziert, wobei allerdings die oben genannten Einschränkungen bei der supportiven Therapie wie auch bei einem anfangs erschwerten Nachweis einer unbewussten Psychodynamik gutachterlich zu berücksichtigen sind.

In der Richtlinie werden einige Sonderformen bzw. Methoden der tiefenpsychologisch fundierten Psychotherapie ausdrücklich genannt.

3.2 Besondere Methoden der tiefpsychologisch fundierten Psychotherapie

3.2.1 Kurztherapie (R: B § 14a Abs. 3 Nr. 1)

Diese Behandlung ist nicht zu verwechseln mit einer Kurzzeittherapie. Gegenstand der psychoanalytisch begründeten Kurztherapie ist ein abgrenzbarer aktueller neurotischer Konflikt mit einer definierbaren neurotischen Psychodynamik. Das behandlungstechnische Konzept erfordert eine Vereinbarung mit dem Patienten über ein begrenztes Therapieziel und einen begrenzten Therapieumfang. Diese Vereinbarung muss vom Patienten wie auch Therapeuten als verbindlich angesehen werden. Der Patient entwickelt auf diese Weise eine den kurztherapeutischen Therapieansatz fördernde Mitverantwortung für den gewählten Rahmen der Therapie. In der Regel ist ein Therapievolumen von 40 Sitzungen als ausreichend anzusehen.

3.2.2 Fokaltherapie (R: B § 14a Abs. 3 Nr. 2)

Die Fokaltherapie (BALINT) ist die klassische Form der analytischen Kurztherapie. Sie kann ggf. als Kurzzeittherapie, begrenzt auf 25 Leistungen bzw. auf 50 Leistungen zu 25 Minuten, Anwendung finden. Die Fokaltherapie wird aber auch als Langzeittherapie angewandt, mit einem Behandlungsumfang von in der Regel 30 Leistungen, die aber durch einen Fortführungsantrag bei gegebener Indikation überschritten werden können.

Voraussetzung zur Anwendung einer Fokaltherapie ist die vom Patienten und Therapeuten zu erarbeitende und gemeinsam zu findende Definition des bewusstseinsfähigen „Focus“, eines neurotischen Konfliktkerns, der erkannt und gedeutet werden muss. Psychoanalytisch begründete Kurztherapie und Fokaltherapie erfordern gründliche Kenntnisse und umfassende therapeutische Erfahrungen.

3.2.3 Dynamische Psychotherapie (A. Dührssen) (R: B § 14a Abs. 3 Nr. 3)

Die dynamische Psychotherapie ist eine dialogische Psychotherapie, bei der das pathogen bedeutungsvolle Erlebnismaterial der Patienten sowohl im freien Einfall als auch durch stimulierende und klärende Fragen der Bearbeitung zugänglich gemacht wird. Bei sehr flexiblem Arrangement hinsichtlich der Dichte der Behandlungsstunden wird dem Patienten – trotz begrenzter Stundenzahl – die notwendige Zeit für seine innere Entwicklung und Umstellung gelassen.

Dabei hat auch die dynamische Psychotherapie – bei begrenzter Stundenzahl – die systematische therapeutische Bearbeitung der neurotischen Psychodynamik mit den zugehörigen Ich-Einschränkungen und neurotischen Reaktionsmustern zum Gegenstand.

3.2.4 Niederfrequente Therapie in einer längerfristigen haltgewährenden therapeutischen Beziehung (R: B § 14a Abs. 3 Nr. 4.)

Patienten mit Krankheitsbildern, bei denen vorwiegend Defizite in der Ich-Entwicklung und Persönlichkeitsstörungen diagnostiziert werden, führten bei der Überarbeitung der Richtlinie zu Überlegungen, wie die psychotherapeutische Versorgung dieser Patienten in der vertragsärztlichen Versorgung angemessen sichergestellt werden kann.

Differenzialindikatorisch ist die Behandlung dieser Störung durch eine lang dauernde und intensive analytische Psychotherapie in Erwägung zu ziehen. Dieser Indikation kann die eingeschränkte Behandlungsprognose der Persönlichkeitsstörung entgegenstehen, sodass unter Beachtung des Gesichtspunktes von Notwendigkeit und Wirtschaftlichkeit der möglicherweise benötigte Therapieaufwand nicht vertretbar ist.

Die in der Richtlinie eingeführte Therapieform soll als spezielle Anwendung der tiefenpsychologisch fundierten Psychotherapie ermöglichen:

- eine niederfrequente therapeutische Intervention, reduziert bis zu wenigstens einer Sitzung pro Monat,
- bei Bedarf eine Halbierung der Sitzungsdauer auf 25 Minuten und damit die Verdoppelung der Sitzungszahl innerhalb des Kontingents auf max. 200 Leistungen,
- eine Kombination der Einzelbehandlung mit tiefenpsychologisch fundierter Gruppenpsychotherapie.

Die Anwendung dieser Behandlungsformen ist von folgenden Zielkriterien bestimmt: Die niederfrequente Therapie soll eine kontinuierliche systematische, tiefenpsychologisch fundierte Psychotherapie chronischer Zustandsbilder ermöglichen. Ihre Anwendung soll bei Behinderung eine Eingliederungs- oder Wiedereingliederungshilfe bei nachweisbaren, die Behinderung bestimmenden psychodynamischen Faktoren gewähren und möglichst die Arbeitsfähigkeit eines Patienten wiederherstellen oder erhalten.

Gleiches gilt auch für die Psychotherapie von Persönlichkeitsstörungen, wenn mit Hilfe dieser Therapieform eine Reintegration in ein soziales Gefüge (Familie, Beruf) erreichbar erscheint. Die Kombination einer Einzelbehandlung – nach R: B § 14a Abs. 3 Nr. 4 – mit einer Gruppenpsychotherapie hat sich nach bisher vorliegenden Erfahrungen durch Verdichtung des Therapieangebots zur Behandlung der beschriebenen Persönlichkeitsstörungen bewährt. Dazu dienen unterschiedliche Beziehungs- und Übertragungsangebote einschließlich einer ergänzenden Aufarbeitungsmöglichkeit affektiver Spannungszustände wie auch depressiver Rückzüge im Verlauf der parallel und im gleichen Rhythmus zur Verfügung stehenden Einzelsitzungen.

Unter Wahrung der Maximalgrenze der Richtlinie ergeben sich im Zuge der Halbierung der Sitzungszeiten auf mindestens 25 Minuten bis zu 200 Sitzungen. Dabei soll der Therapeut die Möglichkeit haben, die Sitzungsdauer – jeweils 50 oder 25 Minuten – im Laufe der Behandlung den Bedürfnissen anzupassen. Es könnte sich daraus eine Gesamttherapiedauer von 3–5 Jahren ergeben, ein Behandlungszeitraum, der dem Krankheitsbild dieser Patienten angemessen sein dürfte.

Bestimmte Lebensumstände des Patienten (z.B. langwierige Trennungsprozesse im Rahmen einer Scheidung, Risikoschwangerschaft) lassen es u.U. angezeigt sein, eine Langzeittherapie vorübergehend in eine niederfrequente Psychotherapie nach R: B § 14a Abs. 3 Nr. 4 umzustellen.

Die Möglichkeit der Halbierung der Leistungen nach R: B § 14a Abs. 3 Nr. 4 wie auch die Wahl der Frequenz werden der Versorgung in den erwähnten Ausnahmesituationen eher gerecht. Diese Umstellung muss jedoch über die zuständige Krankenkasse dem Gutachter mitgeteilt werden. In der Regel erbittet die Krankenkasse dessen fachliche Billigung.

Den obigen Ausführungen folgend sollte das Kontingent einer Therapieleistung nach R: B § 14a Abs. 3 Nr. 4 – niederfrequente Psychotherapie – in der Regel nur für ein Jahr befürwortet werden. Danach wäre ein Fortführungsantrag erforderlich. Im Bericht an den Gutachter zum Antrag auf eine tiefenpsychologisch fundierte Psychotherapie nach R: B § 14a Abs. 3 Nr. 4 ist die Kombination von Einzel- und Gruppenpsychotherapie im Erstantrag besonders zu begründen. „Besonders“ bedeutet, dass das zu behandelnde Krankheitsbild, die spezifischen Voraussetzungen des Patienten (Hinweise auf gelungene Lebensbewältigung, intakte Funktionsbereiche, typische Auslöser der psychischen Dekompensation, psychodynamische Bedeutung der affektiven Durchbrüche u. Ä.) und der Therapieplan einschließlich der Zielkriterien (Erwartung des Patienten, seiner Umwelt und des Therapeuten, kritische Einschätzung der psychischen Möglichkeiten des Patienten, Erörterung der Alternativen) zu schildern wären.

> Abgesehen von Leistungen nach R: B § 14a Abs. 3 Nr. 4 ist im Rahmen psychoanalytisch begründeter Verfahren die simultane Kombination von Einzel- und Gruppenpsychotherapie grundsätzlich ausgeschlossen (R: B § 19).

3.2.5 Katathymes Bilderleben (H. Leuner)

Das katathyme Bilderleben (KB) kann als spezielle Behandlungsmethode der tiefenpsychologisch fundierten Psychotherapie angewandt werden. KB ist in den Grenzen eines tiefenpsychologischen Therapiekonzeptes als Ergänzung verbaler Verfahren angezeigt, wenn der Patient sich auf eine verbale therapeutische Interaktion aufgrund seiner Struktur oder der Art seiner Störung nur schwer einzustellen vermag bzw. ihm aus gleichen Gründen der Zugang zu nichtrationalen interseelischen Vorgängen erschwert ist. Es kann bei bestimmen Charakterstrukturen einen Symbolisierungsprozess ermöglichen und die Verbesserung der therapeutischen Kommunikation mit bestimmten Patienten fördern. Daraus ergibt sich auch, dass das KB nur in begrenzter Sitzungszahl im vorgesehenen tiefenpsychologisch fundierten Therapiekontingent möglich ist. In der Psychotherapie-Richtlinie wird tiefenpsychologisch fundierte Psychotherapie als duales Therapiegeschehen definiert. Patient und Therapeut bewegen sich auf der gleichen verbalen Kommunikationsebene im Rahmen eines analytischen Prozesses unter Beachtung von Übertragung, Gegenübertragung und Widerstand. Beim imaginativen Vorgehen des KB initiiert der Therapeut eine Vorstellung – ein Szenario – im Patienten, dessen Inhalt Gegenstand des verbalen Austauschs wird. Beide bewegen sich auf einer gemeinsamen Bearbeitungsebene – der Therapeut als „Anreger“, d. h. auch Handelnder, der Patient als Objekt der Anregung, d. h. als Aufnehmender und Antwortgebender.

Die Anwendung des KB verspricht eine Verdichtung des therapeutischen Geschehens, sodass für den ersten Bewilligungsschritt 30–40 Sitzungen ausreichen können. Zielvorstellung ist nicht die kontinuierliche Anwendung des KB, sondern der tiefenpsychologisch fundierten Psychotherapie. Dies gilt auch für die Anwendung des KB als Gruppentherapie.

3.3 Analytische Psychotherapie (R: B § 14b)

3.3.1 Ziele der analytischen Psychotherapie

Analytische Psychotherapie ist eine Anwendungsform der Psychoanalyse mit eigenen Zielkriterien. Diese bestimmen auch die Begrenzung des Therapieangebots im Rahmen der Krankenbehandlung. Ihre Therapiekonzepte, die Regeln der Behandlungstechnik und die psychoanalytisch-therapeutischen Prozesse unterscheiden sich nicht grundsätzlich von denen der Psychoanalyse. Allerdings wird die Indikation für eine analytische Psychotherapie stets dadurch bestimmt, dass sie ausschließlich zur Behandlung von Krankheit Anwendung finden kann. Behandlungen von 4–6 Sitzungen pro Woche sind als kontinuierliche Anwendung der analytischen Psychotherapie nach einer Ergänzung der Richtlinie durch den Bundesausschuss der Ärzte und Krankenkassen nicht möglich, da die vertraglich festgelegten Kontingente (max. 300 Stunden bei der Behandlung von Erwachsenen) in einem so kurzen Zeitraum in Anspruch genommen werden (1–2 Jahre), dass eine ausreichende Behandlung einer schwerwiegenden psychischen Erkrankung nicht erwartet werden kann.

Eine variable krankheits- und patientenbezogene Anpassung der Frequenz kann im Verlauf des analytischen Prozesses erforderlich und medizinisch notwendig sein (s. hierzu auch die Ausführungen zur hochfrequenten Therapie in ➤ Kap. 2.3.3).

Eine Konkretisierung des Krankheitsbegriffs bei der Anwendung von Psychotherapie ist im Allgemeinen Teil der Psychotherapie-Richtlinie erfolgt. Aus ihr hat sich ein Indikationskatalog zur Anwendung der Therapieverfahren ergeben. Diesem Katalog können Zielkriterien der psychoanalytisch begründeten Verfahren zugeordnet werden, wie Bewusstmachung einer unbewussten neurotischen Psychodynamik und Integration „abgespaltener" Persönlichkeitsanteile zur Beseitigung oder Veränderung intrapsychischer und interpersonaler Konfliktfelder.

Ziele der Psychoanalyse wie Reifung der Persönlichkeit, Entwicklung zur Autonomie und deren Verwirklichung, Ablösung von verinnerlichten Elterninstanzen und Fragen der Selbstfindung sind dieser nicht allein vorbehalten. Die krankheitsbetonte Indikation für analytische Psychotherapie schließt die notwendigen Schritte zur inneren Entwicklung des Patienten ein. Diese allein können aber nicht als Ziel der analytischen Psychotherapie angesehen werden.

Verschiebt sich der Inhalt der therapeutischen Arbeit in Richtung *psychoanalytischer Zielkriterien* oder ist die Behandlung von Krankheit abgeschlossen, weil nicht mehr erforderlich oder von untergeordneter Bedeutung, endet die Verpflichtung der gesetzlichen Krankenversicherung zur Übernahme der Kosten.

Der Patient hat nun selbst zu entscheiden, ob und in welchem Umfang er ggf. die Fortsetzung der analytischen Arbeit in eigener finanzieller Verantwortung wünscht. So ist die Förderung personaler Integrität, psychischer Belastbarkeit und Durchsetzungsfähigkeit keine Krankenbehandlung und damit nicht Ziel der vertragsärztlichen Versorgung.

Die gesetzliche Krankenversicherung beschränkt psychotherapeutische Behandlung einer neurotischen Erkrankung oder einer Behinderung auf das Notwendige und Zweckmäßige. Dies kann im Einzelfall eine Beschränkung auf die Linderung und Besserung der Beschwerden und Störungen des Kranken bedeuten.

3.3.2 Behandlungstechnische Voraussetzungen

Analytische Psychotherapie erfordert Einschätzung und analytische Aufschlüsselung des verdrängten, also unbewussten neurotischen Konflikts, die Nutzung und Deutung des Übertragungs- und Gegenübertragungsgeschehens, die Deutung und verstehende Begleitung regressiver Prozesse, die analytische Bearbeitung von Widerstandsphänomenen und die verändernde Einflussnahme auf strukturelle Gegebenheiten des Patienten.

Die Anwendung der analytischen Psychotherapie setzt ein psychoanalytisches theoretisches Konzept, einen Therapieplan mit fallbezogenen Zielkriterien und eine Frequenz von in der Regel maximal drei Sitzungen pro Woche voraus, um ein ausreichendes therapeutisches Kontinuum zu gewährleisten. Eine durch Selbsterfahrung gewonnene psychoanalytische Identität des Therapeuten muss ermöglichen, übertragungsneurotische Prozesse und Gegenübertragungsphänomene zu erkennen und sie zu deuten sowie den analytischen Widerstand des Patienten zu bearbeiten.

3.4 Zur Differenzialindikation zwischen tiefenpsychologisch fundierter und analytischer Psychotherapie

Eine Gegenüberstellung der beiden Verfahren in der Psychotherapie-Richtlinie macht auf der einen Seite eine Hervorhebung der spezifischen Unterschiede notwendig; auf der anderen Seite bewegen sich alle aus der Psychoanalyse abgeleiteten Behandlungsverfahren „auf einem Kontinuum, das keine scharfen Abgrenzungen zulässt" (Thomä). Allerdings würde man ohne konzeptuelle und begriffliche Fixpunkte auf diesem Kontinuum Gefahr laufen, den begrifflichen Konsens über therapeutische Vorgehensweisen zu verlieren. Deshalb ist trotz der obigen Einschränkung eine konzeptuelle Differenzierung notwendig. Dabei lassen sich die spezifischen Besonderheiten der beiden psychoanalytisch begründeten Behandlungsverfahren insbesondere am Umgang mit der

Regression und dem Unbewussten sowie am Stellenwert von Übertragung/Gegenübertragung und Widerstand verdeutlichen.

Die **analytische Psychotherapie** wird unter **Nutzung** regressiver Prozesse durchgeführt. Damit soll die Ebene des Grundkonfliktes erreicht werden. Dabei beschränkt sich die analytische Psychotherapie auf die Bearbeitung der **gegenwärtigen** Krankheitsdispositionen. Dagegen ist die Förderung einer allgemeinen Regression auf die Stufe des infantilen Organisationsniveaus nicht Ziel der analytischen Psychotherapie, sondern allenfalls das einer (hochfrequenten) **Psychoanalyse i. e. S.** Letztere entspricht aber nicht einer Krankenbehandlung im Sinne der Richtlinie.

Bei der **tiefenpsychologisch fundierten Psychotherapie** ist die therapeutische Regression eher eingeschränkt. Denn diese Behandlungsverfahren gehen eher von den relevanten aktuellen psychosozialen Konflikten und ihren dazugehörigen habituellen Lösungsmustern aus und machen diese pathologischen Kompromissbildungen zum Gegenstand ihrer Arbeit.

Auch der Umgang mit dem **Unbewussten** ist in beiden Verfahren unterschiedlich. Während sich die tiefenpsychologisch fundierte Psychotherapie vornehmlich auf das „Gegenwartsunbewusste" zentriert, berücksichtigt die analytische Psychotherapie darüber hinaus auch das „Vergangenheitsunbewusste", auch wenn die Arbeit bei beiden Verfahren immer in der Gegenwart beginnt und sich im Hier und Jetzt bewegt.

Die tiefenpsychologisch fundierte Psychotherapie fokussiert allerdings weitgehend auf die gegenwärtigen (pathologischen) Kompromissbildungen des Patienten, die direkt an seinen aktuellen Beziehungskonflikten ablesbar sind. Diese haben zwar auch ihre biographische Vorgeschichte. Die therapeutische Arbeit konzentriert sich aber auf die Gegenwart und ist damit für den Patienten sehr viel rascher auch im Hinblick auf positive Änderungsbemühungen umzusetzen.

Darüber hinaus erlaubt die besondere Beachtung der aktuellen Lebenssituation auch, die Sekundärfolgen psychischer Fehlentwicklungen (z. B. die langfristigen Folgen von neurotischen Arrangements und chronischen Vermeidungsstrategien etc.) oder auch die im Gefolge von Persönlichkeitsstörungen zu beobachtenden habituellen interpersonellen Konflikte hinreichend zu berücksichtigen. Konzeptuell berücksichtigt damit die tiefenpsychologisch fundierte Psychotherapie die vielfältigen Interdependenzen zwischen intrapsychischen, interpersonellen und psychosozialen Konfliktkonstellationen. Die tiefenpsychologisch fundierte Psychotherapie geht dabei in der Regel von der Ebene psychosozialer Konflikte aus, während die analytische Psychotherapie insbesondere auf die Bearbeitung intrapsychischer Konflikte ausgerichtet ist.

3.4.1 Bevorzugt tiefenpsychologisch fundiert behandelte Störungsbilder

Zielsetzungen des Patienten und aktuelle Lebensumstände des Patienten, die eine rasche Entlastung erfordern:

- Akute Symptombildungen, bei denen in psychodynamisch relevanten Auslösesituationen unbewusste Konflikte aktualisiert wurden. Hintergrund sind Lebensveränderungen oder psychosoziale Ereignisse, die geeignet sind, kompensatorische Strukturen zu labilisieren oder entfallen zu lassen. Die Labilisierung einer Struktur kann auch durch schwere körperliche Krankheiten oder aktuelle traumatische Ereignisse erfolgen, die das bisher bestehende seelische Gleichgewicht erheblich labilisieren oder bis dahin gut stabilisierte neurotische Muster aktualisieren.
- Strukturelle Störungen, die vor allem das interpersonelle Verhalten beeinflussen und auf diesem Wege symptomwertig werden und Leidensgefühl hervorrufen.
- Es kann sich dabei auch um dekompensierte Bewältigungsformen von strukturellen Störungen handeln (Beispiel: narzisstische Krisen).
- In tiefenpsychologisch fundierten Psychotherapien können bei gesicherter Diagnose einer Posttraumatischen Belastungsstörung (PTSD) traumatherapeutische Interventionen indiziert sein. Diese Interventionen müssen jeweils in eine tiefenpsychologisch fundierte Gesamtkonzeption integriert sein.

Der therapeutische Umgang mit den strukturellen Störungen erfordert häufig spezielle therapeutische Interventionen (z. B. interaktionelle und strukturierende), die auf umschriebene Zielsetzungen gerichtet sind. Dabei geht es nicht um eine globale strukturelle Veränderung/Nachreifung des Patienten. Vielmehr werden die Patienten mit bis dahin ich-synton erlebten Persönlichkeitsanteilen als Hintergrund ihrer aktuellen interpersonellen Störungen konfrontiert. Therapieziel ist es, neue Einstellungen und Bewältigungsmöglichkeiten zu erarbeiten, sodass neue Gleichgewichte in der Selbstregulierung und Beziehungsgestaltung möglich werden (z. B. durch Differenzierung der Selbstwahrnehmung, neue Formen der Impuls- und Affektregulierung, Flexibilisierung der Abwehrorganisation, Zuwachs an Kommunikations- und Empathiefähigkeit, Herstellung von Schuld- und Trauerfähigkeit etc.). Die Behandlung ist damit auf die Ebene aktueller psychosozialer und interpersoneller Konflikte zentriert und nicht primär auf die Ebene der Grundkonflikte. Eine globale Veränderung der zugrunde liegenden strukturellen Störungen ist nicht Ziel der tiefenpsychologisch fundierten Psychotherapie, auch wenn im Rahmen der Arbeit auf der interpersonellen Störungsebene durchaus auch (partielle) strukturelle Verbesserungen zu erwarten sind.

Der Behandlungsplan kann auch fraktionierte ambulante oder kombinierte ambulant-stationäre Therapien vorsehen.

- Bei der fokal aufdeckenden therapeutischen Arbeit der tiefenpsychologisch fundierten Therapie sind insbesondere die Prozessrisiken zu beachten (z. B. die Folgen der Labilisierung einer bis dahin stabilen Abwehr; die Auswirkungen einer intensiven Übertragungsbeziehung und Regressionsentwicklung etc.).
- Modifikationen einer tiefenpsychologisch fundierten Psychotherapie (z. B. traumatherapeutische Interventionen) dürfen nicht zwangsläufig zu einer regelhaften Ausweitung der für eine tiefenpsychologisch fundierte Psychotherapie vorgesehenen Höchstgrenze führen. Bei alternierenden ambulant-stationär-ambulanten Behandlungen sowie bei sogenannten fraktionierten ambulanten Psychotherapien bzw. Folgebehandlungen nach vorausgegangenen Behandlungen muss eine sinnvolle und zweckmäßige Gesamtbehandlungsplanung erkennbar sein.

3.4.2 Indikationen zur analytischen Psychotherapie

Analytische Psychotherapie wendet sich primär an Patienten mit mittlerem Strukturniveau, die die Voraussetzung dafür erfüllen, von dem eingeleiteten therapeutischen Prozess zu profitieren. Diagnostisch handelt es sich dabei häufig um spezifische Persönlichkeitsstörungen (vor allem narzisstische, histrionische, anankastische, ängstlich-vermeidende, abhängige und schizoide Persönlichkeitsstörungen sowie um chronifizierte phobische und Angststörungen, Zwangsstörungen und Konversionsstörungen und um Depressionen [Dysthymien, depressive Episoden]).

Die Indikation einer analytischen Psychotherapie in unmodifizierter Form ist dann gegeben, wenn die aktuelle Pathologie des Patienten vornehmlich durch sich innerhalb der Lebensgeschichte immer wiederholende (repetitive) infantile Konfliktmuster gekennzeichnet und ein Behandlungserfolg nur durch Bearbeitung der entsprechenden intrapsychisch verankerten Objektbeziehungsmuster möglich ist. Woran ist dies vom Therapeuten zu erkennen? Immer wenn bei einem Patienten die biographische Entwicklung weitgehend durch ungünstige und sehr starre Beziehungsmuster gekennzeichnet ist, die im Sinne eines Wiederholungszwangs immer ähnliche Konflikte konstellieren, sollte die Indikation einer analytischen Psychotherapie erwogen werden. Ziel wäre dabei die Bearbeitung des jeweiligen Grundkonflikts des Patienten. Im Gegensatz dazu würde eine tiefenpsychologisch fundierte Psychotherapie indiziert sein (und damit auch die wirtschaftlichere Behandlungsform!), wenn durch äußere Lebensereignisse ein bis dahin (ggf. labiles) inneres Gleichgewicht des Patienten so labilisiert wird, dass es zur Symptombildung kommt. Hier würde unterstellt, dass die entsprechenden auslösenden Ereignisse (z. B. Arbeitsplatzverlust, Wechsel des Vorgesetzten etc.) nicht durch eine unbewusste Dynamik selbst konstelliert sind, sondern umgekehrt eine bis dahin tragfähige (wenn auch häufig neurotisch eingeengte) Kompensation nachhaltig stören.

Auch für die analytische Psychotherapie gilt die Formel: Welche Ziele können und sollen bei der gegebenen Ausgangslage des Patienten mit welcher Methode in welchem Zeitaufwand erreicht werden?

Die Steuerung des therapeutischen Prozesses, auch im Hinblick auf die notwendige erfolgreiche Beendigung innerhalb eines gegebenen Zeitraums, unterscheidet die analytische Psychotherapie von der „Psychoanalyse". Wie bereits oben erwähnt, zentriert sich die analytische Psychotherapie im Sinne der Richtlinien auf die Behandlung **gegenwärtiger** Krankheitsdispositionen.

3.4.3 Indikation zu einer modifizierten analytischen Psychotherapie

Modifikationen einer analytischen Psychotherapie können dann notwendig sein, wenn z. B. bei strukturellen Störungen und Traumafolgen eine zu starke therapeutische Regression vermieden werden muss und eher an den für diese Krankheitsbilder charakteristischen aktuellen interpersonellen Störungsmustern und der Schwierigkeit der Selbstregulation gearbeitet werden soll. Hier müssen die Interventionen und das Setting (z. B. Gegenübersitzen, niedrige Stundenfrequenz) stärker auf die Möglichkeiten und Grenzen des Patienten zugeschnitten werden, was z. B. bedeutet, dass stützende, strukturierende und bewältigungsorientierte Interventionen Vorrang haben können vor Interventionen, die z. B. Beziehungskonflikte in der Übertragung deuten.

Bei diesen klinischen Problemen ist die Frequenz einer tiefenpsychologisch fundierten Psychotherapie u. U. zu gering, um die zwangsläufig auch in der therapeutischen Situation auftretenden negativen Übertragungskonstellationen in einem hinreichend dichten Prozess bearbeiten zu können.

Bei sehr jungen Erwachsenen kann die Förderung der aktuellen Entwicklungsaufgaben (im Zusammenhang mit Verselbstständigung, Berufsplanung, Partnerfindung etc.) im Vordergrund stehen und als Therapieziel Vorrang haben vor der Aufarbeitung früher Konflikte in einer langjährigen regressiven Übertragungsbeziehung.

3.4.4 Sozialrechtliche Aspekte bei der Differenzialindikation zwischen tiefenpsychologisch fundierter und analytischer Psychotherapie

Im Rahmen der Richtlinienpsychotherapie gilt der § 12 SGB V (Wirtschaftlichkeitsgebot). Danach müssen Leistungen notwendig, zweckmäßig und wirtschaftlich sein. Bei konkurrierenden Methoden ist demnach der Methode der Vorzug zu geben, die ein entsprechendes Behandlungsziel mit weniger Aufwand erreichen kann. Damit ist bei grundsätzlich bestehender Behandlungsbedürftigkeit und Indikation einer psychoanalytisch begründeten Vorgehensweise immer die aufwendigere analytische Psychotherapie gegenüber der weniger aufwendigen tiefenpsychologisch fundierten Psychotherapie in ihrer Notwendigkeit besonders zu begründen. Umgekehrt sollte allerdings ggf. erörtert werden, ob die Indikation einer tiefenpsychologisch fundierten Psychotherapie auch „ausreichend" zur Erreichung eines Behandlungsziels sein kann. Im Rahmen der vertragsärztlichen Versorgung geht es nicht um die „billigste" Behandlung; vielmehr müssen die Leistungen „ausreichend" sein, um einen hinreichenden Behandlungserfolg zu sichern (vgl. § 70 SGB V).

3.5 Empfehlungen für die Abschlussphase psychoanalytisch begründeter Behandlungsverfahren

Die in der vertragsärztlichen Versorgung geltenden Vorschriften für eine „sinnvolle und zweckmäßige Behandlung" (§ 12 und § 70 des Sozialgesetzbuchs – SGB V) gelten nicht nur für die Behandlungsindikation, sondern auch für die Durchführung einer Behandlung und deren Abschluss. Im Hinblick auf eine sinnvolle und zweckmäßige Planung der Abschlussphase von psychoanalytisch begründeten Verfahren sind im Gremium der Gutachter und Obergutachter einvernehmlich die nachfolgenden Empfehlungen verabschiedet worden. Diese sind als mögliche Maßnahmen zu verstehen, die ein sinnvolles und zweckmäßiges Vorgehen in der Abschlussphase einer psychotherapeutischen Behandlung gewährleisten können.

3.5.1 Empfehlungen für die Abschlussphase einer tiefenpsychologisch fundierten Psychotherapie

Tiefenpsychologisch fundierte Psychotherapie ist als Richtlinienverfahren grundsätzlich im Umfang begrenzt und sie bezieht aus dieser Begrenzung einen Teil ihrer Dynamik. Dies erfordert die Formulierung einer diagnostischen und einer therapeutischen fokalen Anfangsplanung.

Diagnostische Anfangsplanung hinsichtlich

- auslösenden Realsituationen und dysfunktionalen Interaktionsgestaltungen
- Konflikten (aktuelle Realkonflikte, neurotische Konflikte, Grundkonflikte)
- strukturbedingten Einschränkungen
- individuellen Verschränkungen von Konflikten und strukturbedingten Einschränkungen.

Therapeutische Anfangsplanung hinsichtlich

- Formulierung und Auswahl einer begrenzten Zahl von Foci (Konfliktfoci, Strukturfoci, Beziehungsfoci)
- Hierarchisierung der Foci bzgl. ihrer Bedeutung für die Therapiezielplanung.

Mögliche Perspektiven für die Abschlussplanung

Der Abschluss der tiefenpsychologisch fundierten Psychotherapie als Richtlinienverfahren soll spätestens zwischen der 51. und 80. Sitzung geleistet werden. Im Hinblick darauf bedürfen die Anfangsplanungen einer rechtzeitigen Überprüfung mit Klarifizierung der Behandlungsziele gegenüber der Ausgangssituation. Angestrebt wird eine möglichst rezidivfreie Ablösung des Patienten bzw. seine Verselbstständigung.

1. Abschlussphasenbezogene Überprüfung der initialen diagnostischen Formulierungen:
   - Allgemeine Zwischenbilanz:
     - Therapeutische Beziehung und Arbeitsbündnis
     - Ressourcen
     - Stabilisierung
     - Besserungen der Symptomatik
   - Spezielle Zwischenbilanz:
     - Stand der Bearbeitung von neurotischen Konflikten und Grundkonflikten
     - Stand der Bearbeitung struktureller Einschränkungen
     - Stand der Bearbeitung entsprechender dysfunktionaler Interaktionsbereitschaften
     - Stand der Bewältigung auslösender Realsituationen
     - Überprüfung der Auswahl von und der Begrenzung auf behandlungsprognostisch ausreichend günstige Foci
     - evtl. neue Bewertung und Hierarchisierung der Foci
     - entsprechende Präzisierung des Behandlungsplans im Hinblick auf Integration des Erarbeiteten und des therapeutischen Hilfs-Ich.
2. Mögliche Gesichtspunkte für eine abschlussphasenspezifische Gestaltung des therapeutischen Dialogs:
   - Gemeinsam mit dem Patienten Feststellung des Endzeitpunktes des Leistungskontingents und der Behandlung
   - Gemeinsam mit dem Patienten Formulierung des bislang Erreichten und der Therapieziele
   - Keine Förderung neuen Materials mehr
   - Abnehmende deutende Nutzung von Übertragung und Gegenübertragung, stattdessen Betonung realitätsorientierter Eigenverantwortung, erlebens- und verhaltensnaher kognitiver Sichtweisen
   - Zunehmend gemeinsame Einnahme einer Metaposition zu auslösenden Realsituationen, zu Konflikten und strukturellen Einschränkungen des Patienten mit Betonung von Klärung, ressourcenorientierter Förderung, Integration alternativer Verarbeitungsmöglichkeiten und Transfer in die äußere Realität
   - Gemeinsame Betrachtung des Erreichten und des Nichterreichten, evtl. nicht Erreichbaren (Trauerarbeit)
   - Überlegungen zum Verlauf nach Behandlungsabschluss unter dem Gesichtspunkt der Rückfallprophylaxe. Eventuell antizipatorische Bespre-

chung anstehender Entwicklungen, Aufgaben, Schwierigkeiten.

3.5.2 Empfehlungen für die Abschlussphase einer analytischen Psychotherapie

- Mögliche Maßnahmen am Setting
  - Rechtzeitige und definitive Festlegung des Behandlungsendes
  - Reduzierung der Sitzungsfrequenz
  - Übergang vom Liegen zum Sitzen
  - Freigabe der rahmengestaltenden Autorität des Therapeuten (z. B. Termine, Urlaube).
- Mögliche Maßnahmen der Dialoggestaltung
  - Beschränkung auf das bisher bearbeitete bewusste und unbewusste Material
  - Keine Förderung von regressivem Material mehr
  - Fokussierung auf eine definierte begrenzte Zahl von Konflikten bzw. strukturellen Vulnerabilitäten bzw. dysfunktionalen Beziehungsbereitschaften
  - Hierarchisierung dieser Foci und entsprechende therapeutische Sequenzenbildung im verbleibenden Behandlungszeitraum
  - Übergang von Arbeit in der Übertragung zu realitätsorientierter Eigenverantwortung mit Förderung kognitiver Elemente (z. B. trianguläre Sichtweisen, Entwicklung von Metaposition)
  - Ressourcenorientierung
  - Gemeinsame Betrachtung des Erreichten und des Nichterreichten, evtl. nicht Erreichbaren (Trauerarbeit)
  - Rückfallprophylaxe. Eventuell antizipatorische Besprechung anstehender Entwicklungen, Aufgaben, Schwierigkeiten.

Die Empfehlungen sind als mögliche Maßnahmen zu verstehen, die die Besonderheiten des konkreten Einzelfalls berücksichtigen müssen und auch nicht alle gleichzeitig in Anwendung zu bringen sind.

3.6 Spezielle Anwendungsformen und Modifikationen der psychoanalytisch begründeten Verfahren

3.6.1 Die tiefenpsychologisch fundierte und die analytische Gruppenpsychotherapie

Obwohl theoretisch eine eindeutige Unterscheidung der beiden Therapieformen nicht möglich ist, da sich die Wiederinszenierung intrapsychischer Konflikte im gruppentherapeutischen Prozess nicht definitorisch an die beiden Gruppentherapieformen fixieren lässt, ist diese Unterscheidung aus pragmatischen Gründen sinnvoll. In der Richtlinie wird festgestellt, dass bei der Anwendung psychoanalytisch begründeter Verfahren die simultane Kombination von Einzel- und Gruppenpsychotherapie grundsätzlich ausgeschlossen ist (R: B § 19). Diese Ansicht wird nicht von allen sachverständigen Therapeuten geteilt. Doch sprechen sachliche Vorbehalte dafür, in der ambulanten psychoanalytisch begründeten Psychotherapie die simultane Anwendung von Einzel- und Gruppenpsychotherapie vorerst auszuschließen. Es ist allerdings darauf hinzuweisen, dass die Sonderform der Methode der niederfrequenten Therapie in einer längerfristigen haltgewährenden Beziehung in der tiefenpsychologisch fundierten Psychotherapie eine solche Kombination ausdrücklich vorsieht. Weiterhin ist vielen Therapeuten nicht bekannt, dass gemäß § 11 Abs. 8 der Psychotherapie-Vereinbarungen auch in den analytisch begründeten Verfahren bei laufender Gruppentherapie Einzelbehandlungen sogar ohne zusätzliche Antragstellung in einem Verhältnis von einer Einzelbehandlung auf zehn Gruppenbehandlungen erbracht werden dürfen.

Der hohe Aufwand der Einzelpsychotherapie mit frequenten analytischen Verfahren wird durch eine Kombination mit anderen Psychotherapiemaßnahmen nachhaltig beeinflusst. Die subtilen interaktionellen analytischen Beziehungsstrukturen mit ihren intrapsychischen Entsprechungen auf der Ebene der Übertragung und Gegenübertragung, die notwendige Steuerung regressiver Prozesse, ganz besonders aber die Bearbeitung analytischer Widerstände entfalten sich ungestört nur in der psychoanalytischen Situation der Zweierbeziehung. Eine gleichzeitige Behandlung des Patienten durch denselben Therapeuten ist mit Rücksicht auf die Divergenz der analytischen Prozesse in den unterschiedlichen Beziehungsebenen der psychoanalytisch begründeten Einzel- bzw. Gruppenpsychotherapie nicht zulässig. Versuche mit einer Kombination der beiden psychoanalytisch begründeten Behandlungsverfahren durch verschiedene Therapeuten werden seit längerer Zeit durchgeführt. Eine abschließende Beurteilung ihrer therapeutischen Bedeutung steht noch aus.

Tiefenpsychologisch fundierte Gruppenpsychotherapie

In der tiefenpsychologisch fundierten Gruppenpsychotherapie wird vor allem an den manifesten und latenten Elementen der gemeinsamen Schutz- und Abwehrbemühungen der Gruppenteilnehmer in Form von normativen Konsensbildungen und psychosozialen Abwehrmanövern unter Beteiligung der einzelnen Gruppenteilnehmer gearbeitet. Die Auseinandersetzung mit anderen Gruppenteilnehmern unter dem Aspekt des „Modell-Lernens" kann hilfreich sein; die Regression wird auf einem höheren Niveau gehalten, Übertragungen auf den Therapeuten und das Objekt „Gruppe" treten infolgedessen weniger intensiv auf, während die Existenz und Wirksamkeit neurotischer Verhaltensmuster dem einzelnen Patienten durch die Rückmeldung anderer Gruppenteilnehmer erlebbarer werden.

Analytische Gruppenpsychotherapie

In der analytischen Gruppenpsychotherapie stehen tiefergehende regressive Prozesse mit entsprechenden Übertragungen auf den Therapeuten und das Globalobjekt „Gruppe" im Vordergrund. Dadurch wird es möglich, an den durch den Primärprozess bestimmten Abkömmlingen des Unbewussten (z. B. den unbewussten Phantasien) zu arbeiten.

Katathymes Bilderleben in der Gruppe

Therapeuten, die in tiefenpsychologisch fundierter Gruppenpsychotherapie ausgebildet sind, die die Voraussetzungen für eine KV-Abrechnung erfüllen und eine Zusatzausbildung in KB erworben haben, können im Rahmen einer tiefenpsychologisch fundierten Gruppenpsychotherapie katathymes Bilderleben durchführen.

3.6.2 Einbeziehung des Partners

Eine Paartherapie allein ist nach den Richtlinien – auch bei Vorliegen einer neurotischen Störung eines oder beider Partner – nicht Bestandteil der vertragsärztlichen Versorgung. Doch besteht die Möglichkeit, den Partner in die nach einem Gutachterverfahren bewilligte Psychotherapie vorübergehend einzubeziehen, wenn dies aus therapeutischen Gründen ratsam ist. Ist diese Einbeziehung bereits Teil des Therapieplans in der Antragsbegründung (also nicht als Krisenintervention während der laufenden Therapie erforderlich), muss dafür im Bericht an den Gutachter eine Begründung angegeben werden.

Sollte sich bei der vorübergehenden Einbeziehung eines Partners in eine psychotherapeutische Behandlung herausstellen, dass auch für den Partner eine Psychotherapie angezeigt ist, so ist diese von einem anderen Psychotherapeuten durchzuführen.

> Eine gleichzeitige psychotherapeutische Behandlung von Partnern oder nahen Familienangehörigen durch denselben Therapeuten ist als obsolet zu betrachten.

3.6.3 Einbeziehung der Familie

Systemische Familientherapie ist bisher keine Psychotherapie nach der Richtlinie und kann daher in deren Rahmen nicht erbracht und abgerechnet werden. Als tiefenpsychologisch fundierte oder auch als Verhaltenstherapie kann jedoch im Sinne eines innerhalb dieser Richtlinien-Verfahren angewendeten familientherapeutischen Settings eine intensivere Hinzuziehung bzw. Einbeziehung der Familie in die

Behandlung des sogenannten „Indexpatienten" erfolgen.

In diesem Zusammenhang sei auf die schon einmal angeführte Bestimmung in § 11 Abs. 14 der Psychotherapie-Vereinbarungen und auf den Abschnitt E § 23b Nr. 2 der Psychotherapie-Richtlinie verwiesen, wonach bei solchen Konstellationen bzw. Settings eine Doppelstunde in der Einzeltherapie für den sogenannten Indexpatienten erbracht und abgerechnet werden kann. Diese Regelung existiert seit 1997 in den Vereinbarungen und seit 2004 in der Richtlinie.

3.6.4 Sexualberatung oder Sexualtherapie

Sexualberatung oder Sexualtherapie ist allein keine Leistung der gesetzlichen Krankenversicherung. Sexuelle Störungen können Symptome einer neurotischen Erkrankung sein und sind in diesem Sinne Gegenstand psychotherapeutischer Interventionen entsprechend der Richtlinie (R: D § 22 Abs. 1 Nr. 7).

3.6.5 Kombination der analytisch begründeten Verfahren mit anderen Verfahren und Techniken

Eine Kombination der analytisch begründeten Therapieverfahren mit Verhaltenstherapie ist nach der Psychotherapie-Richtlinie ausgeschlossen. Jedes dieser Verfahren hat seine methodenbezogene psychotherapeutische Eigengesetzlichkeit und seine spezifischen, die therapeutische Interaktion bestimmenden Einstellungsebenen. Es besteht daher die Gefahr, durch Mischung oder Kombination der Verfahren deren therapeutische Wirksamkeit zu beeinträchtigen.

Die simultane Anwendung übender Verfahren in Verbindung mit tiefenpsychologisch fundierter oder analytischer Psychotherapie ist ebenfalls grundsätzlich ausgeschlossen. Das Gleiche gilt für alle Formen der Hypnose.

3.7 Kinder- und Jugendlichenpsychotherapie

In der Kinder- und Jugendlichenpsychotherapie kann sowohl tiefenpsychologisch fundierte als auch analytische Psychotherapie durchgeführt werden. Die Begrenzung der Stundenzahl ist für beide Therapieformen gleich.

Kinderpsychotherapie

In der Kinderpsychotherapie ist das Spiel ein zentrales Medium der Mitteilung. Es eröffnet Kindern und oft auch noch Jugendlichen einen intermediären Raum für Gedanken, Fantasien und Ängste. Im Spiel kommen unbewusste Konflikte und Objektbeziehungen zur Darstellung, die der Psychotherapeut mit dem Patienten aufgreifen und bearbeiten kann.

Das Spiel des Kindes entspricht der freien Assoziation des Erwachsenen.

In der Kinderpsychotherapie ist auf die Einhaltung des Rahmens zu achten, damit Fantasien und Erinnerungen im symbolischen Raum möglich werden. Dabei werden hohe Ansprüche an die abstinente Haltung des Psychotherapeuten im spielerischen und gestalterischen Handeln mit Kindern gestellt.

Kinderpsychotherapie durch ausschließlich nichtdirektive Verfahren (z. B. nach C. Rogers), Spieltechniken im Rahmen der Beschäftigungs- bzw. Ergotherapie und heilpädagogische Maßnahmen gehören nicht zur vertragsärztlichen Psychotherapie. Auch ist zu beachten, dass spieltherapeutische Techniken in Gruppen nicht in den Indikationskatalog der Richtlinie einbezogen werden können, wenn sie ausschließlich der Verbesserung der sozialen Anpassung dienen.

Zielkriterien der Kinderpsychotherapie nach der Richtlinie sind sowohl die Behandlung der neurotischen Psychodynamik und des neurotischen Konflikts als auch die entwicklungsfördernde Aufarbeitung seelischer Entwicklungs- und Entfaltungsdefizite, die Lockerung phasentypischer Fixierungen und die Förderung altersgemäßer Selbstständigkeit, sofern eine neurotische Erkrankung des Kindes nachweisbar Ursache dieser Fehlentwicklung ist.

Ungünstige Erziehungsbedingungen und deren Folgen allein sind daher keine Indikation zur Kinderpsychotherapie im Rahmen der Krankenbehandlung.

Jugendlichenpsychotherapie

Ab dem Alter von 14 Jahren können Kontingente für eine Jugendlichenpsychotherapie beantragt werden.

Das Psychotherapeuten-Gesetz gemäß § 1 Abs. 2 bestimmt, dass von Kinder- und Jugendlichenpsychotherapeuten nur Patienten behandelt werden dürfen, die das 21. Lebensjahr nicht vollendet haben. Nach dem 18. Lebensjahr muss deutlich gemacht werden, dass noch eine Jugendlichenpsychotherapie indiziert ist. Ausnahmen sind die Einbeziehung von **Bezugspersonen** und wenn eine mit **Mitteln der Jugendlichenpsychotherapie begonnene Behandlung** erst nach Vollendung des 21. Lebensjahrs abgeschlossen werden kann.

In der Jugendlichenpsychotherapie gleicht der analytische Prozess zunehmend dem des jungen Erwachsenen. Versteht man die Adoleszenz als Durchgangsphase, ist es folgerichtig, den Umfang der therapeutischen Intervention sowie das Zulassen von Regression auf das Notwendige zu begrenzen um den Entwicklungsspielraum des Patienten nicht unzulässig zu bestimmen. Ziel der Jugendlichenpsychotherapie ist neben der Behandlung neurotischer Störungen auch die Klärung und Bearbeitung phasentypischer Konflikte der Adoleszenz, sofern sie mit der neurotischen Symptomatik interferieren.

Einbeziehung der Bezugspersonen

Die Einbeziehung des begleitenden sozialen Umfelds in das psychotherapeutische Vorgehen ist insbesondere bei Kindern und Jugendlichen ausdrücklich in der Richtlinie vorgesehen. Die Einbeziehung der Bezugspersonen, die auf die neurotische Störung des Kindes einen bestimmten Einfluss haben, ist ein unabdingbarer Bestandteil einer zweckmäßigen und ökonomisch vertretbaren Kinder- und – in Grenzen – Jugendlichenpsychotherapie.

Parallele Geschwisterbehandlungen oder Behandlungen von Familienangehörigen durch denselben Therapeuten (ausgenommen die therapeutische Elternarbeit) sind nicht möglich, da sie real in die Geschwister- bzw. Familiendynamik eingreifen und die neutrale Position der Therapeuten gefährden.

Die Zielsetzung der Einbeziehung der Bezugspersonen ist nicht etwa die eigenständige tiefenpsychologisch fundierte oder analytische Psychotherapie eines Elternteils, eine Paar- oder Familientherapie, sondern eine intensive, die Psychotherapie des Kindes begleitende Beratung dieser Bezugspersonen (Eltern, Ersatzeltern, Erzieher), die demnach auch nur im zeitlichen Zusammenhang mit der Behandlung des Kindes oder des Jugendlichen ausgeführt werden kann, um diese Behandlung sinnvoll zu sichern.

Einbeziehung der Bezugspersonen wird von den Vertragspartnern nicht als Erziehungsberatung verstanden. Ihr Ziel soll die Veränderung der innerfamiliären Konstellation in der Familie des behandelten Kindes bzw. Jugendlichen sein. Ferner soll die Bewusstmachung der Rollenzuweisungen und der Wiederholung eigener gestörter Verhaltensmuster, die ihre Ursache in den Elternfamilien haben, angestrebt werden. Die Klärung typischer, die innerfamiliäre Dynamik bestimmende Koalitionen der Familienmitglieder untereinander und gegeneinander und die Erarbeitung weniger belastender Erziehungsmuster durch Verständnis und Einsicht ist Aufgabe der Therapie.

Mobilisierung eigener Kindheitserinnerungen und gelungener und misslungener eigener Lösungsversuche in kritischen Schwellensituationen gehören ebenso zur Erhellung bisher unklar gebliebener Verhaltensmuster innerfamiliärer Art, wie die Wiederbelebung der Auseinandersetzung mit den eigenen Eltern-Imagines.

Erreichbar ist dieses Ziel nur durch ein die Psychotherapie des Kindes begleitendes Beratungskontinuum, das umso dichter sein muss, je jünger das Kind bzw. je bestimmender die Familie die neurotische Störung des Kindes beeinflusst. Mit zunehmendem Alter kann bei Jugendlichen die Frequenz der Einbeziehung von Bezugspersonen in der Regel verringert werden, um dem Patienten ein abgegrenztes Therapieerleben zu ermöglichen und somit seine

Autonomie zu fördern. Die Arbeit mit den Bezugspersonen kann jedoch auch durch einen anderen Therapeuten erfolgen, auch, um Vertrauensschutz und Stabilisierung des Übertragungs-/Gegenübertragungsgeschehens zu gewährleisten.

Das Verhältnis der Einbeziehung von Bezugspersonen zum Umfang der Behandlungsstunden des Kindes bzw. Jugendlichen ist nach der Psychotherapie-Vereinbarungen in der Relation von maximal 4 : 1 vorgesehen (V: C § 11 Abs. 9). Diese Relation kann in besonderen Fällen verändert werden, wenn dies aus therapeutischen Gründen unerlässlich erscheint und im Bericht vom Therapeuten begründet wird. Die Einbeziehung kann einzeln oder in Form einer Elterngruppe ausgeführt werden. Bei der Einbeziehung von Gruppen der Bezugspersonen ist die Relation von maximal 2 : 1 vorgesehen (V: C § 11 Abs. 10). Auf vier Einzeltherapiestunden beim Kind kommt somit eine Doppelstunde der Bezugspersonen in der Gruppe. Die Einbeziehung von Bezugspersonen ist im Gesamtkontingent der Behandlungsmaßnahmen für das Kind bzw. den Jugendlichen nicht enthalten, sofern sie sich in den oben genannten Relationen bewegt. Das Kontingent setzt sich aus den bewilligten Therapiestunden für das Kind und zusätzlich denen der Einbeziehung der Bezugspersonen zusammen. Es gibt keine Einbeziehung der Bezugspersonen ohne gleichzeitige Behandlung des Kindes bzw. Jugendlichen.

Liegt bei einem oder beiden Elternteilen eine eigene behandlungsbedürftige Störung vor, kann diese nicht im Rahmen der Einbeziehung behandelt, sondern muss einer eigenen Psychotherapie zugeführt werden. Für den betreffenden Elternteil ist auf dessen Antrag eine eigene Psychotherapie einzuleiten. Diese darf nicht vom Therapeuten des Kindes bzw. Jugendlichen ausgeführt werden, da die für die Therapie bedeutsamen psychodynamischen Prozesse durch eine gleichzeitige Psychotherapie eines Familienangehörigen beeinträchtigt werden können.

Diese Einschränkungen beziehen sich nicht auf familientherapeutische Einzelmaßnahmen (auch bei Verhaltenstherapie). Systemische Familientherapie ist jedoch bisher kein in der vertragsärztlichen Versorgung vorgesehenes Behandlungsverfahren.

Darüber hinaus begründet die Einbeziehung der erwachsenen Bezugspersonen nicht eine Kompetenz des Kinder- und Jugendlichentherapeuten zur Psychotherapie von Erwachsenen.

In § 11, Abs. 14 der Psychotherapie-Vereinbarungen findet sich zudem die Möglichkeit einer Einzeltherapie als Doppelsitzung sowohl bei der Durchführung besonderer Methoden der Verhaltenstherapie als auch der tiefenpsychologisch fundierten Psychotherapie. Diese Bestimmung soll ermöglichen, dass eine spezifische Hinzuziehung von Bezugspersonen auch im weiteren Sinne einer Familien- bzw. Paartherapie in den Richtlinienverfahren im Hinblick auf den damit ggf. verbundenen Aufwand besser ermöglicht werden kann. Durch die in Abschnitt E § 23b, Nr. 2 der Psychotherapie-Richtlinie vorgenommenen Ergänzung bleibt diese Möglichkeit bei den analytisch begründeten Verfahren jedoch auf die tiefenpsychologisch fundierte Psychotherapie begrenzt. Die Einbeziehung ist auch bei der Erwachsenentherapie möglich, aber dabei stehen dann keine zusätzlichen Kontingente gemäß § 11, Abs. 9 und 10 der Psychotherapie-Vereinbarungen zur Verfügung.

3.8 Antragsverfahren in den psychoanalytisch begründeten Verfahren

3.8.1 Die wesentlichen Veränderungen des Antragsverfahrens durch die seit 1990 erfolgten Änderungen der Richtlinie

- Die Leistungen für eine Kurzzeittherapie sind von 15 auf 25 erhöht worden.
- Die neuen Formblätter PT 3 KZT a/b/c, PT 3 KZT a/b/c (K), VT 3 KZT a/b/c wurden auf ein DIN-A4-Blatt reduziert.
- Bei der 2007 erfolgten Änderung wurden die Formblätter PT 3 und VT 3 gestrichen.

Neu hinzugekommen im Antragsverfahren sind das Muster 7, das die Überweisung an den Konsiliararzt durch den Psychologischen Psychotherapeuten oder Kinder- und Jugendlichenpsychotherapeuten darstellt, und das Muster 22, das den Konsiliarbericht vor Durchführung einer Psychotherapie durch einen

Psychologischen Psychotherapeuten oder Kinder- und Jugendlichenpsychotherapeuten darstellt.

3.8.2 Feststellung der Leistungspflicht für Psychotherapie

Der Abschnitt F § 25 Abs. 1 der Richtlinie beginnt mit: *„Die Feststellung der Leistungspflicht für Psychotherapie nach § 13 erfolgt durch die Krankenkasse auf Antrag des Versicherten."*

Damit wird die Rechtslage in Erinnerung gebracht. Der Patient und nicht der Therapeut ist der Antragsteller. Ist die Indikation für eine tiefenpsychologisch fundierte Psychotherapie oder analytische Psychotherapie oder Verhaltenstherapie gegeben, veranlasst der Therapeut nach der Erhebung der biographischen Anamnese unter neurosenpsychologischen oder verhaltensanalytischen Gesichtspunkten (Nr. 35140 EBM) und nach der Durchführung probatorischer Sitzungen den Patienten, einen Antrag auf Psychotherapie (PTV 1) bei dessen Krankenkasse zu stellen.

Die Erhebung der biographischen Anamnese unter neurosenpsychologischen oder verhaltensanalytischen Gesichtspunkten ist wesentlicher Teil der ätiologisch orientierten Diagnostik. Diese Anamnese soll die lebensgeschichtliche Zuordnung der berichteten Krankheitserscheinungen ermöglichen und wird mit dem Ziel erhoben, eine Psychotherapie nach der Richtlinie einzuleiten. Anamnestische Erhebungen in anderen medizinischen oder diagnostischen Zusammenhängen sind daher nicht mit der Zielsetzung und dem Inhalt der Nr. 35140 EBM gleichzusetzen.

Für die biographische Anamnese stehen wegen ihres zeitlichen Umfangs, aber auch im Hinblick auf die Belastbarkeit des Patienten mehrere Sitzungen zur Verfügung; sie kann im Krankheitsfall nur einmal berechnet werden.

> Der Krankheitsfall umfasst den Verlauf der die Behandlung begründenden Erkrankung während eines Jahres und der Mitgliedschaft bei derselben Krankenkasse und während der Behandlung bei demselben Therapeuten.

Leistungen der Hinzuziehung der Bezugspersonen sind von allen Therapeuten hinter der Abrechnungsposition mit einem „B" zu kennzeichnen.

3.8.3 Einleitung des Antragsverfahrens auf Feststellung der Leistungspflicht für Psychotherapie (V: C § 11)

Dem Therapeuten fallen zwei Aufgaben zu: Er ergänzt den Antrag des Versicherten (PTV 1) sowohl bei Kurzzeittherapie als auch bei Langzeittherapie auf dem PTV-Formblatt 2 durch seine Angaben.

Einleitung einer Kurzzeittherapie

Dazu sind auf dem Formblatt PTV 2 der Leistungsumfang der geplanten Kurzzeittherapie (max. 25 Sitzungen zu 50 Minuten bzw. 50 Sitzungen zu 25 Minuten) und die Behandlungsform (Einzeltherapie oder Gruppentherapie) zu kennzeichnen, ferner der Behandlungsbeginn und die Begründung des Behandlungsplans einzutragen. Diese Angaben werden der Krankenkasse als dem Kostenträger zur Prüfung der Leistungspflicht vorgelegt. Sie kann im Zweifelsfall auch bei ggf. bestehender Befreiung des Therapeuten von der Gutachterpflicht dennoch einen Gutachter einschalten. Qualifizierende Hinweise auf den Patienten oder schutzbedürftige Daten dürfen daher in der Begründung nicht enthalten sein.

Probetherapie (R: E § 23a Nr. 6)

Lässt sich die Indikation und/oder Prognose der Behandlung nicht eindeutig beurteilen, kann eine Probetherapie zu 25 Sitzungen nach Nr. 35201/35210 EBM bei einer tiefenpsychologisch fundierten oder analytischen Psychotherapie bzw. 15 Sitzungen nach Nr. 35221 EBM bei einer Verhaltenstherapie beantragt werden. Von dieser Möglichkeit wird voraussichtlich weniger Gebrauch gemacht werden, da die Abklärung der Indikation auch durch die Kurzzeittherapie mit 25 Sitzungen erfolgen kann.

Die Möglichkeit der Probetherapie bezieht sich aus den genannten Gründen daher auf den Beginn einer Behandlung.

Einleitung einer Langzeittherapie

Dazu ist das PTV 2 ebenfalls vorgesehen. Es enthält Angaben zum insgesamt geplanten Leistungsumfang des jeweiligen Verfahrens und legt den jetzt beantragten Leistungsumfang getrennt nach Einzel- und Gruppentherapie fest.

Ferner sind der Therapiebeginn und die Diagnose einzutragen und bei Fortführung der Behandlung das Datum der Vorbegutachtung und der Name des Gutachters (besonders wichtig!). Auch sind der bisherige Behandlungsumfang und die Therapieform (Kurzzeittherapie, Einzel- bzw. Gruppentherapie) anzugeben.

Bericht an den Gutachter

Erfolgt in freier Form auf dem Briefkopf des Therapeuten (oder EDV-Druck mit Namen, Anschrift, Beruf, Datum) mit Angabe, ob Erst- oder 1., 2. Folgebericht, jeweils mit den Daten der vorangehenden Begutachtungen. Jeder Therapeut kann von der zuständigen Kassenärztlichen Vereinigung ein Informationsblatt mit den Fragenkatalogen anfordern, um danach seine Berichte zu strukturieren. Die aufgelisteten Fragen müssen im Text des Berichts nicht wiederholt werden. Es genügt die Angabe der jeweiligen Ziffer. Es sind drei Fragenkataloge vorgesehen für

- die Behandlung von Erwachsenen mit tiefenpsychologisch fundierter oder analytischer Psychotherapie,
- die Behandlung von Kindern und Jugendlichen mit tiefenpsychologisch fundierter oder analytischer Psychotherapie [PT 3KZT/a/b/c (K)],
- die Behandlung von Erwachsenen mit Verhaltenstherapie,
- die Behandlung von Kindern und Jugendlichen mit Verhaltenstherapie (in Vorbereitung).

Jeder Bericht muss am Schluss mit dem Datum und der Unterschrift des Therapeuten versehen sein. Fehlen diese Angaben, ist der Gutachter gehalten, den Bericht zurückzuschicken.

Der Bericht an den Gutachter zum Antrag des Versicherten auf tiefenpsychologisch fundierte oder analytische Psychotherapie oder Verhaltenstherapie bei Erwachsenen bzw. Kindern und Jugendlichen wird in einem verschlossenen Umschlag unter Beifügung eines Exemplars des PTV 2 zusammen mit dem PTV 1 und dem zweiten Exemplar des PTV 2 der zuständigen Krankenkasse zugeleitet, die die Unterlagen an den Gutachter weiterschickt.

Bei Durchführung bzw. Begründung des Antrags durch einen Psychologischen Psychotherapeuten oder Kinder- und Jugendlichenpsychotherapeuten ist im verschlossenen Umschlag zusätzlich ein Durchschlag des dem Therapeuten übersandten Konsiliarberichts beizufügen.

3.8.4 Aufbau der Formblätter zum Bericht PT bzw. PT 3KZT/a/b/c (K)

> Die Fragenkataloge des Informationsblatts sind als Hilfsmittel zur Erleichterung der Abfassung der Berichte an den Gutachter gedacht. Der Therapeut muss daher unter den im Kleindruck eingefügten Hinweisen seine fallbezogene Auswahl treffen. Die Berichte sollten sich auf Angaben beschränken, die für das Verständnis des Krankheitsbilds und seiner ätiologischen Begründung erforderlich sind.

Die Formblätter PT 3 und VT 3 sind seit dem 1.1.2008 entfallen. Bestehen blieb lediglich das PT3 KZT/a/b/c (K) für den Bereich der tiefenpsychologisch fundierten und analytischen Kinder- und Jugendlichenpsychotherapie.

Hinweise zum Erstellen des Berichts für tiefenpsychologisch fundierte und analytische Psychotherapie bei Erwachsenen bzw. PT 3KZT/a/b/c (K)

Der Therapeut erstattet seinen Bericht an den Gutachter in freier Form. Er gliedert seinen Bericht in nummerierte Abschnitte, deren inhaltliche Gestaltung in einem Informationsblatt (Fragenkatalog) vorgegeben ist, das auf Anforderung von der KV zur Verfügung gestellt wird. Die Überschriften der Abschnitte des Informationsblatts sollen im Bericht des Therapeuten nicht jeweils wiederholt werden. Die Angabe der Abschnittsnummer genügt. Der Umfang des Berichts soll *3 DIN-A4-Seiten bzw. 1½ Seiten bei KZT nicht überschreiten und nur solche Angaben enthalten, die therapie- und entscheidungsrelevant sind.* Der Gutachter ist gehalten, wesentliche Überschreitungen dieses Umfangs im Bericht zur sachlichen Verdichtung an den Verfasser zurückzugeben.

Trotz aller Kritik an den ausführlichen Berichten und Begründungen zum Antrag auf Feststellung der Leistungspflicht für Psychotherapie haben auch die Berichtenden einen bedeutsamen Gewinn. Die kritische Reflexion des Behandlungsprozesses nach bestimmten Therapieabschnitten ist nicht nur eine lästige und stets zeitraubende Forderung, sondern gibt auch Anlass, das Therapiegeschehen zu überprüfen. Der wiederholt verbesserte Katalog der Fragen hat ohne Zweifel auf die psychotherapeutischen Standards in der vertragsärztlichen Versorgung einen fördernden Einfluss genommen.

3.8.5 Aufbau der Formblätter: Berichte Erwachsenenpsychotherapie für tiefenpsychologisch fundierte und analytische Psychotherapie

Bericht zum KZT-Antrag

Die Kurzzeittherapie als Richtlinien-Verfahren hat drei Indikationsbereiche:

- als Behandlungsverfahren mit voraussichtlich ausreichendem Behandlungserfolg
- zur Überprüfung der Indikationsstellung für Langzeittherapie
- als Sofortmaßnahme zur Krisenintervention.

In jedem Fall handelt es sich bei der KZT um Richtlinien-Psychotherapie. Die Behandlungsplanung muss deshalb eine verhaltenstherapeutische oder eine tiefenpsychologisch fundierte Konzeption erkennen lassen. Rein stützende oder betreuende Maßnahmen entsprechen nicht Leistungen einer Kurzzeittherapie. Für eine solche Indikation stehen ggf. Leistungen der Psychosomatischen Grundversorgung, für Fachärzte für Psychiatrie und Psychotherapie Leistungen aus dem Kap. 21, für Fachärzte für Psychosomatische Medizin und Psychotherapie Leistungen aus dem Kap. 22 oder für andere ärztliche und Psychologische Psychotherapeuten und Kinder- und Jugendlichenpsychotherapeuten seit 2005 – in einem begrenzten Rahmen – entsprechende Gesprächsleistungen aus dem Kap. 23 zur Verfügung.

Im Einzelnen ist im KZT-Antrag zu folgenden Punkten Stellung zu nehmen:

- Diagnose (ICD-10): Die diagnostische Einordnung zu einem bestimmten Krankheitsbild muss durch entsprechende Symptome (s. nächster Punkt) belegt sein.
- Symptomatik: Notwendig ist die Angabe der Art und der Dauer der Symptomatik sowie einer ggf. vorliegenden auslösenden Situation.
- Wichtige Aspekte des psychischen Befunds: Hier sind insbesondere die Befunde darzustellen, die die diagnostische Einordnung des Krankheitsbildes mit begründen.
- Gleichzeitig bestehende somatische Krankheiten: Diese ergeben sich ggf. aus dem beigefügten Konsiliarbericht (zu den Qualifikationsanforderungen an den Konsiliarbericht siehe dort). An den ärztlichen Konsiliarbericht sind bei KZT-Anträgen dieselben Qualifikationsanforderungen zu stellen wie bei Anträgen auf Langzeittherapie (siehe dort).
- Ist ein eindeutiger fokaler Konflikt erkennbar?
- Angaben zum fokalen Konflikt: Falls ein fokaler Konflikt erkennbar ist, ist dieser im Hinblick auf vorangegangene lebensgeschichtliche Daten und die aktuelle Konfliktkonstellation unter Berücksichtigung ggf. auch unbewusster Konfliktdeterminanten zu beschreiben.
- Falls kein fokaler Konflikt erkennbar ist, Begründung für die Indikation zur KZT. Gerade wenn kein Behandlungsfokus erkennbar ist, muss der Bericht ein psychodynamisches Verständnis des vorliegenden Krankheitsbilds und eine davon abgeleitete psychodynamische Behandlungskonzeption erkennen lassen. Eine KZT kann nicht mit der Notwendigkeit weiterer diagnostischer Maßnahmen über die fünf probatorischen Sitzungen hinaus begründet werden.
- Begründung zur Gruppenbehandlung: Eine KZT-Behandlung im Gruppensetting ist im Hinblick

auf die drei für eine KZT zulässigen Indikationsbereiche besonders zu begründen.

- Prognose: Hier sind die üblichen prognostischen Kriterien im Hinblick auf die Ziele der Kurzzeittherapie zu überprüfen und im Bericht zu erörtern.

Der Bericht zum Erstantrag PT

Die Gliederung des Berichts zum Erstantrag ergibt sich aus der Notwendigkeit, Diagnose, Indikation und Behandlungsplan zu begründen. Folgerichtig beginnt der Bericht mit der Frage:

1. Spontanangabe des Patienten:
   „Schilderung der Klagen des Patienten und der Symptomatik zu Beginn der Behandlung, möglichst mit wörtlichen Zitaten. Ggf. auch Bericht der Angehörigen/Bezugspersonen des Patienten. (Warum kommt der Patient zu eben diesem Zeitpunkt und durch wen veranlasst?)“ Diese Angaben sollen möglichst kurz gefasst referiert werden. Aufschlussreich für die Motivation des Patienten, aber auch für die Dynamik des aktuellen Konfliktgeschehens ist die Antwort auf die in Klammern angefügte Frage, die vom Berichterstatter ausführlicher beantwortet werden sollte. Dabei ist zu beachten, wer den Anstoß zur Therapie gab und welche Umstände sich zusammenfügten, um dem Patienten den Entschluss zur Therapie jetzt zu ermöglichen.
2. Kurze Darstellung der lebensgeschichtlichen Entwicklung:
   - Familienanamnese
   - körperliche Entwicklung
   - psychische Entwicklung
   - Sozialentwicklung mit besonderer Berücksichtigung der familiären und beruflichen Situation, des Bildungsgangs und der Krisen in phasentypischen Schwellensituationen. (Bereits früher durchgeführte psychotherapeutische Behandlungen und möglichst alle wesentlichen Erkrankungen, die ärztlicher Behandlung bedurften, sollen erwähnt werden.)

Hier sind alle Daten von Bedeutung, die die körperliche und seelische Entwicklung des Patienten veranschaulichen.

Ferner ist zu schildern, wie der Patient auf seinem Lebensweg Belastungen innerhalb seiner Familie, in Schule und Beruf gemeistert hat, welche spezifischen Interessen und Ausgleichsmöglichkeiten er entwickeln konnte und wie er zwischenmenschliche Beziehungen gestaltet. Welche psychologischen und psychotherapeutischen Hilfen sind bereits in Anspruch genommen worden? Wie wurden sie genutzt?

3. Krankheitsanamnese:
   Es sollen möglichst alle ärztlichen Befunde einschließlich der Ergebnisse klinischer Untersuchungen (nicht älter als drei Jahre) mitgeteilt werden. *Die beigefügten Unterlagen sind zu anonymisieren.*
4. Psychischer Befund zum Zeitpunkt der Antragstellung:
   - Emotionaler Kontakt
     - Intelligenzleistungen und Differenziertheit der Persönlichkeit,
     - Einsichtsfähigkeit,
     - Krankheitseinsicht,
     - Motivation des Patienten zur Psychotherapie.
   - Bevorzugte Abwehrmechanismen, ggf. Art und Umfang der infantilen Fixierungen, Persönlichkeitsstruktur.
   - Psychopathologischer Befund (z. B. Bewusstseinsstörungen; Störungen der Stimmungslage, der Affektivität und der mnestischen Funktionen; Wahnsymptomatik, suizidale Tendenzen).
     (Auch von Ärzten erhobene Befunde, besonders der letzten drei Monate, sowie die Ergebnisse klinischer Untersuchungen und Behandlungen sind anonymisiert als Kopie beizufügen.)
     Diese Angaben sind fundiert zu belegen (Ergebnis ärztlicher Untersuchungen wie auch Entlassungsberichte, Ergebnisse psychologischer Untersuchungen u. Ä.). Hervorzuheben sind der psychopathologische und der psychoanalytische Befund. Dabei sollten Symptom- und Strukturebene differenziert werden.
5. Somatischer Befund bzw. Konsiliarbericht:
   Die Mitteilung des körperlichen Befunds ist grundsätzlich erforderlich. Wenn ein somatischer Befund nicht mitgeteilt wird, muss der Therapeut dies begründen. Falls die Untersuchung nicht vom Arzt selbst durchgeführt wird, müssen Angaben zum ärztlichen Befund und zur Therapie ei-

nes anderen Arztes (ggf. gebietsbezogen) beigefügt werden. Bei Psychologischen Psychotherapeuten ist der Konsiliarbericht eines Arztes beizufügen.

Nachdrücklich ist durch die Richtlinie und Vereinbarungen die schriftliche Darstellung des körperlichen und psychischen Befunds gefordert. Der ärztliche Psychotherapeut wird in der Regel eine körperliche Untersuchung nicht vornehmen, da sich der körperliche Kontakt mit dem Patienten während einer Psychotherapie aus Gründen des Übertragungsgeschehens nicht unbedingt empfiehlt. Er wird daher auf die Befunde anderer Ärzte angewiesen sein und ggf. den Patienten veranlassen müssen, die Ergebnisse einer körperlichen Untersuchung vorzulegen.

Der Psychologische Psychotherapeut bzw. analytische Kindertherapeut ist zu einer besonders engen Zusammenarbeit mit dem mitbehandelnden Arzt verpflichtet, wenn Organerkrankungen das Krankheitsbild mit bestimmen. Diese Kooperation mit den behandelnden Ärzten ist gleichfalls notwendig, wenn ein chronisches körperliches Leiden eine kontinuierliche ärztliche Überwachung oder Behandlung erfordert. In der Kinderpsychotherapie sollten die Häufigkeit von Teilleistungsstörungen und deren Folgen nicht unterschätzt werden.

6. Die Psychodynamik der neurotischen Erkrankung:

- „Darstellung der neurotischen Entwicklung und des intrapsychischen neurotischen Konflikts mit der daraus folgenden Symptombildung. (Zeitpunkt des Auftretens der Symptome und auslösenden Faktoren im Zusammenhang mit der Psychodynamik, auch der interpersonellen Dynamik, sind zu beschreiben.)
- Bei Behinderung und bei strukturellen Ich-Defekten ist ein von Behinderung und Defekt abgesetztes, aktuell wirksames Krankheitsgeschehen in seiner Psychodynamik darzustellen."

Hier ist zu verdeutlichen, ob und welche neurotische Störung erkennbar ist und wie diese vom Untersucher eingeordnet wird.

> Ohne eine ausführliche Darstellung der Psychodynamik der neurotischen Erkrankung kann der Gutachter den Antrag nicht befürworten.

Dies gilt in besonderem Maße für die Psychotherapie struktureller Ich-Störungen. Der Gutachter erwartet jedoch nicht eine Wiederholung der relevanten lebensgeschichtlichen Daten bzw. der belastenden Entwicklungsbedingungen des Patienten. Vielmehr muss er auf einer ätiologischen Betrachtungsweise mit Erläuterung der Gründe (causae) der Entstehung der neurotischen Erkrankung bestehen.

7. Neurosenpsychologische Diagnose zum Zeitpunkt der Antragstellung:
   „Darstellung der Diagnose auf der symptomatischen und strukturellen Ebene; differenzialdiagnostische Abgrenzung unter Berücksichtigung auch anderer Befunde, ggf. unter Beifügung der anonymisierten Befundberichte."
8. Behandlungsplan und Zielsetzung der Therapie:

- „Begründung für die Wahl der Behandlungsform und deren Anwendung in Einzel- oder Gruppentherapie. Bei Gruppentherapie sind Gruppensetting, Zusammensetzung der Gruppe und die gruppenspezifische Indikation, auch die Erfahrung des Patienten in natürlichen und sozialen Gruppen darzustellen. Es muss ein Zusammenhang nachvollziehbar dargestellt werden zwischen der Art der neurotischen Erkrankung, der Sitzungsfrequenz, dem Therapievolumen und dem Therapieziel, das unter Berücksichtigung der nach der Psychotherapie-Richtlinie begrenzten Leistungspflicht der Krankenkasse als erreichbar angesehen wird.
- Andere Verfahren als die in der Psychotherapie-Richtlinie genannten Behandlungsverfahren und -methoden (B § 14) können nicht Bestandteil des Behandlungsplans sein."

Der Behandlungsplan soll aus den bisher erhobenen Befunden, der Psychodynamik und der Diagnose der neurotischen Erkrankung entwickelt werden. Es genügt also nicht, lediglich das geplante Therapieverfahren zu erwähnen. Zumindest ist differenzialindikatorisch die Wahl des Verfahrens mit Bezug auf den Patienten und seine Erkrankung zu erläutern. Auch sollten die verfahrenstypischen Therapieschritte – sofern sie sich bereits differenzieren lassen – erwähnt werden. Maßnahmen einer Gruppenpsychotherapie können ohne die geforderten spezifischen Begründungen nicht befürwortet werden.

9. Prognose der Psychotherapie: „Beurteilung des Problembewusstseins des Patienten, Beurteilung seiner Verlässlichkeit und seiner partiellen Lebensbewältigung sowie seiner Fähigkeit oder seiner Tendenz zur Regression; Beurteilung seiner Flexibilität und seiner Entwicklungsmöglichkeiten.“
10. Dient der Erstantrag einer Umwandlung von Kurzzeittherapie in Langzeittherapie, sind zusätzlich folgende Fragen zu beantworten und die Antworten im Bericht voranzustellen:
   - Welches sind die Gründe für die Änderung der Indikation und die Umwandlung in Langzeittherapie?
   - Welchen Verlauf hatte die bisherige Therapie?

Bericht zum Fortführungsantrag bei tiefenpsychologisch fundierter Psychotherapie (nach Informationsblatt)

Nach dem ersten Bewilligungsschritt – in der Regel nach 50 Leistungen nach Nr. 35201 EBM – muss die Notwendigkeit einer Weiterführung der Psychotherapie begründet werden. Ein neurotischer Krankheitszustand muss daher noch bestehen und beschrieben werden. Für den Gutachter ist es wichtig zu erkennen, ob mit der Weiterführung dieser Psychotherapie das Behandlungsziel erreichbar ist. Die Richtlinie sieht einen zweiten Bewilligungsschritt von 30 Leistungen nach Nr. 35201 EBM vor. Nur in Ausnahmefällen ist eine Erweiterung auf insgesamt 100 Sitzungen nach Nr. 35201 EBM möglich.

Besondere Bedeutung hat der Punkt 2 des Informationsblatts:

> „Ergänzungen zur Psychodynamik der neurotischen Erkrankung.“ Vom Therapeuten sind Hinweise zur interpersonalen und intrapsychischen neurotischen Konfliktbearbeitung zu geben. Fehlen diese Hinweise, muss angenommen werden, dass ein psychoanalytisch begründetes Therapieverfahren nicht indiziert ist bzw. ein analytischer Therapieprozess sich nicht entwickelt hat.

Hervorzuheben ist auch der Punkt 6 des Informationsblatts. „Prognose nach dem bisherigen Behandlungsverlauf. Begründung der noch wahrscheinlich notwendigen Therapiedauer, mit Bezug auf die Entwicklungsmöglichkeiten des Patienten und seines Umfelds.“

Vom Gutachter wird eine abschließende kritische Reflexion der Möglichkeiten des Patienten und des Therapeuten im Hinblick auf den Therapieplan erwartet. Wird eine tiefenpsychologisch fundierte Psychotherapie ausgeführt, ist die Veränderung des aktuellen neurotischen Konflikts zu verdeutlichen, um die Einschätzung der Prognose beim Auftrag auf Weiterführung der Therapie zu erleichtern. Auch sollte veranschaulicht werden, welche Veränderungen in der Symptomatik und in der Beziehung des Patienten zum sozialen Umfeld (Familie, Beruf) eingetreten sind und in welchem Umfang Problemlösungen und Realitätsbewältigungen besser gelingen. Lässt sich bei einer tiefenpsychologisch fundierten oder analytischen Psychotherapie ein analytischer Prozess nicht aufzeigen, kann der Gutachter bei Zweifel am Therapieerfolg dem Kostenträger einen verkürzten, die Therapie abschließenden Bewilligungsschritt empfehlen.

Dem Fortführungsbericht sind wie beim Erstbericht der Antrag des Patienten auf PTV 1 und das Formblatt PTV 2 vollständig ausgefüllt in zweifacher Ausfertigung (eine davon im roten Umschlag) an die Krankenkasse beizufügen.

Bericht zum Fortführungsantrag bei analytischer Psychotherapie (nach Informationsblatt/Fragenkatalog)

Bitte die Hinweise zu den einzelnen Punkten des Fragenkatalogs für tiefenpsychologisch fundierte Psychotherapie mitlesen.
Im Einzelfall ist zu beachten:

1. Wichtige Ergänzungen zu den Angaben in den Abschnitten 1–3 des Berichts zum Fortführungsantrag. „Symptomatik und ggf. deren Veränderung, lebensgeschichtliche Entwicklung und Krankheitsanamnese, psychischer Befund und Berichte der Angehörigen des Patienten, Befundberichte aus ambulanter oder stationärer Behandlung.“
   Hervorzuheben ist die Entwicklung der Symptomatik, ggf. auch eine Symptomverschiebung.

2. Ergänzungen zur Psychodynamik der neurotischen Erkrankungen:
   - „Die interpersonale Dynamik (Übertragung, Gegenübertragung und Widerstand) des Patienten im Verlauf der Therapie sowie neu gewonnene Erkenntnisse über intrapsychische Konflikte – ggf. besonders auch deren aktuelle und abgrenzbare Auswirkungen bei seelischen Behinderungen – sind darzulegen."
3. Ergänzungen zur neurosenpsychologischen Diagnose bzw. Differenzialdiagnose
4. Zusammenfassung des bisherigen Therapieverlaufs:
   - Mitarbeit des Patienten, seine Regressionsfähigkeit bzw. -tendenz, Fixierungen, Flexibilität
   - angewandte Methoden, erreichte Effekte
   - bei Gruppentherapie:
     - Entwicklung der Gruppendynamik,
     - Teilnahme des Patienten am interaktionellen Prozess in der Gruppe,
     - Möglichkeit, seinen neurotischen Konflikt in der Gruppe zu bearbeiten.

Die Darstellung sollte für den Gutachter nachvollziehbar die Entwicklung des analytischen Therapieprozesses beinhalten. Bei Anwendung einer Gruppentherapie ist auch die Entwicklung des gruppendynamischen Prozesses zu beschreiben. Dabei sind *stereotype Feststellungen* über den Verlauf der Gruppentherapie und den Anteil des Patienten am gruppendynamischen Geschehen *unzulässig.* Sie werden auch der Spezifität des Verfahrens nicht gerecht und beeinträchtigen dessen Wertschätzung.

5. Änderung des Therapieplans und Begründung
6. Prognose nach dem bisherigen Behandlungsverlauf:
   - „Begründung der noch wahrscheinlich notwendigen Therapiedauer, mit Bezug auf die Entwicklungsmöglichkeiten des Patienten und seines Umfelds."
   - Auch muss für den Gutachter erkennbar sein, dass mit der Weiterführung dieser Psychotherapie das Behandlungsziel erreichbar ist.

Grundsätzlich ist in diesem Bericht die Notwendigkeit der Weiterführung der Psychotherapie unter Berücksichtigung der Einschränkung des Indikationskatalogs zu begründen. Ein neurotischer Krankheitszustand muss noch bestehen und beschrieben werden.

Auch muss der Therapeut vor dem Fortführungsantrag – in der Regel nach 150 Sitzungen nach Nr. 35210 EBM – kritisch klären, ob der psychoanalytische Prozess im Laufe der letzten Therapiephase verdichtet werden konnte. Gibt es weder auf der intrapsychischen noch auf der interpersonalen Ebene überzeugende Anzeichen (z. B. übertragungsneurotische Reinszenierung früherer konflikthafter Objektbeziehungen) einer weiteren Mobilisierung und damit Bearbeitungsmöglichkeit neurotischer Konfliktinhalte mit entsprechender Auswirkung auf die Symptomatik, sollte die Therapie bis zur 160. Stunde beendet werden. Als Regel darf angenommen werden, dass sich die erwähnte Verdichtung des therapeutischen Geschehens auf der analytischen Ebene zwischen der 60. und 120. Stunde ereignet. Geschieht dies nicht, hat die Weiterführung der Therapie nach analytischen Konzepten unter Berücksichtigung der Begrenzung der Leistungspflicht der gesetzlichen Krankenversicherung keinen vertretbaren Sinn, da sich die am Beginn in die Therapie gesetzten Erwartungen mit großer Wahrscheinlichkeit nicht erfüllen werden.

Ergänzungsbericht

Es muss in Erinnerung gebracht werden, dass die Richtlinie für analytische Psychotherapie einen Leistungsumfang von 240 Sitzungen nach Nr. 35210 EBM nur als besonderen Fall vorsieht. In diesem Rahmen sollte in der vertragsärztlichen Versorgung eine analytische Psychotherapie in den meisten Fällen abgeschlossen werden. Ausnahmsweise können für einen dritten Bewilligungsschritt 60 weitere Leistungen beantragt werden. Dazu ist ein „Ergänzungsbericht" zusätzlich zu einem Bericht (Bericht zur Fortführung) erforderlich.

Dabei sollten folgende Fragen beantwortet werden:

- Welche Erwartungen knüpft der Patient an die Fortführung der Behandlung?
- Welche Zielvorstellungen verbindet der Therapeut mit der im Bericht zum Fortführungsantrag dargestellten Therapie?
- Kann die Beendigung der psychotherapeutischen Behandlung durch Reduzierung der Behand-

lungsfrequenz ermöglicht oder erleichtert werden?

- Welche Stundenzahl wird für die Abschlussphase der psychotherapeutischen Behandlung unbedingt noch für erforderlich gehalten? Welche Sitzungsfrequenz und welche Behandlungsdauer bis zur Beendigung der Therapie sind vorgesehen?

Der Antrag auf Gewährung einer Bewilligung von Leistungen als ausnahmsweise Fortführung der Psychotherapie hat seine Berechtigung, wenn in dem möglichen Behandlungsumfang ein Abschluss der Therapie zu erwarten ist (s. auch Begrenzung der Leistungspflicht).

3.8.6 Aufbau der Formblätter: Berichte analytisch begründete Kinder- und Jugendlichenpsychotherapie

Das Antragsverfahren in der Kinder- und Jugendlichenpsychotherapie unterscheidet sich zumindest im Bereich der Kinderpsychotherapie grundsätzlich von dem bei Erwachsenen, da nicht der Patient, sondern die Eltern den Antrag stellen. Wünscht ein Jugendlicher ohne Einbeziehung seiner Eltern (d.h. des Mitglieds der betreffenden Krankenkasse) eine Psychotherapie, kann er selbst – zur Sicherung seiner Entscheidungsfreiheit für eine indizierte Psychotherapie – und nicht das Mitglied der Antragsteller sein. Stellt der Jugendliche selbst den Antrag, wird das Verfahren ohne Einschaltung des Mitglieds der Krankenkasse abgewickelt. Die Benachrichtigung der Kostenübernahme durch die Krankenkasse geht an den Jugendlichen. Die damit eingeleitete Entwicklung zur Erweiterung der Autonomie und Eigenverantwortlichkeit des Jugendlichen ergänzt den üblichen Behandlungsvertrag zwischen ihm und dem Therapeuten sinnvoll durch einen selbstständigen Zugang zur Leistung der Krankenkasse.

Für den Bericht an den Gutachter zum Antrag auf Feststellung der Leistungspflicht für eine analytisch begründete Kinder- bzw. Jugendlichenpsychotherapie ist ein besonderes Formblatt vorgesehen [PT 3KZT/a/b/c (K)], das der Notwendigkeit dieser Therapieform einschließlich der Einbeziehung einer Bezugsperson Rechnung trägt und die erforderlichen Angaben für den Gutachter beinhaltet. Der Bericht des Therapeuten wird im Text fortlaufend unter Verwendung der Ziffern des Formblatts erstellt. Er soll über drei Schreibmaschinenseiten bzw. 1½ Seiten bei KZT (DIN A4, 1½-zeilig) nicht hinausgehen. Bei wesentlicher Überschreitung ist der Gutachter gehalten, den Bericht an den Therapeuten zurückzugeben. Die Beschränkung auf das für den Gutachter Wesentliche ist daher unerlässlich.

Bericht zum KZT-Antrag

Die Kurzzeittherapie als Richtlinien-Verfahren hat drei Indikationsbereiche:

- als Behandlungsverfahren mit voraussichtlich ausreichendem Behandlungserfolg,
- zur Überprüfung der Indikationsstellung für Langzeittherapie sowie
- als Sofortmaßnahme zur Krisenintervention.

In jedem Fall handelt es sich bei der KZT um Richtlinien-Psychotherapie. Die Behandlungsplanung muss deshalb eine verhaltenstherapeutische oder eine tiefenpsychologisch fundierte Konzeption erkennen lassen. Rein stützende oder betreuende Maßnahmen entsprechen nicht Leistungen einer Kurzzeittherapie. Für eine solche Indikation stehen ggf. Leistungen der Psychosomatischen Grundversorgung, für Fachärzte für Kinder- und Jugendpsychiatrie und -psychotherapie Leistungen aus dem Kap. 14 oder für andere ärztliche und Psychologische Psychotherapeuten und Kinder- und Jugendlichenpsychotherapeuten seit 2005 – in einem begrenzten Rahmen – entsprechende Gesprächsleistungen aus dem Kap. 23 zur Verfügung.

Im Einzelnen ist im KZT-Antrag (tiefenpsychologisch fundiert) zu folgenden Punkten Stellung zu nehmen:

1. Konkrete Beschreibung der aktuellen Symptome: Art der Symptome und deren Auswirkungen auf den Patienten und seine Bezugspersonen. Ausmaß der Störung.
2. Für die psychische Störung relevante Aspekte der Lebensgeschichte, einschließlich des Zeitpunktes der Entstehung der zu behandelnden Symptome und Angaben zur auslösenden Situation: Aspekte der Lebensgeschichte, die vom Patienten, von Bezugspersonen oder vom Behandler als bedeutsam für die Symptomentstehung angesehen werden,

Zeitpunkt des Auftretens der Symptome oder der symptomatischen Verhaltensänderungen.

3. Psychischer Befund, aktueller Entwicklungsstand und Beziehungsgestaltung in der Erstbegegnung: Entwicklungsstand, Reife, Beziehungsgestaltung im Umfeld und in der Erstbegegnung. Bei Schul- und Leistungsstörungen ist die Untersuchung der kognitiven Fähigkeiten (z. B. HAWIK, Kaufman) unerlässlich.
4. Beschreibung der Psychodynamik des zu behandelnden neurotischen Konfliktes und neurosenpsychologische Diagnosestellung. Auch bei KZT ist darzustellen, welche unbewusste innerpsychische Verarbeitung das Lebensschicksal gefunden hat. Es müssen jene unbewussten Prozesse erkennbar werden, deren Bewusstmachung im Rahmen der KZT möglich und notwendig ist.
5. Diagnose ICD-10: Differenzen zur Diagnose im Konsiliarbericht bedürfen der Klärung. Bei körperlichen Krankheiten kann der Bericht des entsprechenden Facharztes/der Klinik nötig sein.
6. Darlegung der Einflussbedingungen durch bedeutsame Beziehungspersonen und deren Umstellungsfähigkeit. Je stärker der noch aktuell wirksame Anteil der Bezugspersonen an der Problematik des Patienten ist, desto differenzierter ist zu verdeutlichen, was umgestellt werden soll und wie das bewirkt werden kann.
7. Beschreibung des Behandlungsfokus. Es ist notwendig, den aktuellen Fokus (z. B. psychosoziale Schwellensituation) im Hinblick auf die unbewussten Konfliktdeterminanten zu beschreiben. Es muss plausibel werden, dass diese im Rahmen einer KZT durch bewusstmachende Therapie ausreichend aufgelöst werden können.
8. Falls kein fokaler Konflikt erkennbar ist, Begründung für die Indikation zur KZT.
   Bei einer Krisenintervention muss erkennbar gemacht werden, welche psychodynamischen Faktoren die spontane Bewältigung der Krise verhindern und wie diese Faktoren bei der Intervention berücksichtigt werden sollen. Bei KZT zur Klärung der Indikation sind die Zweifel anzuführen und zu begründen, weswegen nach jetziger Kenntnis eine Langzeittherapie (LZT) noch nicht indiziert ist. Die konkretisierten Zweifel stellen gewissermaßen den Fokus der Probetherapie dar. Eine KZT bei einem jungen Erwachsenen (18–21 Jahre) als Jugendlichentherapie muss auch als KZT abgeschlossen werden. Eine Umwandlung in eine LZT nach Vollendung des 21. Lebensjahres ist in der Regel nicht möglich.
9. Prognose: In den prognostischen Erwägungen muss begründet werden, weshalb die 25/6 Stunden für die notwendige Umstellung des Patienten und seines Umfelds ausreichend sind. Was soll wie mit welcher Wirkung bewusst gemacht werden?

Der Bericht zum Erstantrag PT 3KZT/a (K)

Um unnötige Wiederholungen zu vermeiden, sollten die Hinweise zum Erstantrag auf PT 3KZT/a mitgelesen werden.

Zu Punkt 1: *Angaben zur spontan berichteten und erfragten Symptomatik*

„Darstellung der Störungen, an denen der Patient im Wesentlichen leidet, und Angaben über deren Beginn."

Die Angaben sollten die Aussagen des Patienten und unabhängig davon den Bericht der **Eltern bzw. der Bezugspersonen enthalten.**

Zu Punkt 2: *Kurze Darstellung der lebensgeschichtlichen Entwicklung*

„Unter Einschluss der für das Kind bzw. den Jugendlichen bedeutsamen Bezugspersonen sollen die psychodynamisch wesentlichen Faktoren komprimiert dargestellt werden. Bei Jugendlichen sind dessen eigene anamnestische Angaben gesondert zu berichten.

a) Daten zur Entwicklung:
Schwangerschaftsverlauf, Geburtsgewicht, Sitzen, frei Laufen, erste Worte, erste Sätze, sauber seit, trocken seit, Menarche.

b) Derzeitige Familiensituationen:
Stellung des Kindes in der Familie, spezielle pathogene Faktoren, die die Interaktion des Kindes in seiner Familie kennzeichnen; innere Voraussetzungen der Eltern bei der Eheschließung, Beziehung der Eltern zu ihren Kindern; Beziehung der Eltern zur eigenen Primärfamilie.

c) Psychosoziale Entwicklung:

Belastende Milieufaktoren, Auffälligkeiten in sozialen Schwellensituationen, Schul- und ggf. Berufslaufbahn."

Eingangs ist zu erwähnen, von wem die Daten erhoben worden sind. Es muss erkennbar sein, welche Hinweise der Patient selbst auf seine Lebensgeschichte beigetragen hat. Ggf. sollen auch die unterschiedlichen Sichtweisen der Elternteile über die Lebensgeschichte ihres Kindes einander gegenübergestellt werden.

Zu Punkt 3: *Krankheitsanamnese*

„Es sollen möglichst alle wesentlichen Erkrankungen, die ärztlicher Behandlung bedürfen oder bedurften, erwähnt werden. Insbesondere bisherige psychotherapeutische und heilpädagogische Behandlungen des Kindes und Jugendlichen, auch Behandlungen der Eltern und Geschwister."

Zu Punkt 4: *Psychischer Befund zum Zeitpunkt der Antragstellung*

„Ergebnisse der neurosenpsychologischen Untersuchungen (Spielbeobachtung; Erstgespräch des Therapeuten mit dem Kind/Jugendlichen; Exploration); Beschreibung der intellektuellen Differenzierung, des sozialen Verhaltens, der emotionalen Ansprechbarkeit, der konfliktbesetzten Erlebnis- und Verhaltensweisen, der bevorzugten Abwehrmechanismen, ggf. der Reifungsdisharmonien; Ergebnisse der psychodiagnostischen Testverfahren."

Hervorzuheben sind offenkundige Divergenzen zwischen den Angaben der Eltern in der Anamnese und dem Ergebnis der *neurosenpsychologischen* Untersuchung. Vorrangig ist auch die Art der Beziehungsaufnahme zwischen dem Kind bzw. dem Jugendlichen und dem Therapeuten zu beschreiben. Wenn möglich, sind die Ergebnisse eines Entwicklungstests mitzuteilen.

Zu Punkt 5: *Somatischer Befund*

„Der somatische Befund soll nicht älter als drei Monate sein. Die Mitteilung des körperlichen Befundes ist grundsätzlich erforderlich. Wenn ein somatischer Befund nicht mitgeteilt wird, muss den Antrag begründende Therapeut dies hier begründen. Falls die Untersuchung nicht vom ärztlichen Psychotherapeuten selbst durchgeführt wird, müssen Angaben zum ärztlichen Befund und zur Therapie eines anderen Arztes (ggf. gebietsbezogen) beigefügt werden."

Bei Psychologischen Psychotherapeuten oder Kinder- und Jugendlichenpsychotherapeuten ist der Konsiliarbericht eines Arztes beizufügen.

Zu Punkt 6: *Psychodynamik der neurotischen Erkrankung*

„Darstellung der Entwicklung des intrapsychischen, neurotischen Konflikts und der daraus folgenden neurotischen Symptombildung. Auslösende Faktoren und Zeitpunkt des Auftretens der Symptome. Die aktuelle neurotische Konfliktsituation muss auf mehreren Ebenen dargestellt werden:

a) als intrapsychischer Konflikt
b) als interpersonaler Konflikt
c) ggf. bei strukturellen Ich-Defekten als deren aktuelle und abgrenzbare Auswirkung auf intrapsychische und interpersonale Konflikte.

Dabei ist der Nachweis kausaler krankheitsbestimmender Zusammenhänge zur Verdeutlichung der Psychogenese der beschriebenen Gesundheitsstörungen zu führen, ggf. sind krankheitsrelevante familiendynamische Faktoren zu schildern. Bei Psychotherapie im Rahmen der medizinischen Rehabilitation sind die psychodynamisch relevanten Anteile der Behinderung oder ihrer Folgen darzustellen."

> Die Darstellung des neurotischen Konflikts und der ihn bestimmenden neurotischen Psychodynamik ist unerlässlich und nicht durch Konzepte der Objektbeziehungstheorie zu ersetzen. Diese sind als ergänzende Verdeutlichung der vermuteten frühen Entwicklungsabläufe hilfreich, können jedoch nicht allein die Ätiologie einer neurotischen Erkrankung für den Gutachter begründen.

Zu Punkt 7: *Schilderung der familiären Situation (Eltern/Bezugspersonen)*

„Gesundheitszustand und psychische Verfassung der Eltern und/oder anderer Bezugspersonen des Kindes/Jugendlichen; Einstellung zur Psychotherapie des Kindes und ggf. zur Psychotherapie der Bezugsperson. Beurteilung der Umstellungsfähigkeit der Eltern und der Möglichkeiten, die pathogene Familiendynamik zu beeinflussen."

Zu Punkt 8: *Neurosenpsychologische Diagnose zum Zeitpunkt der Antragstellung*

„Darstellung der Diagnose auf der symptomatischen und strukturellen Ebene; differenzialdiagnostische Abgrenzung unter Berücksichtigung auch anderer Befunde, ggf. unter Beifügung der anonymisierten Befundberichte.“

Zu Punkt 9: *Behandlungsplan und Zielsetzung der Therapie*

„Begründung der Art der Psychotherapie wie analytisch begründete Kinder- und Jugendlichenpsychotherapie, analytisch begründete Gruppentherapie bei Kindern und Jugendlichen, Kurzpsychotherapieverfahren, Probetherapie, Begründung für die voraussichtliche Dauer der geplanten Psychotherapie und deren Zielsetzung nach Maßgabe der Psychotherapie-Richtlinie. (Es muss ein Zusammenhang nachvollziehbar dargestellt werden zwischen der Art der neurotischen Erkrankung, der Sitzungsfrequenz, dem Therapievolumen und dem Therapieziel, das unter Berücksichtigung der Leistungspflicht der Krankenkasse als erreichbar angesehen wird.)

Ggf. Begründung der Notwendigkeit und des Umfangs der begleitenden Psychotherapie der Bezugsperson.

Andere Verfahren als die in der Psychotherapie-Richtlinie genannten Behandlungsverfahren und -methoden (R: B § 14) können nicht Bestandteil des Behandlungsplans sein.

Ist die Durchführung einer Gruppenpsychotherapie vorgesehen, ist der Behandlungsplan verfahrensbezogen zu begründen. In diesem Fall soll verdeutlicht werden, welche besonderen Möglichkeiten dieser Therapieansatz für die Bearbeitung der vorliegenden neurotischen Störungen des Patienten bereithält.“

> Bei der Behandlung von Kindern im Vorschulalter ist auch die Möglichkeit der Änderung der Relation zwischen dem Umfang der Behandlung des Kindes und der Einbeziehung der Bezugspersonen zu beachten.

Eine Jugendlichenpsychotherapie ist, abhängig vom Grad der Reife, grundsätzlich bis zum vollendeten 21. Lebensjahr möglich.

Zu Punkt 10: *Prognose* der Psychotherapie *„Einschätzung der Prognose im Hinblick auf die*

a) Situation des Kindes/Jugendlichen innerhalb der Familie (z. B. aktuelle Belastung der Familie, Dauerkrise der Familie, Rollenfunktion des Kindes/Jugendlichen)

b) Motivation des Kindes/Jugendlichen zur geplanten Psychotherapie

c) Motivation, Umstellungsfähigkeit und Belastbarkeit der Bezugspersonen

d) Möglichkeiten zur Entwicklung altersentsprechender Beziehungen und phasengerechter Verselbstständigung des Kindes/Jugendlichen.“

Zu Punkt 11: *Dient der Erstantrag einer Umwandlung von Kurzzeittherapie in Langzeittherapie?*

a) „Welches sind die Gründe für die Änderung der Indikation und die Umwandlung in Langzeittherapie?

b) Welchen Verlauf hatte die bisherige Therapie?“

Der Bericht zum Fortführungsantrag [PT 3KZT/b (K)]

Zu Punkt 1: *Wichtige Ergänzungen zu den Abschnitten 1–3 des Berichts zum Erstantrag auf PT 3KZT/a (K)*

„Körperliche Erkrankungen, psychosoziale Entwicklung, Familiensituation, Ergebnis ergänzender psychodiagnostischer Verfahren, psychische und somatische Befunde.“

Zu Punkt 2: *Ergänzungen der Psychodynamik der neurotischen Erkrankung*

„Im Verlauf der bisher ausgeführten Psychotherapie gewonnene Erkenntnisse über die Psychodynamik der neurotischen Erkrankung sind darzustellen. Kritische Überprüfung der im Erstantrag dargestellten Annahmen zur Ätiopathogenese.

Darstellung der Entwicklung der psychodynamisch relevanten Therapieprozesse auf der intrapsychischen und interpersonalen Ebene.“

Die im Therapieverlauf gewonnenen Erkenntnisse sollten die Darstellung der Psychodynamik der neurotischen Erkrankung und des neurotischen Konflikts belegen. Die Hypothesen des Erstberichts sind zu überprüfen und ggf. konkreter darzulegen. Es genügt nicht der lapidare Hinweis, dass sie sich bestätigt haben.

Zu Punkt 3: *Ergänzungen zur neurosenpsychologischen Diagnose* bzw. *Differenzialdiagnose*

Zu Punkt 4: *Zusammenfassung des bisherigen Therapieverlaufs*

a) Die Darstellung soll sich auf die für die Begutachtung wichtigen Angaben beschränken, wie Übertragung, Gegenübertragung, Widerstand und Regression, Dynamik der familiären Interaktion, angewandte Methoden und Angaben über den erreichten Effekt, Änderung der Symptomatik, Korrektur der Fehlentwicklung, Unterbrechung der Therapie. Für den Gutachter muss aus der kurz gefassten Darstellung der therapeutische Prozess zu erkennen und nachvollziehbar sein. Bei Gruppentherapie sind die Veränderung des Verhaltens des Patienten in der Gruppe und die dynamischen Prozesse in der Gesamtgruppe in Bezug auf den Patienten zu schildern.

b) Die Mitarbeit der Eltern und ggf. der Verlauf der Einbeziehung der Bezugsperson(en) während der Behandlung sollen beschrieben werden.
In Verbindung mit dem Inhalt von Punkt 2 soll die Darstellung des Verlaufs den analytischen Therapieprozess veranschaulichen. Dabei ist das dynamische Geschehen auf der interpersonellen wie auf der intrapsychischen Ebene zu beschreiben. Wichtig ist auch, welche Möglichkeiten dem Patienten durch die Therapie eröffnet worden sind, ggf. welche Fähigkeiten er zur Bewältigung seiner Realität gewonnen hat. In welchem Umfang war es möglich, die Eltern zu entlasten und sie für eine Mitarbeit zu gewinnen?

Zu Punkt 5: *Änderung des Therapieplans und Begründung.*

Zu Punkt 6: *Prognose nach bisherigem Behandlungsverlauf.*

„Die wahrscheinlich noch notwendige Therapiedauer ist mit Bezug auf die Entwicklungsmöglichkeiten des Patienten und seines Umfelds zu begründen.

Die Therapieziele sind sowohl im Hinblick auf die phasentypischen Entwicklungsmerkmale des Patienten darzustellen als auch unter Berücksichtigung der nach der Psychotherapie-Richtlinie begrenzten Leistungspflicht der Krankenkassen.“

Ergänzungsbericht [PT 3KZT/c (K)]

Die Inanspruchnahme der Behandlung im Rahmen der Höchstgrenzen nach § 23b Abs. 1 Nr. 8. der Psychotherapie-Richtlinie erfordert einen Antrag des Versicherten auf Fortführung der Behandlung (Formblatt PTV 1), dem das PTV 2 mit einem aktuellen Bericht nach PT 3KZT/b (K) und zusätzlich ein Ergänzungsbericht [PT 3KZT/c (K)] beizufügen ist. Im zusätzlichen Ergänzungsbericht ist die Fortführung der Behandlung über den Leistungsumfang hinaus, der in den Psychotherapie-Richtlinien unter § 23b Abs. 1 Nr. 1–7 festgelegt wurde, zu begründen und zur beabsichtigten Überschreitung des Behandlungsumfangs Stellung zu nehmen. Dabei sollen folgende Fragen beantwortet werden:

- Welche Erwartungen knüpfen der Patient und die Eltern oder die Bezugspersonen an die Fortführung der Behandlung? Was möchten Sie noch erreichen?
- Welche Zielvorstellungen verbindet der Therapeut mit der im Bericht zur Fortführung dargestellten Therapie?
- Kann die Beendigung der psychotherapeutischen Behandlung durch Reduzierung der Behandlungsfrequenz ermöglicht oder erleichtert werden?
- Welche Stundenzahl wird für die Abschlussphase der psychotherapeutischen Behandlung unbedingt noch für erforderlich gehalten?
- Welche Sitzungsfrequenz und welche Behandlungsdauer bis zur Beendigung der Therapie sind vorgesehen?

Der Ergänzungsbericht betrifft auch bei Kindern und Jugendlichen die ausnahmsweise Verlängerung einer Psychotherapie. Die Verlängerung der Psychotherapie ist als Abschlussphase der betreffenden Behandlung zu begründen.

Die Behandlung von Kindern und Jugendlichen ist in der vertragsärztlichen Versorgung eine gezielte Therapiemaßnahme, die nicht in eine die jeweilige Entwicklungsphase begleitende Betreuung übergehen kann. Diese Forderung setzt möglicherweise auch eine Einstellungsänderung des Therapeuten voraus. Psychotherapie entsprechend der Richtlinie heißt auch bei Kindern und Jugendlichen die Einschränkung der therapeutischen Maßnahme auf die Behandlung von Krankheit. Im Ergänzungsbericht muss daher eine noch vorhandene Krankheit überzeugend verdeutlicht werden.

Es wird leicht vergessen, dass wichtige Lebensabschnitte, vornehmlich des Kindes, durch eine mehrjährige Therapie entscheidend mitgeprägt werden. Dies hat nicht nur positive Seiten, da die emotionale Besetzung des Patienten durch die Therapie selbst –

und nicht nur durch die zeitliche Inanspruchnahme – auf seinen Entwicklungsfreiraum Einfluss nehmen kann. Gelegentlich gerät der Therapeut in die Rolle des Elternersatzes, der sich veranlasst sieht, das Kind/den Jugendlichen eine längere Lebensstrecke zu begleiten.

Die Einbeziehung der Bezugspersonen (V: C § 11 [9])

1. Im Bericht zum Antrag auf Feststellung der Leistungspflicht [Formblatt PT 3KZT/a/b/c (K)] ist anzugeben, ob und in welchem Umfang eine Einbeziehung der Bezugspersonen als notwendig angesehen wird. Die Stundenzahl der Einbeziehung der Bezugspersonen soll ein Verhältnis von 1 : 4 zur Stundenzahl der Behandlung des Patienten möglichst nicht überschreiten.
2. Die in diesem Verhältnis für die Bezugspersonen bewilligte Stundenzahl ist der Stundenzahl für die Behandlung des Patienten hinzuzurechnen. Ist eine höhere Stundenzahl für die Einbeziehung therapeutisch geboten, ist dies im Antrag zu begründen. Wird für die Bezugspersonen eine höhere Stundenzahl bewilligt, so reduziert sich die Stundenzahl für die Behandlung des Patienten entsprechend.
3. Soll die Einbeziehung der Bezugspersonen in Gruppen durchgeführt werden, darf ein Verhältnis von 1 : 2 zur Stundenzahl des Patienten nicht überschritten werden. Die genehmigten Doppelstunden für die Gruppe werden der Stundenzahl für die Behandlung des Patienten hinzugerechnet.

Beispiel: Auf vier Behandlungsstunden des Patienten kommt eine Gruppensitzung zu 100 Minuten (= zwei Stunden) für die Bezugspersonen.

> Die Einbeziehung der Bezugspersonen ohne eine in denselben Zeitabschnitt fallende, parallel laufende Behandlung des Patienten ist nicht zulässig (V: C § 11 [11]).

3.8.7 Aufbau der Formblätter: Berichte Gruppenpsychotherapie

Im Bericht an den Gutachter zum Antrag des Versicherten auf tiefenpsychologisch fundierte oder analytische Psychotherapie sind auf den Formblättern/Fragenkatalogen PT 3KZT/a (K) die Hinweise auf Gruppenpsychotherapie besonders zu beachten.

> Bei den Fortführungsanträgen ist bei der psychoanalytisch begründeten Gruppentherapie im Verlängerungsantrag deutlich zu machen, wie sich die innerpsychischen Konflikte der betreffenden Patienten interpersonell im Prozess der Gruppe mittels Übertragung und Widerstand darstellen.
> Auch ist zu veranschaulichen, wieweit es gelungen ist, durch die Bewusstmachung der interpersonellen Konflikte in der Gruppe dem Patienten die innerseelischen Konflikte zugänglich zu machen, um dadurch Veränderungen herbeizuführen.

Es ist zu beschreiben, wie durch das interaktionelle Feedback und die in der Gruppe ablaufenden Auseinandersetzungen neue Bewältigungsformen der gegebenen Realität erworben worden sind. Werden im Rahmen einer genehmigten Gruppenpsychotherapie Einzelbehandlungen notwendig, können diese in einem Verhältnis von einer Einzelsitzung auf zehn Gruppensitzungen ohne erneute Antragstellung durchgeführt und den genehmigten Gruppensitzungen hinzugerechnet werden (V: C § 11 [8]).

Die Verbreitung computerisierter Texte fördert die Entwicklung von stereotypen Begründungsbausteinen, die regelmäßig und zunehmend als Standardbegründungen (z. B. bei der Schilderung des Therapieplans bei Gruppentherapie) auftauchen. Damit wird einer Standardisierung der Berichte Vorschub geleistet, die im Gegensatz zur Forderung nach patientenbezogener individueller Beantwortung der Fragenkataloge der Formblätter steht. Vom Gutachter muss erwartet werden, dass er Berichte dieser Art zurückweist, da sie eine individuelle Beurteilung nicht zulassen und wenig glaubwürdig erscheinen.

Bei einem Fortführungsantrag für die tiefenpsychologisch fundierte Gruppenpsychotherapie soll erläutert werden, wie sich die Störungen der Ich-Funktionen und die abgeleiteten Konflikte der betreffenden Patienten (z. B. im Zusammenhang mit dem sekundären Krankheitsgewinn) im Prozess der Gruppe abbilden. Dabei ist besonders zu beachten, wie sich dieser Prozess in den multilateralen Übertragungen und den psychosozialen Kompromissbildungen (aus Gruppenleistungen und Widerstand) darstellt. Es muss auch deutlich werden, wieweit es gelungen ist, durch Interpretation der psychosozialen Kompromissbildung und der Teilhabe des betreffenden Patienten daran eine Veränderung herbeizuführen.

Nicht zuletzt geht es darum, wie durch das Aufarbeiten der Störungen der Ich-Funktionen die -Fähigkeit des Patienten zur Bewältigung seiner Konflikte, aber auch der Anforderung der Realität verbessert worden ist. Maßnahmen einer Gruppenpsychotherapie (bis zu 9 Teilnehmer) können an einem Tag bis zu 2-mal je 100 Minuten in voneinander getrennten Sitzungen durchgeführt werden.

3.8.8 Ablehnung des Antrags auf Feststellung der Leistungspflicht für Psychotherapie durch die zuständige Krankenkasse

Kann der Gutachter die Einleitung oder Fortführung einer Psychotherapie aufgrund der ihm zur Verfügung gestellten Angaben über den Patienten nicht empfehlen und entscheidet die zuständige Krankenkasse in gleicher Weise, erhalten der Patient und der Therapeut eine Benachrichtigung. Diese soll dem Patienten in persönlicher Form, dem Therapeuten auf dem PTV 9 zugestellt werden. Ist der Patient mit der Entscheidung der Krankenkasse nicht einverstanden, steht es ihm frei, dagegen *Einspruch* zu erheben und ein Obergutachten zu beantragen. Der Arzt, ggf. der Psychologische Psychotherapeut bzw. der Kinder- und Jugendlichenpsychotherapeut stellt für den Obergutachter eine fachliche Begründung des Einspruchs zur Verfügung. Die im Gutachten enthaltenen Gründe für die Ablehnung einer Kostenübernahme sind in der Einspruchsbegründung besonders zu berücksichtigen. Dass bei einer vom Gutachter empfohlenen Reduzierung eines beantragten Stundenkontingentes ein Obergutachterverfahren beantragt werden könne, ist jedoch ausweislich der Bestimmung in § 13 Abs. 4 der Psychotherapie-Vereinbarungen nur bei Nichtbefürwortung des Gutachters und damit Ablehnung der Therapie durch die Krankenkasse möglich.

3.8.9 Andere Psychotherapiemethoden

Katathymes Bilderleben kann nur im Rahmen eines übergreifenden tiefenpsychologisch fundierten Psychotherapiekonzeptes ausgeführt werden, d. h. nur im Rahmen der antrags- bzw. gutachterpflichtigen Psychotherapie.

Rational-emotive Therapie (RET) kann nur im Rahmen eines übergreifenden verhaltenstherapeutischen Therapiekonzeptes ausgeführt werden.

Die Einführung von Elementen anderer Therapieverfahren oder -techniken in die Psychotherapie gemäß der Richtlinie oder die Anwendung anderer Verfahren anstelle der beantragten, vom Gutachter befürworteten und von der zuständigen Krankenkasse bewilligten Maßnahmen ist nicht zulässig.

KAPITEL

4 Verhaltenstherapie

4.1 Die Verhaltenstherapie als Krankenbehandlung

Zur vertragsärztlichen Versorgung können psychotherapeutische Behandlungsverfahren gemäß den Definitionen in R: B I: 3 (Fassung 1987) zugelassen werden. „Diese Voraussetzungen gelten seit den am 1.10.1987 in Kraft getretenen Psychotherapie-Richtlinien auch für die Verhaltenstherapie als erfüllt:

- Sie hat den „Nachweis der erfolgreichen Anwendung an Kranken überwiegend in der ambulanten Versorgung über mindestens zehn Jahre ..." (R: B I, 3.1–3.4 alte Fassung) für eine Reihe von Therapiemethoden erbracht, „die vorwiegend auf der Basis der Lern- und Sozialpsychologie entwickelt worden" (R: B § 15 Abs. 1) und beispielhaft unter B § 15 Abs. 2 Nr. 1–5 der Richtlinie aufgeführt sind, und
- sie stellt eine ätiologisch orientierte Form der Psychotherapie dar, die ein differenziertes System zur Analyse von krankheitsauslösenden und -aufrechterhaltenden Ursachenfaktoren (Verhaltensanalyse) und zur Prognose des Behandlungserfolgs im Einzelfall entwickelt hat (Motivationsanalyse unter Berücksichtigung der individuellen Vorgeschichte, der einschlägigen wissenschaftlichen Krankheitslehre und des aktuellen Veränderungspotenzials des Patienten in seiner relevanten Umwelt).

> Verhaltenstherapie im Sinne der Psychotherapie-Richtlinie „erfordert die Analyse der ursächlichen und aufrechterhaltenden Bedingungen des Krankheitsgeschehens (Verhaltensanalyse). Sie entwickelt ein entsprechendes Störungsmodell und eine übergeordnete Behandlungsstrategie, aus der heraus die Anwendung spezifischer Interventionen zur Erreichung definierter Therapieziele erfolgt" (R: B § 15 Abs. 1).

4.2 Behandlungstechniken

Auf die einzelnen Behandlungstechniken soll hier nicht eingegangen werden.

Die gebräuchlichsten zulässigen Methoden (R: B § 15 Abs. 2) bzw. ausgeschlossenen (R: Anlage 1) sind in der Richtlinie bezeichnet und in der Fachliteratur gut zugänglich dargestellt. Außerdem kommt es im Gutachterverfahren bzgl. der Interventionstechniken selbst nur in jenen eher seltenen Fällen zu Einwänden des Gutachters, in denen Methoden vorgeschlagen werden, die nicht den Kriterien der Richtlinie entsprechen (R: B § 17 Abs. 3 bzw. Anlage 1).

Die häufigsten Beanstandungen im Gutachterverfahren beziehen sich dagegen darauf, dass die funktionale Verhaltensanalyse oder die übergeordnete Behandlungsstrategie oder beide nicht überzeugen. Deshalb soll in den folgenden Ausführungen nicht auf Interventionstechniken an sich, sondern auf ihren ursächlich orientierten und strategischen Einsatz zum Erreichen bestimmter Therapieziele eingegangen werden. Dies geschieht unter den Stichworten „Verhaltensanalyse", „Störungsmodell" und „übergeordnete Behandlungsstrategie". Die Ausführlichkeit der Erläuterungen findet ihre Grenzen im Gesamtrahmen des Kommentars; für detailliertere Informationen wird auf die einschlägige Fachliteratur verwiesen.

4.3 Verhaltensanalyse

Grundstein jeder verhaltenstherapeutischen Psychotherapie im Sinne der Richtlinie ist eine ausführliche Verhaltensanalyse, mit der vor Beginn der Behandlung über die Indikation für eine Verhaltenstherapie und die Art der geplanten Intervention entschieden wird. Diese Forderung gilt, wie die Richtlinie ausdrücklich feststellt, nicht nur für beobachtbares Verhalten, sondern ebenso für „kognitive, emotionale, motivationale und physiologische Vorgänge" (R: B § 15 Abs. 1).

Damit greift die Richtlinie eine terminologische und konzeptionelle Entwicklung innerhalb der Verhaltenstherapie auf, die, ausgehend von einer rigorosen Beschränkung auf beobachtbares Verhalten, zunehmend andere, einer systematischen Analyse zugängliche Verhaltensweisen bzw. Teilaspekte komplexer Reaktionen als Verhalten bezeichnet und wie beobachtbares Verhalten einer Verhaltensanalyse unterzieht.

Dies heißt freilich auch, dass es nicht mit dem Verhaltenstherapie-Verständnis der Richtlinie vereinbar ist, wenn ohne vorausgehende Verhaltensanalyse z. B. dysfunktionale Kognitionen mit standardisierten Interventionsverfahren behandelt bzw. wenn physiologische Funktionsstörungen symptomatisch mit Entspannungs- oder Biofeedback-Verfahren beeinflusst werden.

Jedes zu behandelnde symptomatische Verhalten ist also qualitativ mehrdimensional und quantitativ zu beschreiben und im Hinblick auf vorausgehende und nachfolgende ursächliche Bedingungen zu analysieren.

Die Analyse der *vorausgehenden Bedingungen* wird sich nur bei umschriebenen Monophobien auf die Identifikation von externen aversiven Auslösern beschränken können. In der Mehrzahl der Fälle resultiert die aversive Qualität der Auslösesituation daher, dass der Patient nicht gelernt hat, den Anforderungen vergleichbarer Situationen angemessen zu begegnen (das heißt z. B., sich angemessen durchzusetzen, anstatt den zweifelhaften Versuch zu unternehmen, sich durch perfektionistisches Leistungsverhalten „unangreifbar" zu machen).

Die entsprechenden Verhaltensdefizite und -hemmungen lassen sich oft über lange Zeitabschnitte der Biographie hinweg *(Lerngeschichte)* bis hin zum Verhalten des Patienten in der Interviewsituation der probatorischen Sitzungen *(psychischer Befund)* verfolgen und präzisieren (Makroanalyse). Bei der Verhaltensanalyse des aktuellen symptomatischen Verhaltens (Mikroanalyse) ist die funktionale Analyse der vorausgehenden ursächlichen Bedingungen (Bedingungsanalyse) durch die Analyse eines anderen für Gestalt und Fortbestand einer Symptomatik bedeutsamen Ursachenbündels zu ergänzen: die Analyse der *nachfolgenden Bedingungen/Konsequenzen*, die durch ihre, dem Patienten oft unbewusste, subjektiv angenehme Qualität (z. B. Erleichterung, soziale Zuwendung) das vorausgegangene symptomatische Verhalten verstärken und damit *aufrechterhalten* können. Vor allem durch die Analyse der einem Symptom nachfolgenden Bedingungen lässt sich veranschaulichen, welche Funktion das Symptom im aktuellen Lebenskontext hat (Funktionsanalyse). Dieser Teil der Verhaltensanalyse kann freilich nur gelingen, wenn sich die Lerngeschichte nicht auf eine Aufzählung lebensgeschichtlicher Daten beschränkt, sondern zu Hypothesen darüber gelangt, vor welchen lebensgeschichtlichen Herausforderungen der Patient steht und über welche Möglichkeiten der Bewältigung dieser Aufgaben er aufgrund seiner bisherigen Lernerfahrungen verfügt.

Inzwischen versteht es sich fast von selbst, dass die in der sog. Kanferschen Formel berücksichtigten Verhaltensdeterminanten nicht nur von außen einwirken, sondern auch vom sich selbst steuernden Individuum selbst erzeugt sein können (z. B. angstauslösende aversive Kognitionen, Angst erregende Bewertungen an sich harmloser externer Ereignisse, depressiogene negative Selbstbewertungen usw.).

4.4 Störungsmodell

Die verhaltensdiagnostischen Befunde sind auf einem der Komplexität der Störung angemessenen Abstraktionsniveau zu verdichten und zu einem Modell der Störung zusammenzufassen. Dies kann durch stichwortartige Beschreibungen von Situationen geschehen, die für Erstmanifestationen und Fortbestand der Störung charakteristisch erscheinen. Es genügt aber auch ein Störungsmodell nach Kanfer mit Erläuterungen zur Auswahl der betreffenden Situation sowie zum Verständnis der abgebildeten Verhaltenskonstellation. Im Zweifelsfall sollte die Form gewählt werden, die den kollegialen Dialog zwischen berichtendem Therapeuten und Gutachter erleichtert.

Besonders am Störungsmodell und an der daraus abgeleiteten umfassenden Behandlungsstrategie wird erkennbar, ob der berichtende Therapeut eine Krankheit nur durch den symptomatischen Einsatz von verhaltenstherapeutischen Techniken zu behandeln gedenkt oder ob er das für die Störung im Einzelfall verantwortliche funktionale Gefüge erfasst hat und ihm mit einer wohl überlegten Auswahl von Behandlungstechniken zu begegnen versucht.

Da sich bei der Begutachtung viele Beanstandungen auf diese Punkte beziehen, soll noch einmal mit einigen Beispielen verdeutlicht werden, wie bei der gleichen Diagnose „agoraphobisches Syndrom" verschiedene Störungsmodelle und damit verschiedene Behandlungsstrategien in Frage kommen können.

So kann es durchaus angemessen sein, ein agoraphobisches Syndrom als isolierte Angst-/Vermeidungsreaktion aufzufassen und allein mit einer Expositionstherapie zu behandeln, wenn z. B. eine psychisch gesunde Frau mit niedrigem Blutdruck und einem grippalen Infekt oder unter den besonderen Umständen kurz nach einer Entbindung kollabiert und fortan aus Furcht davor, wieder „umzufallen", lieber in ihrer vertrauten Umgebung bleibt.

Anders wird das übergeordnete Störungsmodell bei gleicher Diagnose aussehen, wenn sich bei der Verhaltensanalyse Hinweise dafür ergeben, dass die betroffene Patientin unter den besonderen beschriebenen Umständen oder generell nicht imstande ist, ihren Ehemann oder Freunde um Entlastung oder liebevolle Zuwendung zu bitten und dieses Ziel erst mit dem Auftreten der Symptomatik zu erreichen scheint. Hier wird bei der Formulierung des übergeordneten Störungsmodells zu beachten sein, dass sich das agoraphobische Syndrom bei einer selbstunsicheren Frau entwickelt hat und bei der Behandlung beiden Aspekten, der phobischen Vermeidung öffentlicher Situationen und der mangelnden Selbstsicherheit der Patientin, in ausgewogener Weise Rechnung zu tragen ist.

Die mangelnde Selbstsicherheit kann aber auch dadurch besondere Aufmerksamkeit verlangen, dass die Patientin aus Angst vor Bewertung durch andere in Gesellschaft sehr aufgeregt ist und sich mit dem Auftreten der Symptomatik gesellschaftlichen Verpflichtungen entziehen kann. In diesem Falle könnte das soziophobische Verhalten einen zentralen Stellenwert im übergeordneten Störungsmodell erhalten.

Schließlich kann ein klinisch ähnlich in Erscheinung tretendes agoraphobisches Syndrom auch Manifestation einer in der psychotherapeutischen Literatur als klassisch anzusehenden Konstellation sein, bei der z. B. eine sehr selbstunsichere Patientin, die sich nicht gegen ihren Ehemann behaupten kann, am liebsten „davonlaufen" möchte, jedoch aus Mangel an Selbstständigkeit oder aus Zweifel an ihrer Attraktivität Angst vor diesem Schritt hat und durch ein agoraphobisches Syndrom aus ihrem Konflikt erlöst und an ihr Haus gebunden bleibt.

Das Störungsbild „agoraphobisches Syndrom bei sehr selbstunsicherer Frau in unauflösbar erscheinender ehelicher Konfliktsituation" wird also bei gleicher Diagnose zu einer anderen Bewertung der Störung und ihres Bedingungsfelds führen als bei den zuvor beschriebenen Konstellationen.

Mit diesen wenigen Beispielen sei angedeutet, dass bei der Begutachtung Störungsmodelle, die ohne weitere Erörterung auf dem Abstraktionsniveau „Angst-/Vermeidungsreaktion" angesiedelt werden, u. U. ebenso beanstandet werden müssen wie andere, die unter dem Druck der Forderung nach einem „übergeordneten" Störungsmodell eine Abstraktionsstufe zu hoch greifen (z. B. „gelernte Hilflosigkeit").

Die verhaltenstherapeutische Analyse der kontextuellen Einbettung einer Symptomatik hört natürlich nicht bei Mikro- und Makroanalyse auf. Von Anfang an interessierte auch der größere Lebenskontext (Familie, peer group), in dem ein Symptom zu sehen und zu verändern ist (Motivationsanalyse, Zielanalyse mit erwartbaren Zielkonflikten, Bereitschaft, den Patienten in seiner Lebensrealität zu sehen und sich verändern zu lassen). Somit ist schwer verständlich, weshalb manche der stets neugierigen Verhaltenstherapeuten mehr als einen „Blick über den Gartenzaun" ins systemische Lager zu benötigen glauben.

Ein neuer Akzent ist allerdings auch in der Verhaltenstherapie durch das klinische Bewusstsein entstanden, dass isolierte Störungen eher selten sind und dass in mehr als zwei Drittel aller Fälle von Komorbiditäten auszugehen ist. Wurde also schon früher gefordert, dass bei mehreren simultan bestehenden Beschwerden ein entsprechend komplexes Störungsbild herauszuarbeiten sei, so ist dies heute fast zwangsläufig der Fall (komplexe individuelle Störungsmodelle, die die Art der funktionalen Verknüpfung der Einzelstörungen anschaulich machen!).

Denn nur so können Gewichtung und Reihenfolge der geplanten therapeutischen Maßnahmen zur Erreichung der vom Patienten angestrebten Ziele nachvollziehbar vermittelt werden (strategischer Behandlungsplan). Als neuer Aspekt ist schließlich hinzugekommen, dass uns komplexe Störungen, wie zum Beispiel Borderline- und Traumafolgestörungen gelehrt haben, dass viele präsentierte Symptome (wie z. B. Panik, Ess- und Suchtstörungen) nur Teilaspekte einer oft nicht immer gleich ins Auge fallenden komplexen Störung sein können.

Fazit: Strategische Behandlungspläne, die auf differenzierten, individuellen Störungsmodellen aufbauen, haben den Test der Zeit bestanden. Vor allem haben sie bisher ein in der psychotherapeutischen Welt einmaliges Assimilationspotenzial für die vielen erfreulichen Innovationen der jüngsten Zeit unter Beweis gestellt.

4.5 Übergeordnete Behandlungsstrategie

Therapiepläne müssen nach dem oben Gesagten eine spezifische Antwort auf die Ergebnisse der Analyse eines *individuellen* Lebenslaufs unter lerngeschichtlichen Gesichtspunkten (Lerngeschichte) und die korrespondierenden Ergebnisse der funktionalen Verhaltensanalyse des symptomatischen Verhaltens darstellen.

Unter Bezug auf die erwähnten Beispiele **kann es also nicht genügen, bei der Planung von Verhaltenstherapien eine Reihe von Behandlungstechniken aufzuzählen,** die nach der Literatur z. B. bei agoraphobischen Syndromen mit Erfolg eingesetzt worden sind. Vielmehr muss **für den Einzelfall** begründet werden, bei welchem Bestandteil einer komplexeren Problematik die Behandlung begonnen werden soll. Und in Bezug auf häufig ursächlich bedeutsame Verhaltensdefizite genügt keinesfalls der Hinweis, dass die soziale Kompetenz gefördert bzw. ein Selbstsicherheitstraining durchgeführt werden soll, sondern es ist auszuführen, welcher Art und welchen Ausmaßes die individuellen Verhaltensdefizite sind (individuelle Therapieziele) und wie ihnen im Therapieprozess Rechnung getragen werden soll.

> Der Gutachter wird eine geplante Behandlung also nur dann befürworten können, wenn
> - der Behandlungsplan aus einem individuell entwickelten, übergeordneten Störungsmodell abgeleitet ist, das unter gleichwertiger Berücksichtigung der lebensgeschichtlichen Entwicklung des Patienten, des psychischen Befunds zum Zeitpunkt der Antragstellung und der Verhaltensanalyse des symptomatischen Verhaltens (Punkte 2, 3 und 5 des Berichts zum Erstantrag) entwickelt wurde und wenn
> - die einzelnen zur Erreichung bestimmter Therapieziele eingesetzten Verfahren als Teil einer aus dem übergeordneten Störungsmodell abgeleiteten umfassenden individuellen Behandlungsstrategie erkennbar sind.

Natürlich haben Patienten, die sich der gleichen Diagnose- oder Problemgruppe zuordnen lassen, auch gemeinsame Strukturmerkmale. Diese **allgemeinen Merkmale eines Störungsbilds dürfen aber im Bericht nicht so in den Vordergrund gestellt werden, dass die individuellen Merkmale des Patienten nicht mehr erkennbar sind. Vielmehr sollte eine auf den konkreten Einzelfall abgestimmte Behandlungsplanung** vorgelegt werden. Entsprechend muss im Verlaufsbericht (bei Umwandlung oder Fortführung) erkennbar werden, **welche Interventionen im jeweiligen Einzelfall zu welchen Veränderungen geführt haben und was darauf aufbauend in einem weiteren Behandlungsabschnitt** getan werden soll.

4.6 Spezielle Anwendungsformen der Verhaltenstherapie

4.6.1 Verhaltenstherapeutische Gruppentherapie

Unter der Behandlung von Erwachsenen bzw. von Kindern und Jugendlichen in Gruppen versteht die Richtlinie die Anwendung der zugelassenen Verfahren unter Berücksichtigung der altersspezifischen Bedingungen (R: B § 18 Nr. 2 und 4), „sofern die Interaktion zwischen mehreren Kranken therapeutisch erforderlich ist und die gruppendynamischen Prozesse entsprechend genutzt werden“ (R: B § 18 Nr. 2).

So charakterisierte, z. B. psychoanalytisch orientierte Gruppentherapien, die das Behandlungsziel vor allem durch Nutzung der Gruppendynamik erreichen, dürfen in der Regel nicht mit einer Einzeltherapie kombiniert werden (R: B § 19).

Anders liegen die Dinge derzeit noch bei der verhaltenstherapeutischen Gruppentherapie. Hier kommt es zwar seit einigen Jahren zu einer „Wiederentdeckung der Gruppendynamik" (vgl. „zieloffene Gruppen" zur Behandlung von komplexen Störungen des Beziehungsverhaltens); bei den am häufigsten praktizierten und am besten untersuchten verhaltenstherapeutischen Gruppenverfahren handelt es sich jedoch um problem- und zielorientierte Gruppen (Trainingsgruppen bzw. problemorientierte Arbeitsgruppen), bei denen individualtherapeutisch vorbereitete Kranke mit vergleichbaren Problemen oder Zuständen die verschiedenen Facetten ihrer eigenen Problematik in der Gruppe zu erkennen und zu lösen lernen.

Hierbei werden gruppendynamische Prozesse beachtet und genutzt, im Zentrum der Aufmerksamkeit stehen jedoch die multimodale Verhaltensanalyse vergleichbarer Probleme und die Erarbeitung bzw. Erprobung von zielorientierten Lösungsschritten.

Im Hinblick auf diesen Sachstand werden in der Richtlinie verhaltenstherapeutische Gruppenbehandlungen derzeit nur als Bausteine einer umfassenden individuellen Behandlungsstrategie, d. h. nur als Teil einer (ggf. kurzen) Einzeltherapie, zugelassen.

Dabei wird die Doppelstunde Gruppentherapie „im Gesamttherapiekontingent als Einzelstunde gezählt“ (R: E § 23b Abs. 1 Nr. 3).

4.7 Informationsblatt für Verhaltenstherapie

Zu den formalen Aspekten der geplanten Behandlung (Art, Dauer usw.) nimmt der Therapeut auf dem Vordruck PTV 2 Stellung.

Die für die Abfassung des Berichts wichtigsten inhaltlichen Merkpunkte werden nicht als Überschriften über auszufüllenden Rubriken aufgelistet, sondern durch Fragen so präzisiert, dass der berichtende Therapeut diagnostische Befunde und geplante therapeutische Maßnahmen unter Verwendung der im Informationsblatt gewählten Nummerierung in freier Form niederschreiben kann.

4.8 Bericht zum Antrag auf Kurzzeittherapie (KZT)

Die Kurzzeittherapie als Richtlinien-Verfahren hat drei Indikationsbereiche:

- als Behandlungsverfahren mit voraussichtlich ausreichendem Behandlungserfolg
- zur Überprüfung der Indikationsstellung für Langzeittherapie
- als Sofortmaßnahme zur Krisenintervention.

In jedem Fall handelt es sich bei der KZT um Richtlinien-Psychotherapie. Die Behandlungsplanung muss deshalb eine verhaltenstherapeutische oder eine tiefenpsychologisch fundierte Konzeption erkennen lassen. Rein stützende oder betreuende Maßnahmen entsprechen nicht Leistungen einer Kurzzeittherapie. Für eine solche Indikation stehen ggf. Leistungen der psychosomatischen Grundversorgung, für Fachärzte für Psychiatrie und Psychotherapie Leistungen aus dem Kap. 21, für Fachärzte für Psychosomatische Medizin und Psychotherapie Leistungen aus dem Kap. 22 oder für andere ärztliche und Psychologische Psychotherapeuten und Kinder- und Jugendlichenpsychotherapeuten seit 2005 – in einem begrenzten Rahmen – entsprechende Gesprächsleistungen aus dem Kap. 23 zur Verfügung.

Im Einzelnen ist im KZT-Antrag zu folgenden Punkten Stellung zu nehmen:

- Beschwerden, Zeitpunkt und Anlass der Symptombildung: Notwendig ist die Angabe der Art und Dauer der Symptomatik sowie einer ggf. vorliegenden auslösenden Situation.
- Problemrelevante Angaben zur Vorgeschichte. Die „roten Fäden“ der Lernbiographie (Makroanalyse).
- Psychische Symptomatik und psychischer Befund: Hier sind insbesondere die Befunde darzu-

stellen, die die diagnostische Einordnung des Krankheitsbilds mit begründen.
- Somatische Symptomatik und somatischer Befund (s. ggf. Konsiliarbericht): Diese ergeben sich ggf. aus dem beigefügten Konsiliarbericht (zu den Qualifikationsanforderungen an den Konsiliarbericht s. dort). An den ärztlichen Konsiliarbericht sind bei KZT-Anträgen dieselben Qualifikationsanforderungen zu stellen wie bei Anträgen auf Langzeittherapie (➤ Kap. 4.10).
- Verhaltensanalytische Problemdefinition (Störungsmodell).
- Diagnose(n) nach ICD-10: Die diagnostische Einordnung zu einem bestimmten Krankheitsbild muss durch entsprechende Symptome (Punkte 1 und 3) belegt sein.
- Therapieziele und Prognose. Die Therapieziele sollten operational definiert sein (Zielerreichung?). Außerdem sind die üblichen prognostischen Kriterien im Hinblick auf die Kurzzeittherapie zu überprüfen und im Bericht zu erörtern.
- Therapie inkl. Begründung der Indikation und der wesentlichen Interventionen. Es soll deutlich werden, was im konkreten Einzelfall mit welcher Intervention verändert werden soll.

Der Bericht sollte ein bis eineinhalb Seiten nicht überschreiten.

4.9 Bericht zum Antrag auf Langzeittherapie (LZT)

Der sachverständige Gutachter hat zu prüfen, ob
- eine Erkrankung vorliegt, d. h. ob grundsätzlich die Leistungspflicht der Krankenkasse begründet ist
- bei der vorliegenden Erkrankung eine Verhaltenstherapie als indiziert angesehen werden kann
- die im konkreten Fall vorgeschlagene Verhaltenstherapie im Sinne der Psychotherapie-Richtlinie ist
- die geplante Verhaltenstherapie für diesen Patienten eine hinreichend günstige Prognose erkennen lässt.

Vor diesem Hintergrund geht der Gutachter im konkreten Fall mit folgenden medizinischen und psychologischen Fragen an die ihm vorgelegten Berichte heran.

4.9.1 Medizinische Fragen

a) Liegt überhaupt eine Erkrankung vor? Ggf. mehrere? Unter Berücksichtigung welcher Differenzialdiagnosen somatischer und/oder psychischer Art?

b) Wie ist der aktuelle Befund bzw. Status der vorliegenden Erkrankung (organisch und psychisch)?

c) Wie sind der bisherige Verlauf und die Behandlungsvorgeschichte der Erkrankung? Zu fragen ist nach psychotherapeutischen und psychiatrischen Vorbehandlungen: Therapierichtung, Therapeut, Probleme, Ergebnisse, Gründe für Wechsel bzw. erneute Behandlung, Reflektion der möglichen Faktoren, warum die vorherige Behandlung nicht stabil wirksam war, und sich daraus ergebende Konsequenzen für die jetzige Behandlung. Berücksichtigung beizufügender anonymisierter Berichte (**Epikrise**).

d) Was ist derzeit insgesamt an Therapie notwendig, was wird durchgeführt und durch wen?

e) Welchen Stellenwert hat dabei die beantragte Verhaltenstherapie? Was soll dadurch erreicht werden? Wie wahrscheinlich ist es, dass dieses Ziel erreicht wird?

4.9.2 Psychologische Fragen

- Mit welchen Beschwerden kommt der Patient in die Therapie? Warum jetzt?
- Wie ist die aktuelle Lebenssituation des Patienten, und worin liegen ihre Symptom auslösenden Aspekte?
- Wie ist die *Lern*-Biographie des Patienten unter besonderer Berücksichtigung der Entwicklung der Störung (Makroanalyse)?
- Was hat der Patient an familiären und extrafamiliären Modellen gelernt bzw. nicht gelernt?
- Welche Erfahrungen hat er mit seinem Spontanverhalten gemacht?
- Welches sind seine für die Behandlung nutzbaren Ressourcen?

- Welche Bedeutung/Funktion hat die einmal entstandene Störung in der aktuellen Situation? Wie ist das aufrechterhaltende Bedingungsgefüge?
- An welchem typischen Verhalten in welcher charakteristischen Situation lassen sich diese funktionalen Zusammenhänge beispielhaft veranschaulichen (Mikroanalyse)?
- Wie lautet die psychotherapeutische Problemstellung (d. h. das zusammenfassende/übergeordnete theoretische Modell) unter Berücksichtigung der medizinischen Grunddiagnose?
- Was soll unter Berücksichtigung von a) bis f) verhaltenstherapeutisch erreicht werden? Was wurde diesbezüglich schon versucht? Wie soll jetzt vorgegangen werden? Mit welchen Erwartungen (realistische Zielvorstellungen)?

Die *Verhaltensanalyse* muss zeigen, wo aufgrund der bei der Störung wirksamen Faktoren im vorliegenden Fall ein Ansatz für eine Verhaltenstherapie gegeben ist.

Die *Therapieziele* sollten einen Bezug zu den vom Patienten geäußerten Klagen wie auch zu den Ergebnissen der Verhaltensanalyse haben. Ihre Erreichbarkeit sollte vor dem Hintergrund der individuellen Vorgeschichte wie auch aus der einschlägigen wissenschaftlichen Krankheitslehre bewertet werden. **Dabei sollte die Reihenfolge disputiert werden, in der die Therapieziele bearbeitet werden. Kriterien, mit deren Hilfe sich der Grad der Therapiezielerreichung beurteilen lässt, sollten operational formuliert werden.** Die Motivation des Patienten ist eine notwendige Voraussetzung, ist aber sicher nicht hinreichend, um die Annahme einer guten Prognose zu begründen.

Der *Behandlungsplan* ist nicht (wie viele berichtende Kollegen anzunehmen scheinen) mit den Therapiezielen identisch. Der Behandlungsplan ist die Beschreibung der therapeutischen Interventionen, mit denen die Therapieziele erreicht werden sollten. Die stichwortartige Auflistung komplexer Therapieverfahren erlaubt kein Urteil über die Zweckmäßigkeit der Therapie, da in der Regel bei fachgerechter Anwendung solcher komplexer Therapieverfahren die zur Verfügung stehende Zeit niemals ausreichen würde. Stattdessen **ist der absehbare und geplante Therapieprozess zu schildern, der auch im Rahmen der bewilligten Stunden zu einem plausiblen Ergebnis führen kann.**

Bei Krankheiten, die eine parallele Behandlung durch Arzt und Psychologischen Psychotherapeuten erforderlich machen, sind die Maßnahmen zur Compliance bei der medikamentösen Therapie und **Aussagen zur Kooperation mit dem behandelnden Arzt zu beschreiben.**

4.10 Ärztlicher Konsiliarbericht

Bei der alten Regelung des Delegationsverfahrens lag die Gesamtverantwortung für eine von einem Psychologischen Psychotherapeuten durchgeführte Psychotherapie beim „delegierenden Arzt“, einem in der Regel in Grund- und Grenzfragen der Psychotherapie besonders erfahrenen ärztlichen Kollegen. Seit Inkrafttreten der gesetzlichen Regelungen des Psychotherapeutengesetzes sind Psychologische Psychotherapeuten und Kinder- und Jugendlichenpsychotherapeuten im Rahmen eines eigenständigen Heilberufs tätig. Sie sind aber auch, was oft nicht klar zu sein scheint, die **Leiter des Verfahrens geworden mit der Gesamtverantwortung für den Fall, nicht nur für die geplante Psychotherapie.**

Ärzten ist dieser Aspekt der Gesamtverantwortung aufgrund der längeren Geschichte des Arztberufs sehr bewusst. Sie entlasten sich fachlich und rechtlich durch gezieltes Hinzuziehen erfahrener Kollegen der relevanten Nachbardisziplinen (Konsil). Der Kreis der Ärzte, die vom Gesetzgeber zur Erstellung des vorgeschriebenen Konsiliarberichts vor Aufnahme einer Psychotherapie ermächtigt worden sind, umfasst praktisch alle klinischen Fachgebiete. Dabei ist nicht immer die erforderliche Sachkompetenz gewährleistet, um organisch bedingte Zustandsbilder mit psychopathologischer Symptommanifestation differenzialdiagnostisch abzugrenzen.

Auch wenn den gesetzlichen Vorschriften mit der Erstellung eines Konsiliarberichts durch jeden in der vertragsärztlichen Versorgung zugelassenen Arzt grundsätzlich Genüge getan ist, empfiehlt es sich aus fachlichen und haftungsrechtlichen Gründen, für den Konsiliarbericht einen einschlägig qualifizierten Arzt hinzuzuziehen.

4.11 Bericht zum Fortführungsantrag

Fortführungsanträge werden in der Regel vom Gutachter des Erstberichts bewertet. Deshalb sollten sie sich auf die ggf. notwendige Darstellung von relevanten neuen diagnostischen Informationen beschränken, den bisherigen Therapieverlauf (Kooperation des Patienten, Veränderung der Symptomatik als Ergebnis der therapeutischen Intervention, Fortschritte bei der Realitätsbewältigung usw.) epikritisch würdigen und ggf. Therapieziele und Prognose im Lichte neuer Erkenntnisse bewerten.

Bei Fortführungsanträgen sind vor allem die bis dahin durchgeführten therapeutischen Interventionen inklusive stationärer Behandlungen darzustellen, da insbesondere aus der Schilderung des bisherigen Behandlungsprozesses beurteilt werden kann, ob eine Fortführung sinnvoll ist. Schilderungen von Änderungen im Zustand des Patienten allein genügen nicht, um Therapieeffekte zu belegen. **Bei jedem Therapieplan**, insbesondere bei Verlängerung über 60 Stunden hinaus, **sollte auch bereits die Zeit nach Abschluss der Verhaltenstherapie bedacht werden. Sind Weiterbehandlungen erforderlich? Von wem werden sie durchgeführt? Wie wird das vorbereitet? Denn die Richtlinien-Psychotherapie ist ausdrücklich eine zeitlich begrenzte Therapiemaßnahme.**

4.12 Ergänzungsbericht zum Fortführungsantrag

Die Überschreitung des in besonders begründeten Fällen zulässigen Leistungsumfangs ist auf Antrag des Versicherten ausnahmsweise möglich (R: E § 23b Abs. 1 Nr. 8), wenn sich die Notwendigkeit im Interesse des Behandlungserfolgs aus einer kritischen Reflektion sowohl des Behandlungsverlaufs (Epikrise) als auch der qualitativen und quantitativen Zielvorstellung der Beteiligten ableiten lässt.

4.13 Begründung einer verhaltenstherapeutischen Gruppentherapie

Wie oben ausgeführt, ist die derzeit vorherrschend angewandte Form der verhaltenstherapeutischen Gruppentherapie anzusehen als Behandlung von einzelnen Kranken mit vergleichbaren Krankheitsbildern bzw. vergleichbarem Lernbedarf in der Gruppe. Sie kann deshalb nur in Kombination mit einer Einzeltherapie durchgeführt (R: E § 23b Abs. 1 Nr. 3) und dementsprechend nur im Rahmen eines einzeltherapeutischen Behandlungsplans beantragt werden.

4.14 Verhaltenstherapie bei Kindern und Jugendlichen[1]

4.14.1 Voraussetzungen

Psychotherapie mit Kindern und Jugendlichen erfordert eine besondere Sachkunde. Sie wird entweder hauptberuflich von Kinder- und Jugendlichenpsychotherapeuten oder von Ärzten für Kinder- und Jugendpsychiatrie und -psychotherapie ausgeübt, auch von Psychologischen Psychotherapeuten mit einer Zusatzqualifikation in Kinder- und Jugendlichenpsychotherapie oder Ärzten mit den Gebietsbezeichnungen Psychotherapeutische Medizin bzw. Psychosomatische Medizin und Psychotherapie oder Psychiatrie und Psychotherapie, schließlich von Ärzten unterschiedlicher Arztgruppen mit der Zusatzbezeichnung Psychotherapie oder Psychoanalyse. Neben Erfahrungen in der Psychotherapie bei dieser Altergruppe verlangt die Psychotherapievereinbarung von solchen Therapeuten eingehende Kenntnisse und Erfahrungen in der Entwicklungspsychologie, der Lernpsychologie einschließlich der speziellen Neurosenlehre sowie in der Psychodiagnostik bei Kindern und Jugendlichen. Kenntnisse

[1] Autor: Prof. Dr. med. Dr. rer. nat. Martin H. Schmidt, Zentralinstitut für Seelische Gesundheit, Mannheim

und Erfahrungen in der Gruppentherapie im Entwicklungsalter müssen spezifisch nachgewiesen werden.

Zwei Gründe gibt es für diese Anforderung: Das Gehirn von Kindern und Jugendlichen befindet sich noch in seiner Entwicklung, dementsprechend gleichen die zentralnervösen Funktionen in dieser Altersstufe nicht denen von Erwachsenen. Diesbezügliche Reifungs- und Lernprozesse sind Gegenstand der Entwicklungspsychopathologie. Sie kennt alterstypische Störungsbilder wie passagere Tics, Enuresis, Somnambulismus oder Anorexia nervosa, die sich zwar ins Erwachsenenalter fortsetzen können, aber selten erst im Erwachsenenalter beginnen. Der andere Grund ist, dass Kinder und Jugendliche auf ihr Umfeld, insbesondere auf die Erwachsenen in diesem Feld, weit mehr angewiesen sind als Menschen anderer Altersstufen. Diese Bezugspersonen transportieren dabei die Erwartungen der Gesellschaft, in der die Minderjährigen leben. Aber auch im Umgang mit den Einflüssen von Gleichaltrigen sind Kinder und Jugendliche nicht so geübt wie Erwachsene.

Aus beiden Bedingungen ergibt sich ein Prozess, in dem Reifungsvorgänge sich mit Lernvorgängen und erworbenen Einstellungen und Motiven des Kindes verbinden. Der letztgenannte Entwicklungsfaktor ist von wesentlicher Bedeutung für die Psychotherapie: Schon früh ist das Kind in der Lage, von seinem Umfeld unabhängige Haltungen und Motive zu entwickeln und damit selektiv nach bestimmten Entwicklungseinflüssen zu suchen. Die Entwicklungspsychologen sprechen deswegen von geteilter und nicht-geteilter Umwelt: Geschwister, die in dem gleichen Milieu aufwachsen, erleben dieses zum größeren Teil unterschiedlich und nur zum kleineren Teil gemeinsam. Derart selbstgewählte Umgangsformen mit der Umwelt können aber auch pathologische Formen annehmen. Deswegen kann von zwei Kindern in einer Familie eines eine psychische Störung entwickeln, das andere nicht. Die Zwillingsforschung bestätigt das eindrücklich anhand unterschiedlicher Konkordanzraten für bestimmte Störungen selbst bei monozygoten Zwillingen. In der Symptomatik von Kindern und Jugendlichen werden im Übrigen nicht nur Defizite und Exzesse, also mangelndes und überschüssiges Verhalten unterschieden. Bei den Defiziten gibt es nämlich nicht nur Funktionsverluste, sondern auch Retardierungssymptome, bei denen ein Kind das erwartete Funktionsniveau seiner Altersstufe noch nicht erreicht hat, schließlich regressive Symptome, die dem Rückfall in Verhaltensmuster entsprechen, die für frühere Altersstufen durchaus adäquat sein können.

4.14.2 Indikationen

Verhaltenstherapie ist bei Kindern und Jugendlichen wie bei Erwachsenen dann indiziert, wenn an einer abgrenzbaren und kausal verstehbaren Symptomatik gearbeitet werden soll, die Ausdruck einer psychischen Störung ist. Die Kriterien für eine solche psychische Störung nach einem der beiden gängigen Klassifikationssysteme – ICD oder DSM – müssen erfüllt sein. Zusätzlich gilt, dass die Rahmenbedingungen, in denen der Minderjährige lebt, eine erfolgreiche Behandlung zulassen müssen. Psychische Auffälligkeiten, die nicht unter dieser Definition erfassbar sind, können Gegenstand psychosomatischer Grundversorgung oder anderer kinder- und jugendpsychiatrischer Interventionen sein. Wie bei der Psychotherapie Erwachsener können die Symptome Folge frühkindlicher Mangelerlebnisse, tiefgreifender Entwicklungsstörungen, einer früh erkennbaren Behinderung oder einer chronischen Erkrankung sein, auch Folge, Begleit- oder Residualsymptomatik einer psychotischen Störung.

Der Positivkatalog der Psychotherapie-Richtlinie umfasst nicht die Behandlung von Teilleistungsstörungen, erstreckt sich auf die Abhängigkeit von psychotropen Substanzen, etwa Alkohol oder Drogen, nur nach vorheriger Entgiftung, d. h. bei bestehender Abstinenz, die also nachgewiesen sein muss. Dieser Katalog schließt auch Beziehungsstörungen aus; ausgenommen davon werden in der Regel pathologische Interaktionsstörungen, wie etwa bei Folie-a-deux, einer durch die Eltern indizierten Schlafstörung, oder eines Münchhausen-Stellvertreter-Syndroms; solche Interaktionsstörungen müssen aber diagnostische Entitäten sein. Sie sind in der Regel kennzeichnend durch die Asymmetrie der Beziehungen zwischen einem Minderjährigen und einem Erwachsenen und erfordern zur Behandlung die Einbeziehung beider. Die Diskussion um die Aufnahme solcher Interaktionsstörungen in DSM-V/ICD-11 dauert an. Entwicklungsförderung, Beratung bei den häufigen Problemen in Schule oder beruflichen Eingliederung oder bezüglich der eigenen Lebensgestaltung und -planung, Beratung bei Schwierigkeiten der sexuellen Orientierung oder Erziehungsberatung fallen nicht in diesen Indikationsrahmen für Psychotherapie. Auch Belastungen, stattgehabte Traumatisierungen, biografische Schwellensituationen oder ein pathogenes Umfeld können nur Anlass für Psychotherapien im Sinne der Richtlinien sein, wenn sich ihre pathogene Wirkung am zu behandelnden Kind oder Jugendlichen durch eine psychische Störung manifestiert, nicht allein dadurch, dass sie gegeben sind.

Obwohl klargestellt ist, dass Symptome allein keine Indikation für Psychotherapie sind, kann deren Häufung vor allem im Rahmen bestimmter Muster, also von Syndromen, deutlich sein, aber unterhalb der in den Klassifikationssystemen definierten Krankheitsschwelle bleiben. In solchen Situationen bedarf es eines sorgfältigen Blicks auf die Symptomkonstellation. Kriterien für eine psychische Störung können in den gängigen Klassifikationssystemen ja bei durchaus unterschiedlichen Symptomkombinationen erfüllt sein, etwa dann, wenn die Zuschreibung einer psychischen Störung von einer Mindestzahl von Merkmalen aus einer bestimmten Liste abhängig gemacht wird. Hier ist zwischen der Möglichkeit oder dem Drohen einer psychischen Angststörung und der Wahrscheinlichkeit zu unterscheiden, dass sich eine solche Störung kurzfristig manifestiert. Als Beispiel möge eine 15-jährige sekundär amenorrhoische Jugendliche dienen, die bei klar vorhandener Gewichtsphobie und mittels Nahrungsrestriktion ihr Gewicht reduziert hat, das aber noch oberhalb des Body-Mass-Indexes von 17,5 liegt. Die Wahrscheinlichkeit, dass diese Jugendliche ohne Intervention ihr Essverhalten nicht ändern, also bald die Kriterien für eine Anorexia nervosa erfüllen wird, ist hoch, und die Behandlungsindikation wird nicht angezweifelt werden. Analoge Situationen sind bei der Entwicklung depressiver Episoden ebenso geläufig wie bei der Entwicklung von Störungen des Sozialverhaltens bei vorbestehender Hyperaktivitäts- und Aufmerksamkeitsstörung. Auch bezüglich solcher klinischer Bilder, die die Krankheitsschwelle noch nicht überschreiten, gibt es Erörterungen über Klassifikationsmöglichkeiten und die Definition von (objektivem) Behandlungsbedarf. Nicht notwendig für die Indikation von Verhaltenstherapie vor allem bei Kindern, aber auch bei retardierten Jugendlichen, ist die subjektive Behandlungsbedürftigkeit. Sie kann, zumindest initial, durch den Behandlungswillen der Eltern ersetzt werden. Das Erreichen einer solchen subjektiven Behandlungsbedürftigkeit kann Gegenstand der Anfangsphase einer Psychotherapie sein, in der ein gemeinsames Störungsmodell mit den Beteiligten entwickelt wird.

4.14.3 Antragsverfahren

Im Bericht zum Antrag auf Psychotherapie für Kinder oder Jugendliche muss nicht nur die Diagnose einer krankheitswertigen psychischen Störung genannt, sondern auch die differentialdiagnostische Klärung dargestellt werden. Diese muss abgeschlossen sein, weil andernfalls Verhaltensanalyse und Behandlungsplan nicht ausreichend beurteilbar sind. Fremdanamnestische Erkenntnisse sind dazu in aller Regel ebenso unverzichtbar wie ein Konsiliarbericht, der wegen der häufigen Verflechtung psychischer und körperlicher Symptome auf einer aktuellen Untersuchung beruhen muss. Je jünger ein zur Therapie vorgestelltes Kind ist, umso mehr werden fremdanamnestische Ergebnisse in die Diagnostik einfließen, während bei Jugendlichen das Gewicht eigener Angaben, vor allem in Bereichen, die den Eltern verschlossen sind, Gewicht gegenüber der Elternbeurteilung gewinnt. Mit der Rolle körperlicher Erkrankungen im Hintergrund der psychischen Störung muss sich der Therapeut ebenso auseinandersetzen wie mit abweichenden Meinungen des Konsiliararztes. In der Regel bedeutet das, dass dieser spezifische Kenntnisse in der Diagnostik und Behandlung von Kindern und Jugendlichen haben sollte. Begleitende somatische Therapien oder andere Maßnahmen wegen einer psychischen Störung wird der Antrag würdigen, da andernfalls die Rolle der Verhaltenstherapie im Gesamtbehandlungsplan für den Minderjährigen nicht angemessen dargestellt werden kann. Ergebnisse der Diagnostik Dritter darf der Therapeut übernehmen, muss sie aber insbesondere bei Dissonanzen erörtern. Oft ist es hilfreich, den psychischen Befund nicht auf den Ausschluss der Symptome für schwere Krankheiten wie Wahnsymptome oder Suizidgedanken zu beschränken, sondern Verhalten und Befindlichkeiten des zu Behandelnden zu beschreiben und durch Ergebnisse psychodiagnostischer Verfahren zu untermauern. Sie allein können den psychischen Befund jedoch nicht ersetzen; schon, weil die Ergebnisse testpsychologischer Untersuchungen kontext- und motivationsabhängig sind. Die Beschreibung der Diagnose mittels des multiaxialen Klassifikationssystems für psychische Störungen bei Kindern und Jugendlichen hat den Vorteil, dass psychosoziale Belastungen nach einem festen Schema angegeben und das erreichte Funktionsniveau des Patienten standardisiert mitgeteilt werden kann.

4.14.4 Verhaltensanalyse

Die Verhaltensanalyse muss zu Ansatzpunkten für die Therapie des Kindes oder Jugendlichen führen. Die Schilderung des bearbeiteten Störungsmodells auf der Makroebene wird deshalb die strukturellen Voraussetzungen und Umfeldeinflüsse, die sich aus der Lerngeschichte ableiten lassen, darstellen. Die dabei gebildeten Hypothesen knüpfen an die individuelle Entwicklungsgeschichte des zu Behandelnden an und vermeiden den bloßen Rückgriff auf Theorien, zumal allgemeine Angaben der Entwicklungspsychopathologie aus unterschiedlichsten Theoriegebäuden stammen. Auch auf der Mikroebene hat sich die Exemplifizierung des Störungsbilds an einem bestimmten Verhalten nach dem SORKC-Modell bewährt. Idealerweise erfolgt sie, sofern mehrere Diagnosen gestellt wurden, an einem zentralen Zielverhalten der geplanten Verhaltenstherapie. Für die Behandlungsplanung ist ein Blick auf die Rangfolge krankmachender Faktoren durch deren alleinige Aufzählung nicht zu ersetzen. Wenn potenziell pathogene Faktoren auf der Makroebene in großer Breite beschrieben werden, erschwert das die Gewinnung einer Zielperspektive für die Behandlung. Zentrale Auslöser sind dann gegen mitbedingende Faktoren schwer abzugrenzen, so etwa, wenn bei der häufigen Diagnose einer Anpassungsstörung eher von einer globalen Belastung als von einem definierten Ereignis oder einer definierten Situation des Kindes, an die die Anpassung nicht gelingt, ausgegangen wird,

Zur Verhaltensanalyse gehört neben der Angabe von Defiziten und Exzessen auch die von Ressourcen. Ressourcen sind als aktuell verfügbare Potenziale eines Kindes oder Jugendlichen zu verstehen, also als nicht anderweitig gebundene, nicht mehr oder noch nicht verfügbare Potenziale, die die Entwicklung eines Kindes unterstützen. In der Regel finden diese ihren Niederschlag im gegenwärtigen psychosozialen Funktionsniveau des Minderjährigen, können also als Hilfen im therapeutischen Prozess herangezogen werden.

4.14.5 Therapieziele und Behandlungsplanung

Eine Hierarchie der in der Regel mehreren Ziele der Verhaltenstherapie erleichtert die Beschreibung, was am Befinden und Verhalten eines Kindes oder Jugendlichen durch welches therapeutische Vorgehen mit welchem Ziel verändert werden soll. Dazu bedarf es eines individualisierten Behandlungsplans. Die alleinige Aufzählung verhaltenstherapeutischer Techniken übergeht oft, wie sie an das Alter, vor allem aber an den Entwicklungsstand des zu Behandelnden angepasst werden sollen. Der Rückblick auf die Entwicklung der kognitiven Möglichkeiten von Kindern ist hier hilfreich. Soweit die Behandlung von Vorschulkindern infrage kommt, ist Rücksicht auf ihr symbolisches Denken im Sinne von Piaget zu nehmen. An der Schwelle zum Schulalter herrschen präoperative Funktionen vor, die häufig einem Denken in Analogien entsprechen. Das normal entwickelte Schulkind beherrscht umkehrbare Operationen, kann also in seinem Denken die „Probe auf's Exempel machen", sofern die Denkinhalte konkret sind. Die Sprache des Therapeuten muss dem jeweiligen Niveau angepasst sein. Nur bei adäquatem Dialog nimmt der Therapeut Bedürfnisse, Vermeidungswünsche und Widerstände des Kindes angemessen wahr. Das Bedenken möglicher Wirklichkeiten im therapeutischen Prozess (abstrakte Operationen im Sinne Piagets) wird erst an der Schwelle zur Adoleszenz möglich und von manchen Jugendlichen nicht erreicht, ist also auch abhängig von den generellen intellektuellen Fähigkeiten des Betroffenen.

Die Einschätzung der Effektivität bestimmter Behandlungstechniken schwankt unter der Evaluationsforschung und erscheint deshalb als zentraler Inhalt der kontinuierlichen Fortbildung des Therapeuten. Stabilen Erkenntnissen stehen veränderbare gegenüber: dass die Wirkung von Entspannungsverfahren für hyperkinetische Kinder nicht belegt ist, erscheint stabil. Die Einschätzung der kognitiven Selbstinstruktion nach Meichenbaum hat sich hingegen verändert und wurde früher sicher überschätzt. Spieltherapie, Hypnose, nicht-direktive psychotherapeutische Verfahren und die klassische Familientherapie sind keine verhaltenstherapeutischen Techniken. Auch eine rein stützende Krisenintervention bei einem suizidalen Jugendlichen ist nicht als Psychotherapie einzuordnen.

Gruppentherapie ist nur im Kontext von Einzeltherapie richtlinienkonform. Sie muss damit begründet sein, dass der therapeutische Erfolg von der Interaktion mit Mitbehandelnden abhängt. Auch ihre Position in einem Gesamtbehandlungsplan ist zu beschreiben. Der Gesamtbehandlungsplan muss aber auch gängige Kombinationen mit Pharmakotherapie in der Kinder- und Jugendlichenpsychotherapie berücksichtigen, etwa die medikamentöse Mitbehandlung von Aktivitäts- und Aufmerksamkeitsstörungen, wenn nach einem Kurzzeitkontingent kein deutlicher Erfolg erkennbar ist, ähnlich die Behandlung mit Serotonin-Wiederaufnahmehemmern bei unzureichender Rückbildung von Zwangssymptomen oder die rechtzeitige Unterstützung durch Antidepressiva bei Jugendlichen mit rezidivierenden depressvien Störungen, familiärer Belastung mit einschlägigen Erkrankungen oder wiederholten parasuizidalen Handlungen bzw. misslungenen Suiziden. Schließlich muss der Behandlungsplan berücksichtigen, welche Ziele denn innerhalb des gesteckten Zeitrahmens erreichbar sind. Zeitliche Rahmenbedingungen sind durch die Psychotherapie-Richtlinie vorgegeben, werden aber auch häufig von den Beteiligten diktiert: langwierige Behandlungen mit geringem Effekt entmutigen Kinder und Eltern, mitunter auch Jugendliche, und begünstigen Behandlungsabbrüche. Auf essenzielle Ziele konzentrierte Behandlungspläne beugen dem vor.

4.14.6 Zeitliche Vorgaben

Drei Arten von Vorgaben im Zusammenhang mit der Behandlung von Kindern und Jugendlichen gibt es:

- die zeitliche Ausdehnung der Gesamttherapie,
- der Umfang der Einzelsitzungen und
- deren Dichte.

Zu erwähnen ist hier auch die Altersbegrenzung für die Tätigkeit von Kinder- und Jugendlichenpsychotherapeuten. Die Kurzzeittherapie im Umfang von 25 Stunden kann zur Behandlung einer psychischen Störung genügen. Oft handelt es sich dabei um alterstypische passagere Störungen mit in der Regel günstiger Verlaufsprognose. Die Kurzzeittherapie, oder sogar eine Probetherapie, kann indiziert sein, wenn die Veränderungsmotivation des zu Behandelnden oder mehr noch des Familiensystems ungesichert erscheint, also die Rahmenbedingungen für eine erfolgreiche Therapie, unabhängig von der Diagnose, nicht geklärt sind. Schließlich kann die Kurzzeittherapie der akuten Krisenbewältigung dienen; bei letzterem denkt man zunächst an suizidale Impulse oder Selbstverletzungen. Nicht selten kommt der Anstoß zur Therapie aber aus Eskalationen auffälligen Verhaltens in der Schule, sodass Nichtversetzung, Schulausschluss oder Überweisung an eine Förderschule drohen. In der Regel liegt dabei also eine extroversive Symptomatik vor. Seltener sind akute Befindensstörungen von Kindern, etwa mit hoch ansteigendem Angstpegel, aber auch nach akuten Traumatisierungen, aus denen sich rasch eine posttraumatische Belastungsstörung entwickelt.

Optimistische Therapeuten müssen offensichtlich häufiger Kurzzeittherapien in Langzeittherapien umwandeln lassen. Oft lassen Diagnose, Ausprägungsgrad der Störung und deren Chronifizierung von vornherein die Notwendigkeit einer Langzeittherapie erkennen. Die mögliche Verlängerung um weitere 15 Sitzungen ist in besonders begründeten Fällen möglich. Neben Ergänzungen zu den übrigen Angaben werden beim entsprechenden Verlängerungsantrag Informationen zum bisherigen Verhandlungsverlauf gegeben und die erreichten Veränderungen beschrieben, des Weiteren die noch zu behandelnde Symptomatik, die damit verbundenen Ziele und Vorgehensweisen, vor allem wenn Änderungen im Behandlungsplan notwendig sind. Wurden bei Kindern und

Jugendlichen Bezugspersonen in die Behandlung einbezogen, und soll das weiter geschehen, müssen sich diese Informationen auch auf diese erstrecken. Therapeuten achten bereits beim Umwandlungsantrag auf eine Trennung der Informationen zum ursprünglichen Behandlungsplan, zum Behandlungsverlauf und dem weiteren Vorgehen.

In Ausnahmefällen kann die Therapie bis zu einer Höchstgrenze von 80 Sitzungen verlängert werden. Als Voraussetzung dafür gilt, dass damit die Behandlung erfolgreich abgeschlossen werden kann. Der Therapeut muss das begründen und bei einem weiteren Verlängerungsantrag den bisherigen Behandlungsverlauf, den Grad der Zielerreichung, die Restsymptomatik und das geplante weitere Vorgehen darstellen. Ist zu erwarten, dass weiterer Interventionsbedarf nach der 80. Stunde besteht, muss prospektiv erklärt werden, welche Mittel dann zum Einsatz kommen sollen und wie das – zusammen mit den Betroffenen – vorbereitet wurde. Dass der alleinige Hinweis auf die Notwendigkeit, das Erreichte zu stabilisieren und zu verfestigen bei Verlängerungsanträgen nicht ausreicht, versteht sich von selbst. Wichtig ist auch, dass die Behandlung nicht in eine Beratung über die künftige Lebensgestaltung und Lebensplanung übergehen darf.

Gelegentlich werden hoch belastende Ereignisse, die während der Therapie aufgetreten sind, als Grund für die außerordentliche Verlängerung angeführt. Beispiele sind der Verlust des Ausbildungsplatzes, ein erlittener sexueller Übergriff, der Tod eines Elternteils oder der Suizidversuch eines Freundes. Bei solchen Konstellationen empfiehlt sich die Überlegung, ob hier nicht aufgrund der Belastung zu der behandelten Störung eine neue hinzugetreten ist, die womöglich ebenfalls eine längere Therapie notwendig macht. Dann ist zu prüfen, ob die laufende Behandlung abgeschlossen werden kann und die Störung geeignet ist, einen Neuantrag eben mit geänderter Diagnose zu begründen. Dass zwischen Therapieabschluss und Neuantrag dann weniger als zwei Jahre liegen, ist unschädlich, denn die Richtlinien besagen nicht, dass innerhalb dieses Zeitraums eine neue Behandlung nicht erfolgen kann, wohl aber, dass sie begutachtet werden muss.

Außer in der Abschlussphase einer Therapie erscheint für Kinder und Jugendliche eine gewisse Dichte der Sitzungen unerlässlich. Eine einmal wöchentliche Behandlung sollte nicht unterschritten werden. Bei jüngeren Kindern kann zweimal wöchentliche Therapie verhindern, dass während des sitzungsfreien Intervalls zu viele Informationen beim Kind verloren gehen. Für Jugendliche kann mehr als einmal wöchentliche Behandlung zur Krisenintervention notwendig sein. Umgekehrt gibt es wenige Belege dafür, dass eine erhöhte Behandlungsfrequenz über längere Zeit die Therapieeffekte gegenüber einmal wöchentlicher Behandlung verbessert.

Bei jüngeren Kindern, aber auch in der Abschlussphase von Behandlungen, wird von der Möglichkeit, 50-minütige Sitzungen in je zwei 25-minütige zu trennen, häufiger Gebrauch gemacht werden. In der Gruppentherapie sind 100-minütige Sitzungen üblich. Doppelsitzungen in der Einzelbehandlung können etwa bei Expositionen außerhalb der Praxisräume notwendig werden, sind aber spezifisch zu beantragen. Auch familienorientierte Interventionen, also die Kombination aus der Behandlung des Kindes und Einbeziehung seiner Bezugspersonen im Rahmen von Verhaltenstherapie, können Anlass für Doppelsitzungen sein.

Kinder- und Jugendlichenpsychotherapeuten ist es erlaubt, junge Erwachsene nach dem 18. Lebensjahr bis zur Vollendung des 21. Lebensjahres zu behandeln. Selbst der Behandlungsbeginn im 21. Lebensjahr ist möglich, auch wenn absehbar ist, dass die Behandlung erst jenseits des 21. Geburtstags enden wird. Gelegentlich wird diese Bestimmung gegen ihren eigentlichen Sinn genutzt. Die damit geschaffene Möglichkeit zielt nämlich auf die Behandlung von Störungen, die in hohem Maße entwicklungsabhängig sind, und auf die Behandlung spät reifender und leistungsschwächerer junger Erwachsener. Je weniger alterstypisch eine Störung ist, d. h. je aktueller sie begonnen hat, je reifer der zu Behandelnde ist, umso eher wird der Kinder- und Jugendlichenpsychotherapeut in wohl verstandener Interpretation der oben genannten Möglichkeit an einen Psychotherapeuten für Erwachsene verweisen.

4.14.7 Prognose

Auch der Kinder- und Jugendlichenpsychotherapeut ist gehalten, den möglichen Behandlungseffekt abzuschätzen. Neben krankheitsspezifischen Faktoren hängt die Prognose von den Veränderungsmöglichkeiten des Minderjährigen und in der Regel von der Kooperationsfähigkeit seiner Eltern ab. Behandlungsmotivation allein genügt nicht und kann, wenn sie als zentraler Maßstab benutzt wird, zu herben Enttäuschungen auch beim Therapeuten führen. Bei den prognostischen Überlegungen ist die wahrscheinliche Weiterentwicklung des Minderjährigen bei Durchführung der Therapie bzw. ohne sie zu vergleichen. Oft spielt dabei die Information, was den Behandlungswunsch zum Zeitpunkt des Erstkontaktes ausgelöst hat, eine wichtige Rolle. Diese Information kann zur Unterscheidung zwischen fremdverursachtem Behandlungswunsch, etwa als Bedingung für den Verbleib an einer Schule, und eigener Behandlungsmotivation der Beteiligten beitragen. Leben Kinder und Jugendliche in einem hoch pathogenen Umfeld, beeinträchtigt das die Prognose. Veränderungen auf Seiten der Bezugspersonen sind nämlich in der Regel schwerer zu erreichen als Veränderungen bei deren Kind selbst. Die Veränderbarkeit insbesondere von Eltern wird leicht überschätzt, wenn man übersieht, dass die Auffälligkeiten ihres Kindes gerade für Eltern aus hoch belastetem Milieu nicht im Mittelpunkt des Interesses stehen müssen, sondern womöglich mit finanziellen Sorgen, Paarkonflikten oder der psychischen Störung eines Elternteils selbst konkurrieren. In solchen Situationen ist zu überlegen, ob die geplante Verhaltenstherapie helfen kann, ein Kind, oder häufiger einen Jugendlichen, an den Eltern „vorbei zu entwickeln", d. h. wie weit seine Veränderungsbereitschaft ohne die Unterstützung der Bezugspersonen und die bei ihnen notwendigen Veränderungen vorstellbar ist. Die Regel wird das nicht sein, sodass ein hoch pathogenes Umfeld eine Kontraindikation für eine Psychotherapie darstellen kann.

4.14.8 Einbeziehung der Bezugspersonen

Die Einbeziehung der Bezugspersonen dient nicht deren Behandlung. Sofern dafür Bedarf besteht, hat der Kinder- und Jugendlichenpsychotherapeut lediglich die Aufgabe, den Betroffenen dazu zu motivieren und natürlich dann an einen anderen Therapeuten zu verweisen, auch falls er selbst neben Kindern und Jugendlichen Erwachsene behandeln darf. Die Einbeziehung der Eltern oder anderer Bezugspersonen dient dazu, Verständnis für die Störung des Kindes zu wecken, aber auch für die durch die Therapie erreichten Veränderungen. Die Bezugspersonen sollen sich der Rollenzuschreibungen bewusst werden, die sie vornehmen, erkennen, wie weit sie aufrechterhaltende Bedingungen für die Störung des Kindes erzeugen, erkennen, wo sie Sohn oder Tochter unterstützen können und wie sie ggf. ihr Erziehungsverhalten im Sinne eines besseren Behandlungseffekts ändern sollten. Das kann auch durch die Mobilisierung eigener Kindheitserfahrungen geschehen, sodass die Erinnerung an Selbsterlebtes notwendige Veränderungen nach Möglichkeit begünstigt. Sind die Eltern der Muttersprache des Therapeuten nicht mächtig, empfiehlt sich die Zuziehung eines Dolmetschers, denn wenn Sohn oder Tochter als Patient selbst die Informationen des Therapeuten und die Reaktion der Eltern übersetzen müssen, treten leicht tendenzielle Verfärbungen auf, die unterschiedlichste Motive haben können.

Mit den Bezugspersonen muss häufig der Gesamtbehandlungsplan erläutert werden, also ggf. auch die Notwendigkeit einer medikamentösen Mitbehandlung für die Weiterführung einer Verhaltenstherapie. Ihnen müssen die im Gutachterverfahren möglicherweise dargelegten Gründe für die Nichtbewilligung einer Therapie oder Gründe für die aufgrund von notwendigen Nachbesserungen am Antrag verzögerte Bewilligung erklärt werden. Schließlich sind sie es, die möglicherweise durch ihren Widerspruch den Antrag eines Obergutachtens einleiten müssen. Die Möglichkeit von Doppelsitzungen für familientherapeutische Interventionen im Rahmen einer Verhaltenstherapie, also der zeitlichen Kombination von Behandlung des Kindes und Einbeziehung der Eltern, wurde schon erwähnt.

In der Regel ist die Einbeziehung der Bezugspersonen im Verhältnis von 1 : 4 zur Behandlung des Kindes oder Jugendlichen vorgesehen. Die Relation kann in Richtung auf mehr Stunden für die Bezugspersonen verschoben werden. Eine solche Umwidmung wird bei jüngeren Kindern häufiger notwendig sein. Diese Notwendigkeit ist im Antrag zu begründen, etwa durch die wesentliche Rolle der Eltern bei der Behandlung von Regulationsstörungen von Kleinkindern. Sie darf aber nicht dazu führen, dass die Elternarbeit auf Kosten der Behandlung des Kindes ein relatives Übergewicht gewinnt. Schon bei einem Verhältnis von 3 : 1 werden Gutachter fragen, wie weit die Behandlung damit in die Nähe zur Erziehungsberatung rückt, bei einem beantragten Verhältnis von 2 : 1 entsprechendes vermuten und die Bewilligung nicht empfehlen können. Gutachteraufgabe ist, zu überprüfen, ob eine krankheitswertige psychische Störung vorliegt, die Verhaltenstherapie indiziert ist, ob die geplante Behandlung nicht nur eine hinreichend günstige Prognose erwarten lässt, sondern auch, ob sie richtlinienkonform ist.

Von der Einbeziehung der Bezugspersonen wird häufig auch bei Jugendlichen ohne Rücksicht auf ihr Alter Gebrauch gemacht. Die alterstypische Verselbstständigungstendenz der Behandelten kann dabei übersehen werden, geht es doch auch darum, die Verantwortung für die zu erreichenden Veränderungen dem Jugendlichen zuzuschreiben. Die Einbeziehung der Bezugspersonen signalisiert nicht selten, dass sie für den Behandlungserfolg mitverantwortlich sind. Häufig wird für die Einbeziehung der Bezugspersonen mit der relativen Unreife der zu behandelnden Jugendlichen argumentiert. Es ist aber sorgfältig zu prüfen, ob die notwendige Ablösung von den Eltern dadurch wirklich erreicht oder nicht womöglich erschwert wird. Mit zunehmender Autonomie des Jugendlichen muss ggf. im Verlauf der Behandlung auf die Einbeziehung der Bezugspersonen verzichtet werden.

KAPITEL

5 Gutachterverfahren

Das Gutachterverfahren dient der Vorab-Prüfung der Notwendigkeit, Wirtschaftlichkeit und Zweckmäßigkeit (§ 12, § 70 SGB V) von im Rahmen der vertragsärztlichen Versorgung durchgeführten Leistungen der Richtlinien-Psychotherapie. Das Gutachterverfahren dient damit auch der **Qualitätssicherung.** Bei der Richtlinien-Psychotherapie tritt das Gutachterverfahren an die Stelle der ansonsten in der vertragsärztlichen Versorgung üblichen nachträglichen Wirtschaftlichkeitsüberprüfung von bereits durchgeführten Behandlungsmaßnahmen. Anders als sonst in der vertragsärztlichen Versorgung entfällt mit der vorangegangenen Begutachtung eine nachträgliche Wirtschaftlichkeitsprüfung (mit ggf. nachfolgenden Regressforderungen).

Darüber hinaus wird zur weiteren Qualitätssicherung entsprechend § 28 (2) R zurzeit ein Verfahren zur Evaluation der Prozess- und Ergebnisqualität psychotherapeutischer Behandlungen vorbereitet.

Die vertraglich festgelegten Bedingungen für die Durchführung des Gutachterverfahrens in der Psychotherapie finden sich in der Richtlinie (R: F § 26) und den Vereinbarungen (V: § 12). Die Psychotherapie-Richtlinie legt fest, dass bei psychoanalytisch begründeter Psychotherapie und bei Verhaltenstherapie der Antrag mit dem Bericht des Therapeuten durch einen bestellten Gutachter zu prüfen ist. „Der Gutachter hat sich dazu zu äußern, ob die in dieser Richtlinie genannten Voraussetzungen erfüllt sind" (R: F § 26).

Die Vereinbarungen ergänzen die Psychotherapie-Richtlinie mit der Bestimmung, im Gutachterverfahren sei zu prüfen, ob

- das beantragte Psychotherapie-Verfahren nach der Richtlinie anerkannt und
- im konkreten Behandlungsfall indiziert ist und
- die Prognose einen ausreichenden Behandlungserfolg erwarten lässt (V: § 12 Abs. 1).

Die Durchführung diagnostischer Leistungen bei seelischer Krankheit vor Einleitung des Gutachterverfahrens umfasst:

5.1 Die diagnostische Beurteilung der seelischen Krankheit

Dem Psychotherapeuten stehen zur diagnostischen Beurteilung der seelischen Krankheit zur Verfügung:

- die Erhebung der biographischen Anamnese nach Nr. 35140 EBM. Stellt sich bei Anwendung der Nr. 35140 unter neurosenpsychologischen Gesichtspunkten heraus, dass eine Verhaltenstherapie angezeigt ist, kann dieselbe Leistung von einem Verhaltenstherapeuten unter verhaltenstherapeutischen Gesichtspunkten noch einmal im Krankheitsfall erbracht und abgerechnet werden; das Gleiche gilt für die umgekehrte Reihenfolge der Verfahren;
- die Anwendung von maximal fünf probatorischen Sitzungen von je 50 Minuten Dauer; bei der Indikation von analytischer Psychotherapie können bis zu maximal acht probatorische Sitzungen durchgeführt werden. Die probatorischen Sitzungen werden nicht auf die genehmigten Psychotherapiesitzungen angerechnet. Weiterhin ist vor Aufnahme der Behandlung unter Einbeziehung der dokumentierten Ergebnisse der Nr. 35140 die Nr. 35141 bis zu zweimal im Krankheitsfall für eine vertiefte Exploration abrechenbar.
- Für ärztliche Psychotherapeuten ist ggf. noch die Nr. 35142 EBM als Zuschlag zur Leistung nach Nr. 35140 für die Erhebung ergänzender neurologischer und psychiatrischer Befunde abrechenbar.

5.2 Die Beantragung der Kurzzeittherapie

Der Therapeut veranlasst nach Anamnese und probatorischen Sitzungen den Patienten, einen Antrag auf Psychotherapie zu stellen. Die Kurzzeittherapie umfasst nach der Nr. 35200 bzw. 35220 EBM bis zu 25 Sitzungen von 50 Minuten Dauer oder bis zu 50 Sitzungen von mindestens 25 Minuten Dauer; sie unterliegt seit dem 1.1.2000 grundsätzlich der Befürwortung durch das Gutachterverfahren.

Die Krankenkasse kann den Antrag bewilligen; sie kann den Antrag aber auch, ggf. unter Einschaltung eines Gutachters (s. V: § 12 Abs. 2), ablehnen. Legt der Versicherte gegen die Ablehnung durch die Krankenkasse ohne Hinzuziehung eines Gutachters Einspruch ein, können Kasse und Patient das Gutachterverfahren in Anspruch nehmen.

Für die Beantragung und ggf. für die Beurteilung der KZT ist entscheidend, dass eine tiefenpsychologisch fundierte Psychotherapie (Nr. 35200 EBM) bzw. eine Verhaltenstherapie (Nr. 35220 EBM) konzipiert wurde und durchgeführt wird. Keinesfalls kann die KZT als eine Form der Beratung bzw. der Erörterung oder als eine rein stützende Therapie verstanden werden. In der Antragstellung muss dies vom Therapeuten erkennbar gemacht werden.

5.3 Überführung der Kurzzeittherapie in eine Langzeittherapie

Der Therapeut kann den Versicherten veranlassen, einen Antrag auf Überführung der Kurzzeittherapie in eine Langzeittherapie, und zwar spätestens mit der 20. Sitzung der Kurzzeittherapie, zu stellen.

5.4 Die Durchführung der Psychotherapie im Rahmen des Gutachterverfahrens

Die Einrichtung eines Gutachterverfahrens war seitens der gesetzlichen Krankenversicherung obligate Voraussetzung für die Einführung der Psychotherapie in die kassenärztliche Versorgung. Der anfängliche Widerstand von Psychotherapeuten gegen das Gutachterverfahren wurde im Allgemeinen Teil des Kommentars thematisiert.

5.5 Implikationen des Gutachterverfahrens

Trotz entgegenstehender Bedenken wurde das Gutachterverfahren durch die Psychotherapie-Richtlinie in die gesetzliche Krankenversicherung mit folgenden Implikationen eingeführt:

- „Dem Gutachter dürfen … nur solche Unterlagen zur Verfügung gestellt werden, auf denen die Personaldaten des Patienten anonymisiert sind" (V: § 12 Abs. 11).
- Dem Patienten wird keine zusätzliche Untersuchung durch den Gutachter zugemutet. Das Gutachterverfahren wird unter Anwendung einer Chiffre und nur im Rahmen einer schriftlichen Berichterstattung durch den behandelnden Therapeuten durchgeführt.
- Es wurde eine zweite Begutachtungsinstanz durch die Einsetzung von Obergutachtern geschaffen.
- Es erfolgt keine nachträgliche Prüfung der Wirtschaftlichkeit einer durch die Krankenkasse vorher bewilligten Psychotherapie, damit nicht Prüfärzte beauftragt werden müssen, die mit der Beurteilung der Psychotherapie-Anträge überfordert wären.
- Die Entscheidung über Genehmigung oder Ablehnung der Psychotherapie wird nicht vom Gutachter, sondern auf der Grundlage seiner Beurteilung von der Krankenkasse selbst getroffen.
- Der Ermessensspielraum der Gutachter wird einerseits durch die Richtlinie und Vereinbarungen und deren sinnentsprechende Interpretation fest-

gelegt. Gutachter und Obergutachter sind gehalten, in ihren Begründungen den Bezug zur Richtlinie herzustellen.

- Die Gutachter interpretieren andererseits die Richtlinie nicht nur formal (das wäre auch durch Verwaltungsinstanzen möglich), sondern erfassen das Wesentliche der Behandlungsprozesse und berücksichtigen die individuelle Therapiesituation in ihren Voten.

5.6 Die gutachterpflichtigen Behandlungsanträge

Nach den Bestimmungen der Psychotherapie-Richtlinie sind folgende Anträge (die Abrechnung der Antragsbegründung erfolgt nach der Nr. 35131 EBM) gutachterpflichtig:

- Anträge auf psychoanalytisch begründete Langzeittherapie nach Nr. 35201, 35203, 35210, 35211 EBM.
- Anträge auf verhaltenstherapeutische Langzeittherapie nach Nr. 35221 und 35223, 35225 EBM.
- Anträge auf Überführung einer Kurzzeittherapie in eine Langzeittherapie (V: § 11 Abs. 4).
- Anträge auf Durchführung einer Kurzzeittherapie, die vor Ablauf von 2 Jahren nach Abschluss einer Kurzzeittherapie oder einer Langzeittherapie beantragt wird (V: § 11 Abs. 4).
- Anträge als Einspruch gegen eine von der Krankenkasse abgelehnte Kurzzeittherapie.

Ab dem 1.1.2000 sind alle Anträge auf Kurzzeittherapien gutachterpflichtig, es sei denn, der Therapeut kann eine Befreiung von der Begründungspflicht für Kurzzeittherapie gemäß Abschnitt R: F § 26a vorweisen. Die Abrechnung der entsprechenden Berichte erfolgt nach Nr. 35130 EBM (s. hierzu auch die ausführlichere Darstellung in der Zusammenfassung der wesentlichen Änderungen der Psychotherapie-Richtlinie).

5.7 Die formalen Voraussetzungen für die Begutachtung

Das Gutachterverfahren wird von der Krankenkasse eingeleitet, die einen bestellten Gutachter beauftragt. Auch im Hinblick auf Regularien des Antrags- und Gutachterverfahrens hält sich vielfach der „Mythos", dass die Therapeuten bis zu drei Gutachter bei der Krankenkasse ausschließen könnten. Dies ist ebenso wenig zutreffend wie die immer wieder geäußerte Auffassung, dass bei einer vom Gutachter empfohlenen Reduzierung eines beantragten Stundenkontingents ein Obergutachterverfahren beantragt werden könne. Dies ist jedoch ausweislich der Bestimmung in § 13 Abs. 4 der Psychotherapie-Vereinbarungen nur bei Nichtbefürwortung des Gutachters und damit Ablehnung der Therapie durch die Krankenkasse möglich.

Die Kassenärztliche Bundesvereinigung hat keinen Einfluss auf die Verteilung der Gutachtenaufträge. Zutreffend ist: Diese Verteilung erfolgt allein durch die Krankenkassen. Die KBV hat lediglich die Aufsicht über die Gutachter und benennt diese gemäß § 12 Abs. 4 und die Obergutachter gemäß § 12 Abs. 12 der Psychotherapie-Vereinbarungen im Einvernehmen mit dem GKV-Spitzenverband der Krankenkassen.

Dem Gutachter sind einzusenden:

- das Formblatt PTV 2 (aus Gründen des Datenschutzes nicht PTV 1!),
- ggf. das Formblatt PT 3KZTa/b/c (K),
- Bericht an den Gutachter,
- bei Durchführung der Therapie durch Psychologische Psychotherapeuten oder Kinder- und Jugendlichenpsychotherapeuten der Durchschlag des Konsiliarberichtes für den Therapeuten (Muster 22 b).

Der vom Therapeuten zu erstellende Bericht an den Gutachter soll inhaltlich nach den Fragestellungen strukturiert sein, die in einem Informationsblatt zur Erleichterung für den Antragsteller formuliert wurden. Das Informationsblatt steht auf Anfrage bei der zuständigen KV zur Verfügung.

5.8 Die Gutachter-empfehlungen

Die Begutachtung erfolgt im Rahmen des § 2 Abs. 4 SGB V; d. h. im § 2 Abs. 4 SGB V ist der Rahmen für die vertragsärztliche Versorgung gesetzt. In diesem Rahmen wird die Durchführung von Psychotherapie in der Psychotherapie-Richtlinie und -Vereinbarungen näher bestimmt; er bildet die Grundlage für die Begutachtung.

Die psychotherapeutischen Leistungen müssen nach § 12 SGB V zweckmäßig und wirtschaftlich sein und dürfen das Maß des Notwendigen nicht überschreiten.

Leistungen, die nicht notwendig oder unwirtschaftlich sind, können nach § 12 SGB V Versicherte nicht beanspruchen, dürfen die Leistungserbringer nicht bewirken und die Krankenkassen nicht bewilligen.

Die §§ 11 und 12 SGB V gelten auch bei Maßnahmen zur Früherkennung von Krankheiten und bei ärztlichen Maßnahmen zur Rehabilitation entsprechend.

5.9 Ergänzende Mitteilungen für den Gutachter

Der Gutachter hat die Möglichkeit, vor seiner endgültigen Stellungnahme mit dem Therapeuten Kontakt aufzunehmen und ergänzende Mitteilungen über

- körperliche Untersuchungen,
- psychiatrische Untersuchungen,
- Testuntersuchungen,
- Befundberichte und Vorbehandlungen sowie
- den Bericht und den Behandlungsplan zu veranlassen und Fragen, besonders auch der somatischen und der psychischen Differenzialdiagnose, näher zu klären.

5.10 Probetherapie

Der Gutachter kann abweichend vom Antrag des Therapeuten eine Probetherapie zur Bewilligung vorschlagen, wenn der Bericht zum Antrag hinsichtlich der Indikationsstellung oder der Prognose Zweifel aufkommen lässt. Die Möglichkeit der Probetherapie bezieht sich aus den genannten Gründen daher auf den Beginn einer Behandlung.

5.11 Klärende Korrespondenz mit dem Therapeuten

Der Gutachter kann auch über Therapieplanungen, die nach der Richtlinie nicht zu Lasten der gesetzlichen Krankenversicherung durchgeführt werden können, vom Therapeuten aber beantragt werden, eine Korrespondenz mit dem Therapeuten führen, um eine sonst notwendige Ablehnung zu vermeiden und um ggf. das geänderte Behandlungskonzept befürworten zu können.

5.12 Bewilligungsschritte

Wenn die Voraussetzungen für die Durchführung der Psychotherapie nach der Richtlinie erfüllt sind, empfiehlt der Gutachter der Krankenkasse die Bewilligung der Behandlung in Bewilligungsschritten, die in der Regel eine überschaubare Behandlungsdauer von je sechs bis zwölf Monaten ermöglichen sollen. Die Entscheidung über Bewilligung bzw. Ablehnung einer beantragten Psychotherapie liegt jedoch allein bei der zuständigen Krankenkasse des Patienten.

Die folgende Darstellung der Bewilligungsschritte (➢ Tab. 5-1 bis ➢ Tab 5-7) enthält keine streng normative Festlegung für den Therapeuten und den Gutachter, sondern jene Rahmenbedingungen, die sich seit 1967 in der praktischen Durchführung der Psychotherapie in der vertragsärztlichen Versorgung bewährt haben. Die Erfahrung hat zunächst bei

Tab. 5-1 Tiefenpsychologisch fundierte Psychotherapie.

Behandlungsdauer	0,5–3 Jahre, bei in der Regel 1 Sitzung in der Woche
1. Bewilligungsschritt im Normalfall:	25–50 Einzelsitzungen (50 min.) oder 40 Doppelstunden, Gruppenbehandlung
2. Bewilligungsschritt in besonders begründeten Fällen:	30 Einzelsitzungen (50 min.) oder 20 Doppelsitzungen, Gruppenbehandlung
3. Bewilligungsschritt bis zur Höchstgrenze in Ausnahmefällen:	20 Einzelsitzungen (50 min.) oder 20 Doppelsitzungen, Gruppenbehandlung

Tab. 5-2 Niederfrequente Therapie als Sonderform der tiefenpsychologisch fundierten Psychotherapie[1] (R: B I, 1.1.1.4).

Behandlungsdauer	1–5 Jahre, bei wechselnder, durchweg niederfrequenter Sitzungszahl je Woche oder Monat
1. Bewilligungsschritt im Normalfall für die Dauer eines Behandlungsjahres:	30 Einzelsitzungen (50 min.) oder 60 Einzelsitzungen (25 min.) und 30 Doppelsitzungen (100 min.), Gruppenbehandlung
2. Bewilligungsschritt im Normalfall für die Behandlungsdauer von weiteren 1–2 Jahren:	wie beim ersten Bewilligungsschritt
3. Bewilligungsschritt in besonders begründeten Fällen für die Behandlungsdauer von weiteren 1–2 Jahren:	20 Einzelsitzungen (50 min.) oder 40 Einzelsitzungen (25 min.) und 20 Doppelsitzungen (100 min.), Gruppentherapie
4. Bewilligungsschritt bis zur Höchstgrenze im Ausnahmefall für die Behandlungsdauer eines Jahres:	20 Einzelsitzungen (50 min.) oder 40 Einzelsitzungen (25 min.)

[1] Verkürzte Sitzungen und Gruppenbehandlungen können beantragt und bei dieser Therapieform vom Therapeuten variabel eingesetzt werden. Die Durchführung der Gruppenbehandlung setzt natürlich auch bei der niederfrequenten Therapie eine entsprechende Qualifikation des Therapeuten voraus.

Tab. 5-3 Analytische Psychotherapie.

Behandlungsdauer	1–4 Jahre, bei in der Regel 2–3 Sitzungen in der Woche
1. Bewilligungsschritt im Normalfall:	160 Einzelsitzungen (50 min.) oder 80 Doppelstunden, Gruppenbehandlung
2. Bewilligungsschritt in besonders begründeten Fällen:	80 Einzelsitzungen (50 min.) oder 40 Doppelstunden, Gruppenbehandlung
3. Bewilligungsschritt bis zur Höchstgrenze im Ausnahmefall:	60 Einzelsitzungen (50 min.) oder 30 Doppelstunden, Gruppenbehandlung

Tab. 5-4 Tiefenpsychologisch fundierte oder analytische Kinderpsychotherapie.

Behandlungsdauer	1–3 Jahre, bei in der Regel 1–2 Sitzungen in der Woche
1. Bewilligungsschritt im Normalfall:	70 Einzelsitzungen (50 min.) oder 40 Doppelstunden, Gruppenbehandlung
2. Bewilligungsschritt in besonders begründeten Fällen:	50 Einzelsitzungen (50 min.) oder 20 Doppelstunden, Gruppenbehandlung
3. Bewilligungsschritt bis zur Höchstgrenze im Ausnahmefall:	30 Einzelsitzungen (50 min.) oder 30 Doppelstunden, Gruppenbehandlung

Tab. 5-5 Tiefenpsychologisch fundierte oder analytische Psychotherapie von Jugendlichen.

Behandlungsdauer	1–3 Jahre, bei in der Regel 1–2 Sitzungen in der Woche
1. Bewilligungsschritt im Normalfall:	90 Einzelsitzungen (50 min.) oder 40 Doppelstunden, Gruppenbehandlung
2. Bewilligungsschritt in besonders begründeten Fällen:	50 Einzelsitzungen (50 min.) oder 20 Doppelstunden, Gruppenbehandlung
3. Bewilligungsschritt bis zur Höchstgrenze im Ausnahmefall:	40 Einzelsitzungen (50 min.) oder 30 Doppelstunden, Gruppenbehandlung

Tab. 5-6 Verhaltenstherapie[1].

Behandlungsdauer	1–2 Jahre, bei in der Regel einer Sitzung in der Woche
1. Bewilligungsschritt im Normalfall:	45 Einzelsitzungen (50 min.) oder 90 Einzelsitzungen (25 min.)
2. Bewilligungsschritt in besonders begründeten Fällen:	15 Einzelsitzungen (50 min.) oder 30 Einzelsitzungen (25 min.)
3. Bewilligungsschritt bis zur Höchstgrenze im Ausnahmefall:	20 Einzelsitzungen (50 min.) oder 40 Einzelsitzungen (25 min.)

[1] Der Therapeut kann im Rahmen des individuellen Behandlungsplans in angemessenem Umfang auch eine Behandlung des Patienten in der Gruppe beantragen. Dabei wird die Doppelstunde Gruppentherapie auf das gesamte Therapiekontingent wie eine Einzelstunde angerechnet (R: E § 23b Abs. 1 Nr. 3 § 15). Sinngemäß ist die Durchführung einer Gruppenpsychotherapie mit einer Dauer von 50 Minuten auf das Therapiekontingent wie eine halbe Einzelstunde anzurechnen.

Tab. 5-7 Verhaltenstherapie bei Kindern und Jugendlichen[1].

Behandlungsdauer	½–1 Jahr, bei in der Regel 1 Sitzung in der Woche
1. Bewilligungsschritt im Normalfall:	45 Einzelsitzungen (50 min.) oder 90 Einzelsitzungen (25 min.)
2. Bewilligungsschritt in besonders begründeten Fällen:	15 Einzelsitzungen (50 min.) oder 30 Einzelsitzungen (25 min.)
3. Bewilligungsschritt bis zur Höchstgrenze im Ausnahmefall:	20 Einzelsitzungen (50 min.) oder 40 Einzelsitzungen (25 min.)

[1] Siehe die Anmerkung für die Verhaltenstherapie bei Erwachsenen!

der Behandlung aktueller seelischer Krankheiten, dann auch bei länger dauernden Therapien gezeigt, dass der therapeutische Prozess einem gewissen *Rhythmus* zu unterliegen scheint, der eine *Bewilligungszäsur* sinnvoll zuordnen lässt. Es hat sich gezeigt, dass die Einteilung des Behandlungsverlaufs in Etappen durchaus auch im Interesse des Therapeuten wie des Patienten liegen kann, da Fortführungsanträge Motivations- und Entscheidungsprozesse beim Therapeuten und beim Patienten anregen oder ermöglichen können.

Die im Folgenden verwendeten Bezeichnungen „Normalfall", „besonders begründeter Fall" und „Ausnahmefall" stellen ebenfalls keine ultimativen Festlegungen dar, sondern eine *Orientierungshilfe* mit Bezug auf die eingrenzenden Bestimmungen der Psychotherapie-Richtlinie.

Einzeltherapien werden in der Regel in Einheiten von 25 bzw. 50 Minuten, Gruppentherapien in Einheiten von 100 Minuten durchgeführt.

Behandlungs„blöcke" im Umfang von 3–5 Einheiten sind bei bestimmten Indikationen (z. B. Expositionsbehandlung bei Patienten mit Ängsten oder Zwängen) ausnahmsweise möglich, wenn sie vorher angezeigt und ggf. vom Gutachter ausdrücklich empfohlen bzw. von der Kasse genehmigt worden sind.

5.13 Anrechnung auf Bewilligungsschritte

Auf die Bewilligungsschritte werden *nicht* angerechnet:

- probatorische Sitzungen,
- Leistungen der psychosomatischen Grundversorgung,
- Leistungen anderer Behandlungsverfahren (z. B. tiefenpsychologisch fundierte Psychotherapie auf Verhaltenstherapie).

Auf den Bewilligungsschritt muss angerechnet werden:

- durchgeführte KZT bei Anwendung des gleichen Behandlungsverfahrens,
- nur teilweise durchgeführte KZT bei gleichen Behandlungsverfahren,
- die Probetherapie,
- die Gruppentherapie in Verbindung mit Einzeltherapie, aber eine Gruppentherapie von 100 Minuten und mehr mit einer Einzelsitzung, eine Gruppentherapie von 50 Minuten mit einer halben Einzelsitzung.

5.14 Der Inhalt der gutachterlichen Stellungnahme

Die Stellungnahme des Gutachters auf Formblatt PTV 5 beinhaltet beim Erstbericht ggf. PT 3KZT a (K), in der gebotenen Kürze, die Erörterung

- der Indikationsstellung mit Bezug auf die Psychotherapie-Richtlinie (R: D § 22 Abs. 1 und 2),
- des Umfangs der Behandlung hinsichtlich ihrer Dauer und Frequenz,
- der Prognose hinsichtlich der Art der seelischen Erkrankung, der Persönlichkeitsstruktur des Patienten wie auch des gewählten Therapieverfahrens,
- des Behandlungsplans und seiner Vereinbarkeit mit den übrigen Feststellungen des Therapeuten wie auch hinsichtlich der geplanten Behandlungsschritte.

Beim Fortführungsbericht ggf. PT 3KZT/b/c (K) erörtert der Gutachter in seiner Stellungnahme kurz

- den Verlauf des therapeutischen Prozesses,
- die Prognose und
- den Umfang der Therapie nach Dauer, Sitzungszahl und Sitzungsfrequenz,
- ggf. die Notwendigkeit der Beendigung einer Therapie mit Begründung.

Durch eine Neugestaltung des Formblatts PTV 5 kann der Gutachter eine differenziertere Stellungnahme an den Therapeuten abgeben, die aus Gründen des Datenschutzes der Krankenkasse nicht zugänglich ist. Die Krankenkasse erhält lediglich bei Nicht-Befürwortung des Antrags vorgedruckte Hinweise auf die Gründe der ablehnenden Stellungnahme.

5.15 Die spezifische Indikationsstellung

In der Richtlinie wurde eine Spezifizierung des Indikationskatalogs nach den verschiedenen Therapieverfahren nicht durchgeführt; vielmehr wurden die Anwendungsbereiche und auch die Kontraindikationen generell für alle zugelassenen Behandlungs- und Anwendungsformen formuliert. Daraus ergibt sich für den Gutachter die Notwendigkeit, die spezifische Indikationsstellung des Therapeuten für ein bestimmtes Verfahren in der Regel zu respektieren, auch wenn er selbst einer anderen Indikationsstellung zuneigen würde.

Es wird aber auf unsere Ausführungen zur Differenzialindikation verwiesen (➤ Kap. 3.4).

5.16 Wechsel des beantragten Behandlungsverfahrens

Es gibt Therapeuten, die beide Psychotherapie-Behandlungs- und Anwendungsformen (die psychoanalytisch begründeten Verfahren und die Verhaltenstherapie) beherrschen und eine entsprechende Ausbildung nachweisen können. In der Regel dürfte der Therapeut aber auf das eine oder das andere Therapieverfahren eingestellt sein. Ein Wechsel des Verfahrens würde daher für den Patienten einen Therapeutenwechsel mit den organisatorischen und vor allem bindungspsychologischen Folgeproblemen bedeuten. Einerseits sollte das Gutachterverfahren möglichst nicht mit einer Umwandlungsentscheidung belastet werden. Andererseits ist es eine Aufgabe der Gutachter, auch den Gesichtspunkt der Wirtschaftlichkeit der Therapie zu beachten.

Der Gutachter kann daher eine evident unwirtschaftliche Therapieform nicht empfehlen.

So sollte z. B. eine umschriebene Phobie in der Regel durch eine Verhaltenstherapie behandelt und nicht einer analytischen Psychotherapie von längerer Dauer zugeführt werden. Eine Angstneurose bei einem schweren Beziehungskonflikt sollte dagegen *in der Regel eher* einer konfliktzentrierten oder auch analytischen Behandlung vorbehalten bleiben, statt der Anwendung einer verhaltenstherapeutischen Behandlungsform den Vorzug zu geben. Natürlich kann der Gutachter im Fall der ohnehin notwendigen Ablehnung eines Therapieplans auf die Chancen hinweisen, die einem Antrag auf ein anderes Therapieverfahren gegeben sein könnten.

5.17 Einbeziehung von Bezugspersonen

Der Gutachter hat die Aufgabe, bei der geplanten Einbeziehung von Bezugspersonen das zugelassene Verhältnis der Sitzungen mit den Bezugspersonen zur Sitzungszahl mit dem Patienten zu überprüfen und seine Empfehlungen an der Richtlinie und den Vereinbarungen zu orientieren (V: § 11 [9], [10], [11]). Während es sich bei einer Psychotherapie von Kindern und Jugendlichen um eine ausführlichere Einbeziehung von Bezugspersonen handeln kann, ist in der Erwachsenentherapie nur eine kurzfristige Einbeziehung von Bezugspersonen zur Behandlung des Patienten vorgesehen, für die keine zusätzlichen Stundenkontingente bewilligt werden können.

5.18 Kinder- und Jugendlichenpsychotherapie

Der Kinder- und Jugendlichentherapeut kann dem Gutachter differenzialdiagnostische Entscheidungen zwischen neurotischen und organischen Erkrankungen sowie deren unmittelbaren Folgeerscheinungen erleichtern, indem er die selbst erhobenen bzw. die veranlassten Befunde ausführlich mitteilt. Bei erkennbaren Entwicklungsdefiziten unklarer Genese soll das Ergebnis eines *Entwicklungstests* beigefügt werden. Bei Schulleistungsstörungen ist ein *Intelligenztest* erforderlich. Bei Verdacht auf eine frühkindliche Hirnschädigung sind Teilleistungsstörungen testpsychologisch zu klären sowie primäre Verhaltensstörungen differenzialdiagnostisch abzugrenzen gegen sekundäre neurotische Störungen, die sich daraus entwickelt haben können. In solchen Fällen kann die Empfehlung einer Probetherapie zur differenzialdiagnostischen Klärung genutzt werden. Die Gewichtung und Interpretation somatischer einschließlich neurologischer Befunde sollte ggf. mit dem Arzt abgesprochen werden, der in diesem Fall eine medizinische Krankheitsvorgeschichte und eine somatische Befunderhebung selbst durchführen oder veranlassen muss.

Dieser Sachverhalt soll bereits im Vorgespräch beachtet werden. Ggf. ist die Einholung eines entsprechenden Befunds vom behandelnden Arzt (Hausarzt, Kinderarzt, Kinder- und Jugendpsychiater) notwendig. Auf diese Weise ist weitgehend sichergestellt, dass *körperliche Krankheitserscheinungen* nicht übersehen oder fehlinterpretiert werden.

Die Darstellung der neurotischen Psychodynamik in den Berichten der analytischen Kinder- und Jugendlichenpsychotherapeuten [PT 3KZT/a/b/c (K)] beschränkt sich in der Schilderung der Entstehung der vorliegenden neurotischen Störung häufig auf die Rekonstruktion früher Objektbeziehungen.

Der Gutachter muss jedoch in der analytisch begründeten Kinder- und Jugendlichenpsychotherapie auf der Darstellung eines aktuellen abgrenzbaren neurotischen Konflikts auf der intrapsychischen und der interpersonalen Ebene bestehen, um das Vorliegen von Krankheit im einschränkenden Sinn der Richtlinie (R: A) bestätigen zu können. Vermutungen über die Entstehungsbedingungen neurotischer Störungen in der Vergangenheit allein können die Darstellung des gegenwärtigen neurotischen Konflikts nicht ersetzen. Hinweise auf die Entwicklung von Selbst- und Objektrepräsentanzen sind hilfreich, reichen jedoch nicht für den Nachweis von Krankheit nach der Richtlinie aus.

Frühstörungen oder mangelndes Urvertrauen können eine neurotische Erkrankung nicht begründen.

Auch eine „Mangelsymptomatik" muss sich in Form eines neurotischen Konflikts manifestieren, um die Notwendigkeit einer Krankenbehandlung zu belegen.

Eine *Behinderung* des Kindes oder Jugendlichen spricht nicht gegen eine analytisch begründete Psychotherapie im Rahmen der Richtlinie. Es müssen jedoch psychodynamische Faktoren wesentlichen Anteil an der Behinderung haben, sodass deren Behandlung durch tiefenpsychologisch fundierte und analytische Psychotherapie oder durch Verhaltenstherapie als Eingliederungs- oder Wiedereingliederungshilfe möglich und Erfolg versprechend ist.

Der Gutachter muss erkennen können, dass die geplante Psychotherapie, ggf. in Verbindung mit anderen Maßnahmen der medizinischen Rehabilitation, geeignet ist, eine Eingliederung in Arbeit, Beruf und/oder Gesellschaft möglichst auf Dauer zu erreichen.

5.19 Einzel-Gruppen-Therapie

Die Kombination von Einzel- und Gruppentherapie ist bei den psychoanalytisch begründeten Verfahren vom Gutachter grundsätzlich auszuschließen (V: § 11 [8]). Es ist jedoch die Ausnahme in den Psychotherapie-Richtlinie für B § 14a Abs. 3 Nr. 4 der niederfrequenten Sonderform zu beachten (R: B § 19). Weiterhin ist auf die Bestimmung in § 11 Abs. 8 der Psychotherapie-Vereinbarungen hinzuweisen, wonach Einzelbehandlungen auch bei analytisch begründeter Gruppentherapie in einem Verhältnis von einer Einzelbehandlung auf zehn Gruppenbehandlungen zulässig sind. Dabei werden die entsprechenden Einzelbehandlungen sogar dem Kontingent der Gruppenbehandlungen hinzugerechnet.

Bei der Verhaltenstherapie kann die Kombination von Einzel- und Gruppentherapie durch den Gutachter befürwortet werden, allerdings mit der Einschränkung, dass Verhaltenstherapie als Gruppentherapie nach der Richtlinie nur in Kombination mit der Einzeltherapie durchgeführt werden kann (R: E § 23b Abs. 1 Nr. 3).

5.20 Andere ärztliche Maßnahmen und Therapieverfahren

Andere ärztliche Maßnahmen können während der Durchführung einer psychotherapeutischen Behandlung notwendig sein, z. B. eine internistische Behandlung bei einer Stoffwechselstörung oder eine psychiatrische Behandlung bei psychosegefährdeten Patienten.

Wenn eine notwendige begleitende somatische Behandlung nicht gesichert erscheint, ist der Gutachter gehalten, durch eine Korrespondenz mit dem Therapeuten die Sicherstellung anderer ärztlicher Behandlungsmaßnahmen zu bewirken. Andererseits kann der Gutachter neben einem beantragten Psychotherapieverfahren keine anderen Maßnahmen der Psychotherapie-Richtlinie befürworten, z. B. eine psychosomatische Grundversorgung. Ausnahme ist die mögliche Kombination von Verhaltenstherapie und übenden und suggestiven Intervention (R: C § 21b Abs. 1).

5.21 Kontraindikationen

Der Gutachter kann die beantragte Behandlung nicht befürworten, wenn eine der Kontraindikationen für Psychotherapie in der gesetzlichen Krankenversicherung angenommen werden muss, wie sie in der Richtlinie D § 22 Abs. 3 bis 5 festgelegt wurden. Dabei können sich in der Beurteilung der Motivierbarkeit und der Umstellungsfähigkeit des Patienten wie auch seines Umfelds und seiner Lebensumstände Zweifel herausstellen, die nach dem Bericht des Therapeuten nicht zu beheben sind. In solchen Fällen muss es der Entscheidung des Gutachters überlassen werden, ob er eine Probetherapie mit 25 Einzelsitzungen bei einem psychoanalytisch begründeten Verfahren oder 15 Einzelbehandlungen bei den verhaltenstherapeutischen Verfahren vorschlagen will oder ob er dem Behandlungsplan nicht zustimmt. Der Gutachter kann aber in besonderen Fällen ergänzende Darstellungen oder Modifikationen des Behandlungsplans durch den Therapeuten anregen, damit die Indikation zur Psychotherapie zweifelsfrei begründbar wird.

Bei der analytischen Psychotherapie kann der Gutachter in Zweifelsfällen beantragte 160 Sitzungen (als ersten Bewilligungsschritt) in seiner Empfehlung auf 80 Sitzungen bzw. auf eine Probetherapie reduzieren.

5

5.22 Begrenzung der Psychotherapie

Die Begrenzung der Psychotherapie im Rahmen der vertragsärztlichen Versorgung wie auch die Kriterien für Überschreitung der Regel- bzw. Höchstgrenzen, die in Einzelfällen notwendig werden können, wurden im Allgemeinen Teil ausführlich behandelt.

Der Gutachter kann bei Fortführungsanträgen auch empfehlen, das Volumen der beantragten Therapie zu reduzieren, wenn nach seiner Auffassung eine Indikation im Sinne der Richtlinie nicht mehr gegeben ist und eine Beendigung der Psychotherapie eingeleitet werden soll.

Hinweise des Gutachters auf Techniken, die die Beendigung einer schwierigen Therapie erleichtern (z. B. Verminderung der Behandlungsfrequenz und ggf. Halbierung der Sitzungsdauer), können sinnvoll sein, vor allem aber der Hinweis des Gutachters auf die Notwendigkeit der Beendigung einer Therapie im Rahmen der Regelgrenzen.

5.23 Obergutachten

Im Fall der Ablehnung eines Antrags aufgrund gutachterlicher Stellungnahme kann der Patient ein Obergutachten beantragen. Der Obergutachter wird von der Kasse beauftragt, die den bisherigen Vorgang, einschließlich Formblatt PTV 2, dem Obergutachter zur Verfügung stellt. Der Therapeut schickt der Kasse im verschlossenen roten oder gelben Umschlag den bisherigen Vorgang der Berichterstattung und der Begutachtung und fügt seine Stellungnahme zu den Bedenken des Gutachters bei.
Der verschlossene Umschlag soll enthalten:

- PTV 2,
- den Bericht bzw. die Berichte ggf. PT 3KZT/a/b/c (K),
- die ablehnende Stellungnahme des Gutachters auf Formblatt PTV 5 und auch vorausgehende Begutachtungen und
- das Einspruchschreiben des Therapeuten, das sich mit den Bedenken des Gutachters substanziell auseinandersetzt.

Für die Honorierung der Begründung des Einspruchs an den Obergutachter steht die Nr. 35130 oder 35131 EBM zur Verfügung, je nachdem, ob es sich um einen Bericht zur Kurzzeit- oder zur Langzeittherapie handelt.

5.24 Ablehnung des Antrags

Lehnt die Kasse den Antrag des Patienten ab, teilt sie dies dem Versicherten und dem Therapeuten mit. Häufig klagen Psychotherapeuten darüber, dass eine ablehnende Mitteilung an den Patienten von diesem als traumatisch belastend erlebt wird, mit der entsprechenden negativen Auswirkung auf die therapeutische Situation.

Wenn diese Belastung des Patienten aus kassenrechtlichen Gründen auch unvermeidbar ist, so müsste der Therapeut doch erwägen, wie weit er den Patienten einbeziehen muss, solange die Entscheidung noch offen ist und eine Korrespondenz mit dem Gutachter geführt wird.

Dies ist umso notwendiger, als manche Ablehnungen nicht die Indikation an sich betreffen, also den seelischen Krankheitszustand des Patienten selbst, sondern vielmehr Probleme des Behandlungsplans des Therapeuten und seiner ätiologischen Erörterung des Falls.

Es ist in diesen Fällen ein Gebot der humanitären Rücksichtnahme, den Patienten zu schonen und ihn nicht wegen einer fraglichen Behandlungswürdigkeit seiner Erkrankung zu verunsichern, sondern zu seiner Entlastung die Erörterung des fachlichen Problems – soweit möglich – in Klausur mit dem Gutachter zu führen. Der Therapeut müsste dem Patienten ggf. nach Ablehnung des Antrags die Möglichkeit aufzeigen, die für die psychotherapeutische Behandlung seiner Krankheit im Rahmen der vertragsärztlichen Versorgung noch gegeben ist.

5.25 Qualitätsanforderungen an die gutachterliche Stellungnahme

Der Gutachter hat die Aufgabe, die Leistungspflicht der Krankenkasse zu prüfen und festzustellen, ob „unter Beachtung des § 70 SGB V … die Voraussetzungen für die Leistungspflicht der Krankenkassen nach der Psychotherapie-Richtlinie und den Psychotherapie-Vereinbarungen, als erfüllt anzusehen bzw. nicht als erfüllt anzusehen sind". Diese Feststellung des Gutachters hat empfehlenden Charakter. Die letzte Entscheidung wird von Seiten der Krankenkasse getroffen.

Die Stellungnahme des Gutachters stützt sich maßgeblich auf den Bericht des Therapeuten. Liegt ein entsprechender Bericht nicht vor und wird auch trotz Anforderung nicht beigebracht, kann keine Begutachtung durchgeführt werden und der Gutachtenauftrag muss mit entsprechendem Hinweis an die zuständige Krankenkasse (als Auftraggeber) zurückgegeben werden.

Der Gutachter hat seine Feststellung nicht nur als Ja-/Nein-Entscheidung mitzuteilen, sondern gegenüber dem Antragsteller auch zu begründen.

Auch im Fall einer **Befürwortung** sollte die Stellungnahme des Gutachters zu allen für eine Befürwortung notwendigen Voraussetzungen Stellung nehmen:

- Krankheitswertigkeit der vorliegenden Beschwerden,
- hinreichende Klärung der aktuell wirksamen Psychodynamik bzw. der Verhaltensanalyse der vorliegenden Störung,
- Wahl des Behandlungsverfahrens einschl. einer differenzialindikatorischen Erörterung über alternative Behandlungsmethoden,
- Prognose.
- Ggf. ist auch auf die im ärztlichen Konsiliarbericht angemerkte Notwendigkeit einer ärztlichen Mitbehandlung hinzuweisen.
- Eine nur einschränkende Befürwortung (z. B. Reduzierung der beantragten Leistungen) oder Zweifel an einer sinnvollen und zweckmäßigen Behandlungsplanung sollten – auch wenn der Antrag ansonsten befürwortet wird – ebenfalls mitgeteilt werden, um bei einer Stellungnahme für einen nachfolgenden Folgebericht ggf. hierauf Bezug nehmen zu können.

Bei einer **Nichtbefürwortung** muss die Stellungnahme des Gutachters es dem Antragsteller ermöglichen, bei einem Antrag auf ein Obergutachten zu den Begründungen der Ablehnung Stellung zu nehmen. Deshalb sind an die entsprechende Stellungnahme besondere Anforderungen zu stellen:

- Die Gründe für die Nichtbefürwortung müssen konkret benannt werden (d. h. die Stellungnahme darf sich auf einem nicht zu hohen Abstraktionsniveau bewegen!). Hierbei müssen alle Gründe aufgeführt werden, die zu der Nichtbefürwortung geführt haben.
- Der Gutachter sollte auch positiv aufführen, welche der geforderten Voraussetzungen für eine Befürwortung im vorliegenden Fall durchaus erfüllt sind: Wenn z. B. ausschließlich erhebliche Mängel in der Darstellung der Psychodynamik zu der Nichtbefürwortung geführt haben, sollte der Gutachter dies hervorheben, aber gleichzeitig auch – falls das der Fall ist – das Vorliegen krankheitswertiger und behandlungsbedürftiger Beschwerden bestätigen sowie auch ggf. das Vorliegen einer hinreichend differenzierten Darstellung der Lebensgeschichte.
- Formale Mängel des Antrags (Nichteinhaltung der Gliederung, fehlende Unterschrift etc.) können als solches nicht zu einer Nichtbefürwortung führen. Entweder muss der Antragsteller hier zu einer Korrektur aufgefordert werden oder der Gutachter muss die Mängel in Abwägung der übrigen Aspekte akzeptieren. Wenn im Fall einer Nichtbefürwortung auf diese Mängel hingewiesen wird, so muss aus der Art des Hinweises klar hervorgehen, dass diese als solche nicht zu der Nichtbefürwortung geführt haben!
- Der Gutachter kann in der Regel kein anderes Behandlungsverfahren vorschlagen. Er nimmt nur zur Indikation des vorgeschlagenen Behandlungsverfahrens Stellung und kann das Fehlen einer hinreichenden differenzialindikatorischen Erörterung bei der Wahl des Behandlungsverfahrens bemängeln; der Gutachter kann allenfalls das vorgeschlagene Behandlungsverfahren als aus seiner Sicht nicht sinnvoll und zweckmäßig ansehen und damit die Indikation nicht befürworten.

- Die Stellungnahme des Gutachters soll neutral verfasst werden und sich eines belehrenden und apodiktischen Tons enthalten.
- Beurteilung somatischer Befunde durch psychologische Gutachter: In spezifischen Fällen, die eine besondere ärztliche Kompetenz zur Begutachtung erfordern, sollten psychologische Gutachter das Gutachten an einen ärztlichen Gutachter weiterleiten.
- Entsprechend den Sorgfaltspflichten des Gutachters hat dieser das Formblatt PTV 5 („Stellungnahme des Gutachters") vollständig auszufüllen. Dazu gehört auch die Angabe aller Daten (Bericht vom …, Eingangsdatum Krankenkasse, beim Gutachter eingetroffen am …). Der Name des Therapeuten muss deutlich lesbar sein. Ebenso müssen das Formular und alle Durchschläge mit einem lesbaren Stempel des Gutachters versehen sein.
- Ein **Obergutachten** stellt ggf. die letzte Station vor einem Sozialgerichtsverfahren dar. Es muss deshalb in einer Form verfasst werden, die auch ansonsten bei entsprechenden gutachterlichen Stellungnahmen erwartet wird. Dabei hat sich der folgende **formale Aufbau** bewährt:
- Bezugnahme/Gutachtenauftrag,
- Aufführung der Unterlagen, auf die sich das Obergutachten stützt,
- kurze Darstellung des Sachstands (noch ohne eigene Stellungnahme),
- Stellungnahme:
  Hier soll sowohl kurz zur formalen und inhaltlichen Ablehnungsbegründung des Vorgutachters Stellung genommen werden als auch zum strittigen Bericht des Antragstellers und seiner Stellungnahme zur Begründung des Erstgutachters für die Nichtbefürwortung. Schließlich werden die darauf fußenden Argumente des Antragstellers noch einmal erörtert, und es folgt dann die eigentliche Stellungnahme des Obergutachters. Bei der Weitergabe von Informationen muss jedoch gegenüber der Krankenkasse immer auch die Schutzwürdigkeit von Patientendaten berücksichtigt werden.
- zusammenfassende Stellungnahme.

KAPITEL

6 Verfahrensübergreifende Aspekte

6.1 Richtlinien-Psychotherapie in unterschiedlichen institutionellen Rahmenbedingungen

6.1.1 Einrichtungen gemäß § 117, Abs. 2 SGB V

Diese Regelung in § 8 der neuen Psychotherapie-Vereinbarungen ersetzt das bisherige sogenannte Beauftragungsverfahren, bei dem nach Abschluss der Zwischenprüfung eine definierte Anzahl von Behandlungsfällen in der sogenannten Beauftragung des Ausbildungsteilnehmers durch ärztliche Ausbildungsleiter im Rahmen der Ausbildung erbracht und abgerechnet werden konnte. Die Abrechnung von entsprechenden Leistungen wird nun allgemein in § 117 Abs. 2 SGB V geregelt. Dabei ist festgestellt, dass es sich entweder um universitäre Einrichtungen oder anerkannte Ausbildungsstätten nach dem Psychotherapeuten-Gesetz, die in Richtlinien-Verfahren ausbilden und eigene Ambulanzen haben müssen, handelt. Die Ambulanzen erhalten dann eine Ermächtigung seitens der zuständigen Zulassungsausschüsse. Gemäß § 8 der Psychotherapie-Vereinbarungen unterliegt jedoch die Abrechnung von Leistungen über diese Ambulanzen der Maßgabe, dass die Leistungen der ambulanten Psychotherapie von ärztlichen oder Psychologischen Psychotherapeuten oder Kinder- und Jugendlichenpsychotherapeuten mit den in dieser Vereinbarung genannten Qualifikationen erbracht oder durch den Ausbildungsteilnehmer frühestens nach Absolvierung der Hälfte der entsprechenden Ausbildung und Nachweis von ausreichenden Kenntnissen und Erfahrungen im betreffenden Psychotherapie-Verfahren unter Supervision dafür qualifizierter Therapeuten durchgeführt werden.

6.1.2 Weiterbildungsassistenten

In Praxen ärztlicher Weiterbilder (Facharztweiterbildung) kann die Behandlung von Weiterbildungsfällen durch ärztliche Weiterbildungsassistenten durchgeführt werden. Die Abrechnung erfolgt dann durch den Praxisinhaber. Entsprechende Anträge und Berichte an den Gutachter sollten vom Praxisinhaber und den Weiterbildungsassistenten unterschrieben sein.

6.1.3 Praxisassistenten

Praxisassistenten können im Rahmen ihrer Tätigkeit nur dann in der Praxis des Inhabers tiefenpsychologisch fundierte oder analytische Psychotherapie bzw. Verhaltenstherapie ausführen, wenn sie die entsprechende Weiter- bzw. Ausbildung erworben haben und den Antrag mit eigener Unterschrift versehen.

Eine weitere Möglichkeit ist die Beschäftigung von (Teilzeit-)Weiterbildungsassistenten in der Praxis eines Vertragsarztes, der gleichzeitig für die entsprechenden Verfahren eine Weiterbildungsermächtigung besitzt. Dabei gelten die vom Weiterbildungsassistenten erbrachten Leistungen als Eigenleistung des Praxisinhabers. In diesem Fall müssen Berichte im Gutachterverfahren vom Praxisinhaber selbst unterschrieben werden mit dem Hinweis, dass die Therapie durch den genehmigten Weiterbildungsassistenten durchgeführt wird.

6.1.4 Medizinisches Versorgungszentrum (MVZ)

Bei der Behandlung durch einen in einem MVZ tätigen Psychotherapeuten muss der jeweilige Therapeut eine Qualifikation zur Erbringung der beantragten Leistungen besitzen. Bei der Abrechnung kann der Leistungserbringer von der jeweiligen Kassenärztlichen Vereinigung aufgrund seiner lebenslangen Arztnummer der erbrachten Leistung zugeordnet werden.

6.1.5 Psychiatrische Institutsambulanz (PIA)

Leistungen der Richtlinien-Psychotherapie dürfen in psychiatrischen Institutsambulanzen nur von Therapeuten mit entsprechender Qualifikation durchgeführt und abgerechnet werden.

Bei Behandlungen durch Weiterbildungsassistenten muss deren regelmäßige Supervision gewährleistet sein. Die entsprechenden Antragsberichte sind vom verantwortlichen Leiter der PIA, dem verantwortlichen Supervisor und dem Praxisassistenten zu unterschreiben.

6.1.6 Privatbehandlung von gesetzlich versicherten Patienten

Nach § 7 des Arzt-Ersatzkassenvertrags kann ein Versicherter bei einem Arzt eine Behandlung als „Privatpatient" wünschen. Diese Entscheidung hat er vor Beginn der Behandlung schriftlich mitzuteilen.

6.2 Hinweise zur Durchführung der Richtlinien-Psychotherapie

Behandlungsvertrag

Vor Beginn der Behandlung erfolgt die Einführung des Patienten in die Grundregeln des jeweiligen Verfahrens.

An die Stelle der Honorarabsprache in der Privatpraxis tritt in der vertragsärztlichen Versorgung eine *sorgfältige Information* des Patienten über das Therapieverfahren nach den Richtlinien. Das Antrags- und Gutachterverfahren einschließlich der Bewilligungsschritte und der Leistungsgrenzen müssen dem Patienten ebenso bekannt gemacht werden wie die Zusicherung des besonderen Vertrauensschutzes durch das Gutachterverfahren und die Chiffrierung der Berichte an den Gutachter. Auch sollte der Patient über mögliche *Risiken* der bei ihm durchzuführenden Psychotherapie aufgeklärt werden. Dabei ist an eine vorübergehende Verschlechterung der Befindlichkeit des Patienten durch eine Aktualisierung seiner neurotischen Symptome oder durch die Belastung seiner Partnerbeziehung durch den psychoanalytischen Prozess (Regression, Übertragung) zu denken. Dieser Hinweis ist durch den Therapeuten für seine eigenen Akten zu dokumentieren (Aufklärungspflicht).

Honorarabsprache bei Nichterscheinen des Patienten

Nicht selten geben die Absprachen über Kostenerstattungen an den Therapeuten bei *Nichterscheinen* des Patienten zu den fest vereinbarten Therapiestunden Anlass zu Differenzen und Beschwerden bei den zuständigen Krankenkassen. Ein „Annahmeverzug" (Nichterscheinen zu einem fest vereinbarten Termin) des Patienten führt zu einem zivilrechtlichen Anspruch des Arztes nach § 615 BGB (Ärzte-Berufsrecht, Prof. Dr. Narr, S. 628/7).

Zivilrechtlich kann der Honoraranspruch bis zur Höhe des tatsächlich zu fordernden Honorars geltend gemacht werden.

Hat der Patient jedoch rechtzeitig den vereinbarten Behandlungstermin abgesagt, entfällt der Anspruch auf eine Ausfallentschädigung. Für eine solche Absage muss der Therapeut telefonisch erreichbar sein. Der Begriff „rechtzeitig" kann durch eine Vereinbarung zwischen Patient und Therapeut bestimmt werden. Ob diese – auch schriftliche – Vereinbarung anlässlich eines Rechtsstreits um das Ausfallhonorar Bestand hat, lässt sich nicht belegen (vorliegendes amtsgerichtliches Urteil wegen des geringen Streitwerts nicht berufungsfähig).

Dokumentationspflicht

Für alle psychotherapeutischen Maßnahmen besteht *Dokumentationspflicht.* Es genügen kurze Notizen zum Behandlungsverlauf, besondere Ereignisse, Pausen o.Ä., während Anamnese und Untersuchungsergebnisse (d.h. auch probatorische Sitzungen) ausführlich dokumentiert sein müssen.

Behandlungsabbruch durch den Patienten

Ein Behandlungsabbruch ist der zuständigen Krankenkasse unverzüglich bekannt zu machen (V: § 13 Abs. 2).

Information des Therapeuten an die Krankenkasse über Beendigung der Behandlung

Seit dem 1.10.2001 ist die Krankenkasse aufgrund einer entsprechenden Bestimmung in den Psychotherapie-Vereinbarungen auch über die Beendigung einer Behandlung zu informieren (V: § 13 Abs. 2).

6.3 Prüfung der Qualifikation des Psychotherapeuten

Die Prüfung der Ausübungsberechtigung für Therapeuten erfolgt durch die zuständige Kassenärztliche Vereinigung.

> Eine Bewilligung der Leistungen durch die Krankenkasse wird von der Kassenärztlichen Vereinigung nur an abrechnungsberechtigte Therapeuten weitergeleitet.

Die Bewilligung der Psychotherapie ist gebunden an die erforderliche Qualifikation, die im Formblatt PTV 2 anzugeben ist und vom Gutachter dann in der Regel als gegeben angenommen werden kann.

Gutachter und Obergutachter müssen daher das Formblatt PTV 2 vor jeder gutachtlichen Stellungnahme zur Einsicht erhalten.

Nach den Vereinbarungen ist von den Therapeuten zur Durchführung von Psychotherapie bei Kindern und Jugendlichen wie zur Durchführung von Gruppentherapie eine besondere Weiter- bzw. Ausbildung nachzuweisen.

Der Inhalt dieser Weiterbildung für Ärzte wird in den Vereinbarungen (Teil B § 5) ausführlich bestimmt. Danach ist gemäß Abs. 4 die Berechtigung zur Durchführung von *Kinder- und Jugendlichenpsychotherapie* an den Erwerb der Zusatzbezeichnung „Psychotherapie“ bzw. „Psychoanalyse“ gebunden. Ferner sind eingehende Kenntnisse und Erfahrungen auf dem Gebiet der Psychotherapie bei Kindern und Jugendlichen erforderlich. Aus den entsprechenden Zeugnissen muss hervorgehen, dass der Arzt eingehende Kenntnisse und Erfahrungen in der Entwicklungspsychologie und Lernpsychologie einschließlich der speziellen Neurosenlehre sowie in der Psychodiagnostik bei Kindern und Jugendlichen erworben hat. Darüber hinaus ist nachzuweisen, dass mindestens vier Fälle analytischer bzw. tiefenpsychologisch fundierter Psychotherapie oder mindestens vier Fälle in Verhaltenstherapie selbstständig unter Supervision – möglichst nach jeder vierten Behandlungsstunde in analytischer oder tiefenpsychologisch fundierter oder nach jeder dritten Behandlungsstunde in Verhaltenstherapie – durchgeführt und abgeschlossen wurden.

Nach Teil B § 5 Abs. 5 der Vereinbarungen sind für die Durchführung einer *Psychotherapie als Gruppentherapie* nach dem Leistungsinhalt der Nr. 35202, 35203, 35211, 35222 und 35225 EBM die Erfüllung der Voraussetzungen nach Abs. 1 (tiefenpsychologisch fundierte Psychotherapie) oder nach Abs. 2 (analytische Psychotherapie) oder nach Abs. 3 (Verhaltenstherapie) und ggf. die Erfüllung der Voraussetzungen nach Abs. 4 bei Kindern und Jugendlichen sowie Kenntnisse und Erfahrungen in Gruppentherapie erforderlich. Aus den entsprechenden Zeugnissen und Bescheinigungen muss hervorgehen, dass der Therapeut eingehende Kenntnisse und Erfahrungen in der tiefenpsychologisch fundierten und analytischen Gruppenpsychotherapie oder der Verhaltenstherapie in Gruppen erworben hat. Ist im Rahmen der Weiterbildung diese Fachkunde nicht erworben worden, ist nachzuweisen, dass der Therapeut in mindestens 40 Doppelstunden analytischer oder tiefenpsychologisch fundierter verhaltenstherapeutischer Selbsterfahrung in mindestens 24 Doppelstunden in der Gruppe eingehende Kenntnisse in der Theorie der Gruppenpsychotherapie und Gruppendynamik erworben hat und mindestens 60 Doppelstunden kontinuierlicher Gruppenbehandlung – auch in mehreren Gruppen – unter Supervision von mindestens 40 Stunden in tiefenpsychologisch fundierter oder analytischer Psychotherapie oder mit Verhaltenstherapie durchgeführt hat. Analoge Regelungen gelten für Psychologische Psychotherapeuten und Kinder- und Jugendlichenpsychotherapeuten (V: §§ 6, 7).

Vor der Einleitung der Psychotherapie bei Kindern und Jugendlichen oder einer Psychotherapie als Gruppenbehandlung sind die entsprechenden Qualifikationsnachweise der zuständigen Kassenärztlichen Vereinigung vorzulegen und dort zu dokumentieren.

6.4 Wechsel des Verfahrens bzw. des Settings

Wechsel von Einzel- in Gruppentherapie und umgekehrt bei gleichem Therapeuten: Kurzzeittherapie kann, abhängig von der Einschätzung des Einzelfalls, wiederholt werden, wird jedoch ggf. gutachterpflichtig.

Wechsel von einem psychoanalytischen Verfahren in eine Verhaltenstherapie (und umgekehrt): Probatorische Sitzungen und Kurzzeittherapie können wiederholt werden.

Wechsel von Kurzzeit-Gruppentherapie in Langzeit-Gruppentherapie: Leistungen der Kurzzeittherapie werden auf die Gruppen-Langzeittherapie angerechnet.

Wechsel von Kurzzeit-Einzeltherapie in Langzeit-Gruppentherapie: Kurzzeittherapie wird nicht unbedingt angerechnet. Dies muss der Gutachter bezogen auf den Einzelfall beurteilen.

6.5 Wechsel des Therapeuten

Bei einem Wechsel des Therapeuten können die probatorischen Sitzungen wiederholt werden, auch ist eine erneute Kurzzeittherapie möglich, und es steht dem Therapeuten grundsätzlich das volle Kontingent der Richtlinien für das gewählte Verfahren zur Verfügung. Es muss jedoch vom Einzelfall abhängig gemacht werden, ob in entsprechenden Fällen auch ein Kurzzeittherapieantrag von einem Gutachter geprüft wird.

KAPITEL

7 Abrechnung

Vorbemerkung: Die in diesem Kapitel genannten Abrechnungsnummern beziehen sich, wie auch im übrigen Buch, auf den seit 1.4.2005 gültigen EBM.

> Nur die durch den Therapeuten tatsächlich ausgeführten Leistungen können abgerechnet werden.

Diese müssen der Leistungsbeschreibung der Gebührenordnungsnummer – auch nach ihrem zeitlichen Umfang – ohne Einschränkung entsprechen.

7.1 Abrechnung über Kranken- oder Überweisungsschein

> Bei jeder Einleitung einer Psychotherapie ist dem Therapeuten eine Krankenversicherungskarte, ein Abrechnungsschein oder ein Überweisungsschein auszuhändigen.

Dasselbe ist auch bei einem Fortführungsantrag notwendig.

7.2 Testverfahren

Das Gleiche gilt für Testverfahren (Nr. 35300–35302 EBM), die z. B. für die Berichte zum Antrag auf Feststellung der Leistungspflicht erforderlich sind. Wiederholungsuntersuchungen mit Tests nach Nr. 35300 (max. drei) während einer bewilligten Psychotherapie können seit dem 1.1.2008 auch in der vertragsärztlichen Versorgung mit den Ersatzkassen abgerechnet werden. Bisher war dies nur bei Versicherten der Primärkassen möglich.

7.3 Probatorische Sitzungen

Probatorische Sitzungen des Therapeuten werden auf Krankenversicherungskarte oder Abrechnungsschein oder Überweisungsschein abgerechnet. Dabei ist ausschließlich die Gebührenordnungsposition 35150 in Ansatz zu bringen.

7.4 Abrechnung der Therapie

Seit dem 1.7.1999 erfolgt auch die Abrechnung der genehmigten Psychotherapie auf dem Abrechnungsschein Muster 5. Das Muster 5 wurde dafür um die Ankreuzfelder „Abklärung somatischer Ursachen vor Aufnahme einer Psychotherapie“ sowie „Anerkannte Psychotherapie“ erweitert. Bei erstmaliger Abrechnung eines von der Krankenkasse genehmigten Bewilligungsschrittes ist dem entsprechenden Muster 5 das Muster 7b (Mitteilung der Krankenkasse über ihre Leistungspflicht für Psychotherapie) beizufügen.

7.5 Abrechnung Nr. 35130 oder 35131 EBM

„Bericht an den Gutachter oder Obergutachter zum Antrag des Versicherten auf Feststellung der Leistungspflicht zur Einleitung oder Verlängerung der tiefenpsychologisch fundierten, der analytischen Psychotherapie oder der Verhaltenstherapie“ kann erst mit dem Datum der Antragstellung [PTV 1, PTV 2 und PT 3KZT/a/b (K)] auf dem Abrechnungsschein oder Überweisungsschein eingetragen werden, da bis zu diesem Datum ungewiss ist, ob tatsächlich eine Einleitung der Behandlung erfolgt. Dabei ist für einen Bericht zur Kurzzeittherapie die Nr. 35130 und zur Langzeittherapie die Nr. 35131 vorgesehen.

7.6 Abrechnung der Leistungen für die Einbeziehung der Bezugspersonen

Die Abrechnung einer Einbeziehung der Bezugspersonen erfolgt auf dem Abrechnungsschein des Patienten.

7.7 Kennzeichnung der Einbeziehung von Bezugspersonen

In der Abrechnung ist bei den Leistungen hinter der Abrechnungsposition EBM kenntlich zu machen, ob es eine Einbeziehung von Bezugspersonen war. Dabei ist folgender Buchstabe zu verwenden:

Einbeziehung der Bezugspersonen = „B"

Werden von den Kassenärztlichen Vereinigungen andere Kodierungen (Nummern) für die Abrechnung vorgegeben, sind diese zu verwenden.

7.8 Ausschluss der finanziellen Beteiligung des Versicherten

Der Versicherte hat nach §§ 11 und 12 SGB V Anspruch auf ärztliche Versorgung, die zur Heilung oder Linderung nach den Regeln der ärztlichen Kunst zweckmäßig und ausreichend ist. Dieser Anspruch auf „Sachleistungen" in der vertragsärztlichen Versorgung schließt, abgesehen von der seit 1.1.2004 erhobenen „Praxisgebühr", eine eigene finanzielle Beteiligung des bei einer gesetzlichen Krankenkasse versicherten Patienten an den Kosten für die Psychotherapie aus.

Es ist daher unzulässig, zusätzlich zum abgerechneten Honorar in der vertragsärztlichen Versorgung finanzielle Leistungen von Seiten des Patienten zu fordern.

7.9 Keine Abrechnungsmöglichkeit als sogenannte IGEL-Leistung

Im Rahmen der Diskussion um die hochfrequente analytische Psychotherapie (s. ➤ Kap. 2.3.3) wurde häufiger die Auffassung vertreten, dass eine 4. bzw. 5. Wochenstunde bei dieser Behandlungsform auch als sogenannte individuelle Gesundheitsleistung (IGEL) vom Patienten nach einer gesonderten Vereinbarung privat gezahlt werden könne. Diese Auffassung ist unter Bezug auf das nach wie vor grundsätzlich geltende Sachleistungsprinzip in der vertragsärztlichen Versorgung nicht zulässig. Sogenannte individuelle Gesundheitsleistungen sind per definitionem solche Leistungen, die bisher nicht unter das Sachleistungsprinzip der gesetzlichen Krankenkassen fallen. Das heißt, sie werden von ihnen nicht übernommen, gelten aber nicht als „schädlich" für die Verbesserung der Gesundheit. Daher kann eine grundsätzlich in die Leistungspflicht der gesetzlichen Krankenkasse fallende psychotherapeutische Behandlung nicht gleichsam aufgeteilt werden in einen aufgrund der Sachentscheidung der Kasse für die Krankenbehandlung als notwendig anzusehenden Teil und in einen nicht notwendigen Teil, in diesem Fall die 4. und 5. Behandlungsstunde.

Daraus ergibt sich die Schlussfolgerung, dass eine durchgehend hochfrequent durchgeführte Behandlung gänzlich vom Patienten privat finanziert werden müsste und dass eine Aufstockung einer von der Krankenkassen mit bis zu drei Wochenstunden finanzierten Behandlung durch finanzielle Eigenbeteiligung nicht zulässig ist.

7.10 Einbeziehung des Partners und/oder der Familie in die Psychotherapie

Im Fall der Einbeziehung kann für den Partner und/oder die Familie keine gesonderte Berechnung (etwa über seinen eigenen Krankenschein) erfolgen. Die Einbeziehung ist Bestandteil der bewilligten Psychotherapiemaßnahmen des „Index“patienten, dessen Angehörige bzw. Bezugspersonen einbezogen werden.

7.11 Abrechnungsmöglichkeiten der biographischen Anamnese

Die Leistung zur biographischen Anamnese wird abgerechnet nach Nr. 35140. Bei dieser Leistung handelt es sich um eine solche Leistung, die nach dem EBM mit einer Dauer von mindestens 50 Minuten festgelegt ist und bei der eine Leistungsabrechnung erst bei vollständiger Erbringung einer Leistung erfolgen kann. Daher ist hier die Möglichkeit denkbar, dass die Abrechnung der Leistung bei einer Aufsplittung, z. B. in Einheiten von bis zu 25 Minuten, auch zeitlich nach schon durchgeführten probatorischen Sitzungen nach der Nr. 35150 erfolgt.

7.12 Abrechnung von Expositionsbehandlungen in der Verhaltenstherapie

Die Expositionstherapie stellt in der Verhaltenstherapie ein breit etabliertes Setting dar. Dabei ist es jedoch in der Regel notwendig und sinnvoll, Stunden in Blöcke zusammengefasst abzuhalten. Aufgrund der schon mehrfach zitierten Bestimmung in § 11 Abs. 14 der Psychotherapie-Vereinbarungen kann eine Einzeltherapie als Doppelsitzung bei Anwendung besonderer Methoden der Verhaltenstherapie erfolgen. Diese Bestimmung bezieht sich auf die Expositionsbehandlung. Aufgrund der inzwischen geänderten Leistungslegende zu den Nr. 35220 und 35221 des EBM „Verhaltenstherapie als Einzelbehandlung“ ist eine Abrechnung höchstens bis zu viermal am selben Behandlungstag möglich.

7.13 Einbeziehung privat versicherter Patienten in die Gruppengröße

In der Psychotherapie-Richtlinie (R: B § 18 Nr. 5) sind für die Gruppenbehandlung bei den psychoanalytisch begründeten Verfahren Gruppengrößen von 6–9, in der Verhaltenstherapie von 2–9 und bei den Entspannungstechniken von 2–10 Teilnehmern definiert. Im Hinblick auf die aus sachlichen Erwägungen geforderte Mindestgröße der entsprechenden Gruppen ist eine Hinzurechnung ggf. an einer Gruppe teilnehmender privater Krankenversicherter zulässig. Nicht zulässig ist eine Überschreitung der angegebenen Höchstgrenzen unter Einbeziehung von privat krankenversicherten Patienten.

7.14 Kombinierte Einzel- und Gruppenbehandlung in der Verhaltenstherapie durch verschiedene Therapeuten

Es gibt weder in der Psychotherapie-Richtlinie noch in den Psychotherapie-Vereinbarungen eine Bestimmung, die es zwingend erscheinen lässt, dass die bei einem Patienten ggf. kombiniert stattfindende Gruppen- und Einzeltherapie in der Verhaltenstherapie von demselben Therapeuten durchgeführt werden muss. Daher ist eine Konstruktion zulässig, in der ein Verhaltenstherapeut die Einzeltherapie und ein anderer die Gruppentherapie eines Patienten durchführt. Dabei muss selbstverständlich eine enge Abstimmung zwischen den Therapeuten erfolgen. Weiterhin sollte ein entsprechender Antrag nur von einem der Therapeuten gestellt werden. Auch die Abrechnung sollte ausschließlich über einen der beiden Therapeuten erfolgen, wobei die entsprechende Vergütung im Innenverhältnis geregelt werden sollte.

7.15 Psychotherapeutisches Gespräch außerhalb der Psychotherapie-Richtlinie als Leistung im EBM

Mit Inkrafttreten des EBM zum 1.4.2005 wurde in den fachspezifischen psychotherapeutischen Kapiteln für die psychotherapeutischen Leistungserbringer eine Einzelgesprächsleistung aufgenommen. Nach dieser können entsprechende Gespräche über eine Dauer von mindestens 10 Minuten als Einzelbehandlung bis zu 15-mal im Erkrankungsfall durchgeführt werden – dies allerdings nicht während einer laufenden Behandlung nach der Psychotherapie-Richtlinie. Durch diese Leistungen besteht somit auch für die Psychologischen Psychotherapeuten und Kinder- und Jugendlichenpsychotherapeuten die Möglichkeit, entsprechende Behandlungen außerhalb der Psychotherapie-Richtlinie vorzunehmen (Kap. 23 des EBM). Daneben haben die entsprechenden Fachärzte die Möglichkeit, im Rahmen ihres jeweiligen EBM-Kapitels entsprechende Behandlungen außerhalb der Psychotherapie-Richtlinie durchzuführen (Kap. 22: *Psychosomatische und Psychotherapeutische Leistungen;* Kap. 21: *Psychiatrische und Psychotherapeutische Leistungen;* Kap. 14: *Leistungen der Kinder- und Jugendpsychiatrie und -psychotherapie).*

KAPITEL

8 Die psychosomatische Grundversorgung (R: C)

Mit der Neufassung der Psychotherapie-Richtlinien vom 1.10.1987 wurde erstmals die psychosomatische Grundversorgung (E. Effer) begrifflich in die vertragsärztliche Versorgung eingeführt. Der Bundesausschuss der Ärzte und Krankenkassen hat die psychosomatische Grundversorgung in eingehenden Beratungen systematisch erörtert und ihre Eingliederung in die Psychotherapie-Richtlinie als ergänzende Maßnahme zu den Psychotherapie-Verfahren verstanden.

8.1 Beratung – Erörterung – Grundversorgung

Um das Wesentliche der psychosomatischen Grundversorgung zu erfassen, musste zunächst eine definitorische Abgrenzung erfolgen. Die psychosomatische Grundversorgung unterscheidet sich einerseits von der

- ärztlichen Beratung und der
- ärztlichen Betreuung, andererseits von der
- Psychotherapie der Richtlinie.

Die ärztliche Beratung stellt Informationen und Empfehlungen durch den Arzt in den Vordergrund. Das Beratungsgespräch hat vorwiegend monologischen Charakter.

Der Arzt unterrichtet den Patienten oder seine Angehörigen über das Ergebnis der Untersuchungen, interpretiert die vorliegenden Befunde, erteilt Ratschläge über Möglichkeiten therapeutischen Vorgehens. Der Patient oder die Gesprächspartner der Beratung nehmen die Informationen und Ratschläge entgegen.

In der Erörterung dagegen findet zwischen Arzt und Patient oder zwischen Arzt und Bezugspersonen ein Dialog statt.

Die Probleme der Krankheit, auch der seelischen Krankheit, werden gemeinsam bearbeitet. Der Erkrankte gestaltet auch selbst das Gespräch mit dem Arzt, wirkt aktiv mit an der Therapieplanung. Die Erörterung setzt beim Arzt die Befähigung voraus, einen Dialog herbeizuführen. Es muss ein *persönlicher* Kontakt zwischen Patient und Arzt in der direkten Begegnung zustande kommen. Der Arzt muss die Reaktion des Gesprächspartners Patient wahrnehmen, seine Stimmungslage und Aufnahmebereitschaft beobachten und diese Beobachtung in die Planung gezielter therapeutischer Maßnahmen einbeziehen. Beratung und Erörterung stellen also differenzierte ärztliche Leistungen dar, die medizinische Fachkenntnis ebenso voraussetzen wie die Fähigkeit zum angemessen informativen wie dialogischen Gesprächsumgang mit dem Patienten.

8.2 Definition der psychosomatischen Grundversorgung

Die psychosomatische Grundversorgung unterscheidet sich qualitativ von ärztlicher Beratung und ärztlicher Erörterung; sie stellt an den Arzt wesentlich höhere Anforderungen, ohne dass diese allerdings die Voraussetzungen und Kennzeichnungen von Psychotherapie im Sinne der Richtlinie beinhalten.

Die psychosomatische Grundversorgung wird in den Richtlinien definiert hinsichtlich der

- Diagnosestellung: ein komplexes Krankheitsgeschehen ist ätiologisch in Richtung einer „Gesamtdiagnose" zu klären;

- Indikationsstellung: eine polare Zuordnung von Soma-to- einschließlich Pharmakotherapie und seelischer Krankenbehandlung ist nach den Erfordernissen der aktuellen Krankheitssituation anzustreben;
- begrenzten Zielsetzung: sie umfasst eine Symptombeseitigung, eine Einsichtsvermittlung in pathogene Zusammenhänge und in die Notwendigkeit einer prophylaktischen Umorientierung des Patienten;
- Therapiemethoden: durch verbale Intervention sowie durch übende und suggestive Intervention.

8.3 Diagnostische Leistungen

Es soll eine möglichst frühzeitige differenzialdiagnostische Klärung komplexer, d.h. somatischer, psychischer und psychosomatischer Krankheitszustände angestrebt werden. Die ätiologischen Verknüpfungen psychischer und somatischer Krankheitsfaktoren sind zu erkennen und in ihrer pathogenen Bedeutung zu gewichten. Eine „Gesamtdiagnose", wenigstens in hypothetischer Form (als Verdacht auf ...), ist zu erstellen, wie etwa: „Ich habe den Verdacht, dass es sich um funktionelle Herzbeschwerden in einer aktuellen beruflichen Konfliktsituation handelt. Das Herz ist organisch gesund." Die differenzialdiagnostische Klärung wird der Arzt in der psychosomatischen Grundversorgung bei somatischen Krankheitsfaktoren entweder selbst oder mit Hilfe anderer Gebietsärzte herbeiführen. Auch bei den psychischen Krankheitsfaktoren wird der Arzt einen Teil der Störungen selbst klären können; er wird aber bei schwierig zu beurteilenden Fällen häufig einen Psychiater oder einen psychotherapeutisch kompetenten Kollegen mit der Zusatzbezeichnung „Psychotherapie" oder „Psychoanalyse" konsultieren, um sein eigenes Urteil abzusichern.

Die abschließende differenzialdiagnostische Beurteilung aber liegt in der Regel bei dem Arzt, der in der vertragsärztlichen Versorgung die Behandlung des Patienten primär übernommen hat.

8.4 Indikationsstellung

Folgende Erkrankungen und Zustandsbilder können Gegenstand der psychosomatischen Grundversorgung werden:

- Seelische Krankheiten mit psychischer Symptomatik unterschiedlicher Ätiologie: Hier sind psychoreaktive Depressionen, hirnorganisch begründete Verstimmungen oder endothyme Vitalschwankungen von Bedeutung. Auch sogenannte larvierte Depressionen können in der Grundversorgung behandelt werden.
- Die mit Angst- und Zwangssymptomatik einhergehenden neurotischen Erkrankungen werden häufig Anlass sein, zuerst den primär somatisch orientierten Arzt aufzusuchen. Diese Erkrankungen dürften in der Regel die Weiterleitung in eine Psychotherapie erfordern. Der Arzt hat die Aufgabe, dem Patienten eine solche Weiterleitung einsichtig zu machen und ihn zu motivieren, eine Psychotherapie anzustreben.
- Seelische Krankheiten mit funktioneller Symptomatik und Organbeschwerden, bei denen eine organische Verursachung ausgeschlossen wurde oder nur von partieller Bedeutung ist (z.B. Oberbauchbeschwerden, Kreislaufkrisen, Herzbeschwerden usw.).
- Psychosomatische Erkrankungen, bei denen ätiologisch eine psychische Verursachung oder Teilverursachung sowohl nach allgemeinen ärztlichen Erfahrungen als auch im konkreten Fall anzunehmen ist (z.B. Anorexia nervosa, Kolitis, Asthma bronchiale u.a.).

8.5 Zielsetzung

Die seelische Krankenbehandlung in der psychosomatischen Grundversorgung erfolgt mit begrenzter Zielsetzung.

Die anginöse Herzsymptomatik z.B. soll beseitigt, der Konflikt in seiner pathogenen Bedeutung einsichtig gemacht und eine prophylaktische Umorientierung des Patienten (z.B. durch Änderung der Lebensweise) angestrebt werden.

Die psychosomatische Grundversorgung orientiert sich grundsätzlich an der aktuellen Krankheitssituation, die akute seelische Krisen, aber auch chronische Krankheiten und Behinderungen zur Grundlage haben kann.

8.6 Behandlungsintervention

Die seelische Krankenbehandlung im Rahmen der psychosomatischen Grundversorgung wird in der Richtlinie als eine „Basistherapie" verstanden, die verbale Interventionen wie auch übende und suggestive Therapieinterventionen umfasst (R: C § 21a und 21b).

In der psychosomatischen Grundversorgung muss „Basistherapie" in einem ganzheitlichen Sinn verstanden werden. Sie umfasst grundsätzlich in polarer Gleichrangigkeit die Somatotherapie und die seelische Krankenbehandlung.

Die „Basistherapie" betrifft zunächst die erforderliche Somatotherapie einschließlich der medikamentösen Versorgung. Es gehört zum Wesen der psychosomatischen Grundversorgung, dass eine notwendige Somatotherapie ihre unverzögerte Einleitung oder ungeschmälerte Fortsetzung erfährt. Dies gilt natürlich auch für die medikamentöse Behandlung, einschließlich der Psychopharmaka. Hier liegt eine Hauptaufgabe des Arztes in der psychosomatischen Grundversorgung, eine strenge Indikation zur medikamentösen Therapie zu stellen und immer wieder korrigierend zu überprüfen, um Fixierungen des Patienten auf bestimmte Medikamente (Benzodiazepine, Neuroleptika u.a.) oder Abhängigkeiten zu vermeiden. Bei dieser oft schwierigen Aufgabe, besonders bei chronischen Erkrankungen, wird der Arzt sich mit spezialisierten Gebietsärzten konsiliarisch beraten.

8.6.1 Verbale Intervention

Zur Basistherapie der psychosomatischen Grundversorgung gehört vor allem die nach der Diagnostik eingeleitete verbale Intervention.

Die verbale Intervention in der psychosomatischen Grundversorgung wird in der Richtlinie nicht als Psychotherapie verstanden; sie stellt eine *besondere Form der ärztlichen Gesprächsführung* dar, die das Ziel verfolgt:

- eine „Innenschau" (Introspektion) des Patienten anzuregen,
- Einsichten in die psychosomatischen Zusammenhänge seines Krankheitsgeschehens zu vermitteln und
- die Bedeutung ggf. krankmachender persönlicher Konflikte des Patienten für ihn erkennbar zu machen.

Diese Tätigkeit des Arztes setzt außer fachlichen Kenntnissen ein hohes Maß an Einfühlung in den Patienten, in dessen reflektierendes Erkenntnisvermögen und in dessen Belastbarkeit voraus. Die ärztliche Gesprächsführung mit der genannten dreifachen Aufgabe muss in der Lage sein, schädigende Einwirkungen durch verbale Interventionen des Arztes zu vermeiden. Das wird aber nur möglich sein, wenn die verbale Intervention sich in einer tragenden Patient-Therapeut- und Therapeut-Patient-Beziehung vollzieht. Die Interaktion zwischen Arzt und Patient muss von gegenseitigem Vertrauen bestimmt sein. Der Arzt muss auch *aggressive* oder *ablehnende* Verhaltensweisen des Patienten tolerieren können; er muss Überschätzungen seiner Person aus der speziellen Krankheitssituation des Patienten verstehen. Der Arzt muss in der Lage sein, solches Verhalten für die Innenschau des Patienten nutzbar zu machen oder den therapeutischen Prozess aufgrund der Neuerfahrungen des Patienten erst eigentlich in Gang zu setzen. Darüber hinaus wird der Arzt in der psychosomatischen Grundversorgung die äußerst wichtige Aufgabe übernehmen müssen, den Umgang mit dem *unbewussten Festhalten* des Patienten an seiner Krankheit zu meistern. Der Arzt muss erkennen, dass ein Patient u.U. in der Krankheit unverzichtbar Schutz sucht, einen notwendigen Rückzug antritt, eine wesentliche Position seines Lebens sichert oder vor einer existenziellen Bedrohung flieht. Ein solches „Krankheitsverhalten" muss der Arzt erkennen, wenigstens vermuten können, um es zunächst behutsam zu tolerieren und nicht interpretativ zu entlarven oder gar *einzurennen*. Das Krankheitsverhalten muss vom Arzt in der verbalen Intervention bearbeitet werden, im Wissen darum, dass er es mit dem unbewussten Widerstand des Patienten gegen eine krankheitsbeseitigende Therapie zu tun hat, die einen einfühlsamen, auch geduldigen und zeitlassenden Umgang erfordert. Schließlich steht die ärztliche Gesprächsführung in der psychosomatischen Grundversorgung vor der Aufgabe, eine direkte Einflussnahme auf den Patienten durch *missionarische Interventionen* zu vermeiden. Der Arzt darf die Dialogebene nicht verlassen. Die verbale Intervention in der psychosomatischen Grundversorgung darf nicht zu einem dirigistischen Patriarchat werden, das dem Patienten seine Entscheidungen abnimmt, etwa: „Ich weiß schon am besten, was für Sie gut ist! Hören Sie nur auf mich!" Die Asymmetrie der Beratungssituation in der ärztlichen Praxis (der Patient als Objekt der Beratung, der Arzt als beratende Autorität) wird in der psychosomatischen Grundversorgung abgelöst durch die Symmetrie des Dialogs, in dem Erkenntnisprozesse beider Gesprächspartner miteinander oszillieren, ohne dass nach Möglichkeit die Entscheidungskompetenz des Patienten beeinträchtigt wird.

Angesichts solcher Erwartungen an den Arzt in der psychosomatischen Grundversorgung wurde im Interesse der Patienten in den Richtlinien festgestellt, dass die verbale Intervention „reflektierende Erfahrungen über die therapeutische Bedeutung der Arzt-Patient-Beziehung" voraussetzt. Die ärztliche Gesprächsführung verfolgt mit der verbalen Intervention noch ein weiteres Ziel. Es wird angestrebt, die „Bewältigungsfähigkeiten des Kranken … aufzubauen" (R: C § 21a Abs. 1). Dabei geht es natürlich nicht nur um den Aufbau von Fähigkeiten, sondern um die faktische Bewältigung pathogener Krankheitsfaktoren und die Absicherung einer erreichten Stabilisierung.

Die aktuelle Krankheitssituation kann die „Einschaltung der Bezugspersonen aus dem engeren Umfeld" des Patienten verlangen. In vielen Fällen wird der Patient unter der Einbeziehung des Umfelds seine aktuelle Krankheitssituation zu bewältigen lernen.

Dem Arzt fällt dabei die entscheidende Aufgabe zu, seine Erkenntnisse über die Ätiologie der seelischen Krankheit und über das Bewältigungspotenzial seines Patienten wie auch des Umfelds initiativ zu nutzen.

Die Richtlinie legt fest, dass verbale Interventionen nur in Einzelbehandlungen durchgeführt werden können.

Eine Gruppenbehandlung in der Grundversorgung würde vom Arzt eine entsprechende Schulung und Ausbildung verlangen. Darüber hinaus aber dürfte die praktische Situation der akuten Basistherapie in der Grundversorgung in der Regel einer Einzelbehandlung die wesentlich größeren Erfolgschancen geben, abgesehen von den Kontraindikationen, die einer Gruppenbehandlung in der Grundversorgung entgegenstünden (z. B. Behandlungsverzögerungen durch Wartezeiten; Probleme der Gruppenzusammensetzung und sich behindernder Indikationsbereiche; persönlichkeitsgebundene Schwierigkeiten in der Gruppentherapie, die eine Erfolg versprechende Bearbeitung der seelischen Krankheit ausschließen, sogar eine Verschlimmerung befürchten lassen, einschließlich suizidaler Reaktionen usw.).

Verbale Interventionen können in derselben Sitzung nicht mit übenden und suggestiven Interventionen kombiniert werden, weil die gesamte Dauer der Sitzung den anspruchsvollen Aufgaben der verbalen Intervention zur Verfügung stehen soll.

Die Dauer der Sitzung beträgt in der Grundversorgung mindestens 15 Minuten und dürfte damit den Gegebenheiten einer ärztlichen Praxis Rechnung tragen. Die Häufigkeit der verbalen Intervention wurde in der Richtlinie und auch in der Gebührenordnung nicht festgelegt. In akuten seelischen Krisen soll die verbale Intervention über einen „kürzeren Zeitraum" Anwendung finden, d. h. für die Dauer der Krise und deren Bewältigung. In der Regel dürften dafür vier bis sechs Wochen ausreichen.

Im Verlauf chronischer Krankheiten und Behinderungen kann eine verbale Intervention auch über einen „längeren Zeitraum" zur Anwendung kommen, d. h. aber in jenem „begrenzten Umfang", der sich aus der „jeweils aktuellen Krankheitssituation" ergibt.

Da die verbale Intervention in der vertragsärztlichen Versorgung der allgemeinen Wirtschaftlichkeitsprüfung unterliegt, wird diese bei einer hochfrequenten, täglich oder mehrfach am Tag oder über längere Wochen durchgeführten Anwendung der Therapie besondere Bedeutung haben.

Bei Anwendungen der verbalen Intervention über einen längeren Zeitraum ist auch zu prüfen, ob nicht eine ätiologisch orientierte Psychotherapie – als psychoanalytisch begründetes Verfahren oder als Verhaltenstherapie – angezeigt ist. Wenn ein Psychotherapieverfahren im Sinne der Richtlinie angezeigt ist und durchgeführt wird, sind die Maßnahmen der Grundversorgung zu beenden.

Der Arzt kann für seine verbale Intervention bei den „klassischen" Verfahren der Richtlinien-Psychotherapie Anregungen und methodische Hinweise finden, die wesentlich zum Erfolg der Intervention beitragen können.

Er kann die verbale Intervention in der psychosomatischen Grundversorgung auch sinnvoll an der Gesprächspsychotherapie (ROGERS) orientieren und seinen Dialog mit dem Patienten durch jene Elemente des *Basisverhaltens* der Gesprächspsychotherapie fördern, die mit

- Akzeptanz oder Wertschätzung,
- Empathie oder einfühlendem Verstehen,
- Kongruenz oder Echtheit

eine personenorientierte Humanisierung des therapeutischen Vorgehens bewirken.

Von den Elementen des Basisverhaltens in der Gesprächspsychotherapie nach Rogers, die hier für die verbale Intervention in der psychosomatischen Grundversorgung empfohlen werden, ist zu unterscheiden das spezielle Behandlungskonzept der Gesprächspsychotherapie, die eine entsprechende Ausbildung und Erfahrung voraussetzt.

> Mit der verbalen Intervention übernimmt der Arzt in der psychosomatischen Grundversorgung eine außerordentlich wichtige Aufgabe, die im Hinblick auf Indikationsstellung und Motivation des Patienten, auch des Umfelds, durch keine andere Instanz ersetzt werden kann.

Dabei wird es nicht ohne Bedeutung sein, dass die Organisation der Praxis und die Gestaltung der Praxisräume, vor allem aber die Auswahl der Mitarbeiter und Mitarbeiterinnen auf die Andersartigkeit der psychosomatischen Aufgabenstellung in der Grundversorgung abgestimmt sind. Ohne eine spezifische Schulung des Arztes und seines Mitarbeiterteams wird sich eine effektive psychosomatische Grundversorgung in der ärztlichen Praxis nicht verwirklichen lassen.

8.6.2 Übende und suggestive Interventionen

Während die Leistungen nach den Gebührenordnungsnummern 35100 und 35110 EBM nur von entsprechend qualifizierten Ärzten im Rahmen der vertragsärztlichen Versorgung durchgeführt werden können, können übende und suggestive Interventionen nach den Nr. 35111 bis 35120 EBM auch von entsprechend qualifizierten Psychologischen Psychotherapeuten und Kinder- und Jugendlichenpsychotherapeuten durchgeführt werden.

Zunächst wurde festgestellt, dass die übenden und suggestiven Interventionen als vollständige Behandlungsinterventionen zu verstehen sind, die auch verbale Anteile einschließen. Die verbalen Anteile umfassen die Einführung in die Technik, weiterführende Instruktionen während der Anwendung und auch die Bearbeitung der therapeutisch bedeutsamen Phänomene, die während der Behandlung auftreten können.

Die Kombination der übenden und suggestiven Interventionen mit der verbalen Intervention der Grundversorgung in derselben Sitzung wurde ausdrücklich ausgeschlossen.

Die Ausschlussbestimmung sollte sicherstellen, dass die entsprechenden Interventionen als Bestandteile einer übergeordneten somato-psychischen Behandlungsstrategie beide in ihrer unterschiedlichen Aufgabenstellung voll zu ihrem Recht kommen und ihre therapeutische Wirkung entfalten können. Die in der verbalen Intervention zur Verfügung stehende Zeit sollte nicht mit übenden bzw. suggestiven Interventionen eingeschränkt werden, weil die verbale Intervention mit ihrer Zielsetzung keine zeitliche Einbuße duldet.

Eine andere Frage ist jedoch die der Kombination von verbaler Intervention mit übenden bzw. suggestiven Interventionen durch eine zeitliche Zuordnung der Sitzungen, ohne quantitative Beeinträchtigung des einen wie des anderen Vorgehens. Bei nicht zumutbaren Schwierigkeiten des Patienten kann die terminliche Zuordnung verbaler und übender bzw. suggestiver Interventionen begründbar sein.

Dabei ist allerdings zu bedenken, dass die übenden Interventionen nach der Vermittlung der Methode vom Patienten selbst geleistet werden sollen, damit nicht durch die fortgesetzte Regie des Therapeuten die erstrebte Autonomie des Patienten gestört wird.

Auch bei den übenden Interventionen soll die Unabhängigkeit des Patienten vom Therapeuten konsequent angestrebt werden.

Autogenes Training und Jacobsonsche Relaxationstherapie können in Einzel-, aber auch in Gruppenbehandlung erlernt werden, während die Hypnose nach der Richtlinie nur als Einzelbehandlung in der vertragsärztlichen Versorgung angewendet werden kann.

Das autogene Training kommt nach der Richtlinie in der Regel als Unterstufe zur Anwendung; die Oberstufe hat sich bisher als Behandlungsmethode bei Krankheit im Rahmen der ambulanten Versorgung nicht in einem größeren Umfang durchgesetzt.

Die Hypnosebehandlung kann als gleichzeitig angewandte Psychotherapie-Methode nur in der Verhaltenstherapie Anwendung finden. Als Behandlungselement der psychoanalytisch begründeten Verfahren ist die Hypnose nicht zugelassen. Sie kann auch nicht als Teil der verbalen Intervention in der psychosomatischen Grundversorgung zur Anwendung kommen, sondern nur als eine abgegrenzte eigene Therapiemaßnahme.

8.7 Wirtschaftlichkeitsprüfung

Die psychosomatische Grundversorgung unterliegt nicht der Genehmigungspflicht durch das Gutachterverfahren. Daher muss nach den Bestimmungen der gesetzlichen Krankenversicherung die reguläre Kontrollfunktion der Prüfinstanzen der KV Anwendung finden. Zur Entlastung der Prüfverfahren und der Therapeuten wurde in den Richtlinien festgelegt, dass in der Regel zwölf Sitzungen in jeder der drei zugelassenen Techniken zur Verfügung stehen. Dabei ist zu beachten, dass nur eine der übenden oder suggestiven Interventionen im Behandlungsfall zur Anwendung kommen soll.

Die verbalen Interventionen unterliegen aber, wie bereits ausgeführt, keiner von vornherein eingrenzenden Bestimmung der Richtlinie, sondern nur der allgemeinen Wirtschaftlichkeitsprüfung durch die KV.

8.8 Einleitung einer Psychotherapie im Sinne der Richtlinie

In der psychosomatischen Grundversorgung soll vom Arzt ggf. die Indikationsstellung zur Einleitung einer ätiologisch orientierten Psychotherapie geleistet werden. Dem primär somatisch orientierten Arzt ist also die Aufgabe zugefallen, nach Möglichkeit zu erkennen, ob bei einem aktuellen seelischen Krankheitszustand Psychotherapie angezeigt ist.

Der Arzt sollte in der psychosomatischen Grundversorgung ggf. mit einem Psychotherapeuten die Frage einer ätiologisch orientierten Psychotherapie aufwerfen und diskutieren.

Die Indikation für ein bestimmtes Verfahren kann nur von einem Arzt mit der Gebietsbezeichnung Psychotherapeutische Medizin, Psychiatrie und Psychotherapie oder Kinder- und Jugendpsychiatrie und -psychotherapie oder der Zusatzbezeichnung „Psychotherapie" oder „Psychoanalyse" oder von einem Psychologischen Psychotherapeuten bzw. Kinder- und Jugendlichenpsychotherapeuten gestellt werden.

Der Arzt wird mit einem Psychotherapeuten zusammenarbeiten, dessen Ausrichtung er kennt und dem er (aus gemachten Erfahrungen) Vertrauen entgegenbringt.

Eine spezifische Indikationsstellung für bestimmte Verfahren der Psychotherapie wird dem Arzt in der psychosomatischen Grundversorgung nicht möglich sein, da der Indikationskatalog der Richtlinie keine verfahrenstypischen Zuweisungen nennt. Am ehesten kann der Arzt wohl eine praktische Lösung des Indikationsproblems finden, wenn er mit einem Psychotherapeuten zusammenarbeitet, der nicht so sehr von seiner eigenen schulischen Orientierung her urteilt, sondern von der Problemlage des Patienten.

Es finden sich in zunehmendem Maße Ärzte mit den Zusatzbezeichnungen „Psychotherapie" oder „Psychoanalyse", welche mit Therapeuten verschiedener psychotherapeutischer Richtungen zusammenarbeiten, die nicht ihrer eigenen Weiterbildungsrichtung angehören.

Diese Ärzte berücksichtigen in besonderer Weise bei der Indikationsstellung die Persönlichkeitsmerkmale des Patienten und dessen Eignung für bestimmte Verfahren; sie berücksichtigen die Art der mono- oder polysymptomatischen seelischen Krankheit und deren Verlauf auch für die Therapieplanung. Sie versuchen auch, den Gesichtspunkt der Wirtschaftlichkeit eines Therapieverfahrens nach Möglichkeit zu berücksichtigen, wenn sie die Indikation für eine psychotherapeutische Behandlung stellen. Die Dimension von Frequenz und Dauer der Psychotherapie wird von diesen Ärzten im Zusammenhang mit der seelischen Krankheit beurteilt.

Die Effizienz der verschiedenen Psychotherapie-Verfahren wird mit der psychosomatischen Grundversorgung in wachsendem Maße einer *differenzierenden* Beurteilung zugeführt werden, die

- Krankheitsbewältigung durch Psychotherapie und
- Wirtschaftlichkeit des angewandten Verfahrens

in der vertragsärztlichen Versorgung abwägt und würdigt.

8.9 Qualifikation des Arztes

In der Vereinbarung über die Anwendung von Psychotherapie in der vertragsärztlichen Versorgung vom 7.12.1998 ist festgelegt (§ 5 Abs. 6):

„Maßnahmen der psychosomatischen Grundversorgung nach dem Leistungsinhalt der Nr. 35100 und 35110 EBM darf mit der Einwilligung der für seinen Vertragsarztsitz zuständigen Kassenärztlichen Vereinigung ein an der vertragsärztlichen Versorgung teilnehmender Arzt ausführen, wenn er seiner Kassenärztlichen Vereinigung eine mindestens dreijährige Erfahrung in selbstverantwortlicher ärztlicher Tätigkeit, den Erwerb von Kenntnissen in einer psychosomatisch orientierten Krankheitslehre, reflektierte Erfahrungen über die Psychodynamik und therapeutische Relevanz der Arzt-Patient-Beziehung und Erfahrungen in verbalen Interventionstechniken als Behandlungsmaßnahme nachweist.

Aus entsprechenden Zeugnissen und Bescheinigungen muss hervorgehen, dass er entsprechende Kenntnisse und Erfahrungen in einem Umfang von insgesamt mindestens 80 Stunden erworben hat. Im Rahmen dieser Gesamtdauer müssen gesondert belegt werden:

- Theorieseminare von mindestens 20-stündiger Dauer, in denen Kenntnisse zur Theorie der Arzt-Patient-Beziehung, Kenntnisse und Erfahrungen in psychosomatischer Krankheitslehre und der Abgrenzung psychosomatischer Störungen, Neurosen und Psychosen und Kenntnisse zur Krankheit und Familiendynamik, Interaktion in Gruppen, Krankheitsbewältigung (Coping) und Differenzialindikation von Psychotherapie-Verfahren erworben wurden.
- Reflexion der Arzt-Patient-Beziehung durch kontinuierliche Arbeit in Balint- oder patientenbezogenen Selbsterfahrungsgruppen von mindestens 30-stündiger Dauer (d. h. bei Balint-Gruppen mindestens 15 Doppelstunden) in regelmäßigen Abständen über einen Zeitraum von mindestens einem halben Jahr.
- Vermittlung und Einübung verbaler Interventionstechniken von mindestens 30-stündiger Dauer.

Die Kenntnisse und Erfahrungen müssen in anerkannten Weiterbildungsangeboten und die Reflexion der Arzt-Patient-Beziehung bei anerkannten Balint-Gruppenleitern bzw. anerkannten Supervisoren erworben worden sein."

8.10 Qualifikation und Abrechnung von Maßnahmen der psychosomatischen Grundversorgung

Diese Maßnahmen (R: C § 21a bzw. V: B, § 2 [6] und [7]) nach den Nr. 35100 und 35110 EBM sind grundsätzlich vom Arzt durchzuführen. Übende und suggestive Interventionen (R: C § 21b) nach den Nr. 35111–35120 EBM können ggf. von Ärzten und auch von Psychologischen Psychotherapeuten bzw. Kinder- und Jugendlichenpsychotherapeuten erbracht werden, sofern diese gegenüber der Kassenärztlichen Vereinigung nachgewiesen haben, dass sie entweder im Rahmen ihrer Ausbildung eingehende Kenntnisse und Erfahrungen in diesen Interventionen erworben oder an zwei Kursen von jeweils acht Doppelstunden im Abstand von mindestens sechs Monaten in den jeweiligen Interventionen mit Erfolg teilgenommen haben.

KAPITEL

9 Psychotherapie-Richtlinie

Richtlinie des Gemeinsamen Bundesausschusses über die Durchführung der Psychotherapie (Psychotherapie-Richtlinie)

in der Fassung vom 19. Februar 2009 veröffentlicht im Bundesanzeiger 2009; Nr. 58: S. 1399; zuletzt geändert am 14. April 2011 veröffentlicht im Bundesanzeiger 2011; Nr. 100: S. 2424; in Kraft getreten am 8. Juli 2011

$_1$Die vom Gemeinsamen Bundesausschuss gemäß § 92 Absatz 6a des Fünften Buches Sozialgesetzbuch beschlossene Richtlinie dient der Sicherung einer den gesetzlichen Erfordernissen entsprechenden ausreichenden, zweckmäßigen und wirtschaftlichen Psychotherapie der Versicherten und ihrer Angehörigen in der vertragsärztlichen Versorgung. $_2$Die Kosten trägt die Krankenkasse. $_3$Zur sinnvollen Verwendung der Mittel ist die folgende Richtlinie zu beachten. $_4$Sie dient als Grundlage für Vereinbarungen, die zur Durchführung von Psychotherapie in der vertragsärztlichen Versorgung zwischen den Vertragspartnern abzuschließen sind.

A. Allgemeines

§ 1 Psychotherapie als Leistung der Gesetzlichen Krankenversicherung (GKV)

(1) $_1$Psychotherapie kann im Rahmen dieser Richtlinie erbracht werden, soweit und solange eine seelische Krankheit (siehe § 2) vorliegt. $_2$Psychotherapie im Sinne dieser Richtlinie wird in den §§ 3 bis 7 definiert.
(2) $_1$Psychotherapie ist keine Leistung der Gesetzlichen Krankenversicherung und gehört nicht zur vertragsärztlichen Versorgung, wenn sie nicht dazu dient, eine Krankheit zu erkennen, zu heilen, ihre Verschlimmerung zu verhüten oder Krankheitsbeschwerden zu lindern. $_2$Dies gilt ebenso für Maßnahmen, die ausschließlich zur beruflichen Anpassung oder zur Berufsförderung bestimmt sind, für Erziehungsberatung, Sexualberatung, körperbezogene Therapieverfahren, darstellende Gestaltungstherapie sowie heilpädagogische oder ähnliche Maßnahmen.
(3) Die ärztliche Beratung über vorbeugende und diätetische Maßnahmen wie auch die Erläuterungen und Empfehlungen von übenden, therapiefördernden Begleitmaßnahmen sind ebenfalls nicht Psychotherapie und sind auch nicht Bestandteil der psychosomatischen Grundversorgung.
(4) Psychotherapieverfahren, -methoden und -techniken, die den in den §§ 1 bis 11 genannten Erfordernissen nicht entsprechen, oder therapeutisch nicht hinreichend erprobt und wissenschaftlich begründet wurden, sind nicht Bestandteil der vertragsärztlichen Versorgung.

§ 2 Seelische Krankheit

(1) $_1$In dieser Richtlinie wird seelische Krankheit verstanden als krankhafte Störung der Wahrnehmung, des Verhaltens, der Erlebnisverarbeitung, der sozialen Beziehungen und der Körperfunktionen. $_2$Es gehört zum Wesen dieser Störungen, dass sie der willentlichen Steuerung durch die Patientin oder den Patienten nicht mehr oder nur zum Teil zugänglich sind.
(2) Krankhafte Störungen können durch seelische oder körperliche Faktoren verursacht werden; sie werden in seelischen und körperlichen Symptomen und in krankhaften Verhaltensweisen erkennbar, denen aktuelle Krisen seelischen Geschehens, aber auch pathologische Veränderungen seelischer Strukturen zugrunde liegen können.

(3) Seelische Strukturen werden in dieser Richtlinie verstanden als die anlagemäßig disponierenden und lebensgeschichtlich erworbenen Grundlagen seelischen Geschehens, das direkt beobachtbar oder indirekt erschließbar ist.
(4) Auch Beziehungsstörungen können Ausdruck von Krankheit sein; sie sind für sich allein nicht schon Krankheit im Sinne dieser Richtlinie, sondern können nur dann als seelische Krankheit gelten, wenn ihre ursächliche Verknüpfung mit einer krankhaften Veränderung des seelischen oder körperlichen Zustandes eines Menschen nachgewiesen wurde.

§ 3 Ätiologische Orientierung der Psychotherapie

(1) Psychotherapie, als Behandlung seelischer Krankheiten im Sinne dieser Richtlinie, setzt voraus, dass das Krankheitsgeschehen als ein ursächlich bestimmter Prozess verstanden wird, der mit wissenschaftlich begründeten Methoden untersucht und in einem Theoriesystem mit einer Krankheitslehre definitorisch erfasst ist.
(2) $_1$Die Theoriesysteme müssen seelische und körperliche Symptome als Ausdruck des Krankheitsgeschehens eines ganzheitlich gesehenen Menschen wahrnehmen und berücksichtigen. $_2$Sie müssen den gegenwärtigen, lebensgeschichtlichen und gesellschaftlichen Faktoren in ihrer Bedeutung für das Krankheitsgeschehen gerecht werden.

§ 4 Übergreifende Merkmale von Psychotherapie

(1) Psychotherapie dieser Richtlinie wendet methodisch definierte Interventionen an, die auf als Krankheit diagnostizierte seelische Störungen einen systematisch verändernden Einfluss nehmen und Bewältigungsfähigkeiten des Individuums aufbauen.
(2) $_1$Diese Interventionen setzen eine bestimmte Ordnung des Vorgehens voraus. $_2$Diese ergibt sich aus Erfahrungen und gesicherten Erkenntnissen, deren wissenschaftliche Reflexion zur Ausbildung von Behandlungsverfahren und -methoden, die in einen theoriegebundenen Rahmen gemäß § 5 Absatz 1 Nummer 1 und § 6 Absatz 1 Nummer 1 eingebettet sind, geführt hat.
(3) In der psychotherapeutischen Intervention kommt, unabhängig von der Wahl des Therapieverfahrens, der systematischen Berücksichtigung und der kontinuierlichen Gestaltung der Therapeut-Patient-Beziehung eine zentrale Bedeutung zu.

§ 5 Definition Psychotherapieverfahren

(1) Ein zur Krankenbehandlung geeignetes Psychotherapieverfahren ist gekennzeichnet durch
1. eine umfassende Theorie der Entstehung und Aufrechterhaltung von Krankheiten und ihrer Behandlung oder verschiedene Theorien der Entstehung und Aufrechterhaltung von Krankheiten und ihrer Behandlung auf der Basis gemeinsamer theoriegebundener Grundannahmen,
2. eine darauf bezogene psychotherapeutische Behandlungsstrategie für ein breites Spektrum von Anwendungsbereichen oder mehrere darauf bezogene psychotherapeutische Behandlungsmethoden für ein breites Spektrum von Anwendungsbereichen und
3. darauf bezogene Konzepte zur Indikationsstellung, zur individuellen Behandlungsplanung und zur Gestaltung der therapeutischen Beziehung.

(2) Ein Psychotherapieverfahren im Sinne dieser Richtlinie muss die Voraussetzungen nach § 17 Absatz 1 erfüllen.

§ 6 Definition Psychotherapiemethode

(1) Eine zur Behandlung einer oder mehrerer Störungen mit Krankheitswert geeignete Psychotherapiemethode ist gekennzeichnet durch
1. eine Theorie der Entstehung und der Aufrechterhaltung dieser Störung bzw. Störungen und eine Theorie ihrer Behandlung,
2. Indikationskriterien einschließlich deren diagnostischer Erfassung,
3. die Beschreibung der Vorgehensweise und
4. die Beschreibung der angestrebten Behandlungseffekte.

(2) Eine Psychotherapiemethode im Sinne dieser Richtlinie muss die Voraussetzungen nach § 17 Absatz 2 erfüllen.

§ 7 Definition psychotherapeutische Technik

Eine psychotherapeutische Technik ist eine konkrete Vorgehensweise mit deren Hilfe die angestrebten Ziele im Rahmen der Anwendung von Verfahren und Methoden erreicht werden sollen.

§ 8 Feststellungen zu Verfahren und Methoden

In § 13 und in Anlage 1 der Richtlinie wird festgestellt, für welche Verfahren und Methoden die Erfordernisse der Psychotherapie-Richtlinie als erfüllt gelten und gegebenenfalls unter welchen Bedingungen diese zur Behandlung von Krankheit Anwendung finden können.

§ 9 Einbeziehung des sozialen Umfeldes

Im Rahmen einer Psychotherapie kann es notwendig werden, zur Erreichung eines ausreichenden Behandlungserfolges Beziehungspersonen aus dem engeren Umfeld (Partnerin oder Partner, Familie) der Patientin oder des Patienten in die Behandlung einzubeziehen.

§ 10 Verbindung von Diagnostik und Therapie

$_1$Psychotherapie setzt eine ätiologisch orientierte Diagnostik voraus, welche die jeweiligen Krankheitserscheinungen erklärt und zuordnet. $_2$Dies gilt auch für die vorwiegend übenden und suggestiven Interventionen. $_3$Die angewandte Psychotherapie muss in einer angemessenen Relation zu Art und Umfang der diagnostizierten Erkrankung stehen. $_4$Psychotherapieverfahren, -methoden und -techniken ohne Erfüllung der genannten Erfordernisse sind als Psychotherapie im Sinne der Richtlinie nicht geeignet. $_5$Voraussetzung ist ferner, dass der Krankheitszustand in seiner Komplexität erfasst wird, auch dann, wenn nur die Therapie eines Teilzieles angestrebt werden kann.

§ 11 Psychosomatische Grundversorgung

$_1$Die Psychotherapie im Sinne dieser Richtlinie wird in der vertragsärztlichen Versorgung ergänzt durch Maßnahmen der psychosomatischen Grundversorgung. $_2$Dabei handelt es sich um eine möglichst frühzeitige differentialdiagnostische Klärung psychischer und psychosomatischer Krankheitszustände in ihrer ätiologischen Verknüpfung und in der Gewichtung psychischer und somatischer Krankheitsfaktoren. $_3$Die psychosomatische Grundversorgung umfasst seelische Krankenbehandlung durch verbale Interventionen und durch übende und suggestive Interventionen bei akuten seelischen Krisen, auch im Verlauf chronischer Krankheiten und Behinderungen.

§ 12 Schriftliche Dokumentation

Psychotherapie und psychosomatische Grundversorgung erfordern eine schriftliche Dokumentation der diagnostischen Erhebungen und der wesentlichen Inhalte der psychotherapeutischen Interventionen.

B. Psychotherapeutische Behandlungs- und Anwendungsformen

§ 13 Behandlungsformen

$_1$Folgende Behandlungsformen sind anerkannte Psychotherapieverfahren im Sinne dieser Richtlinie. $_2$Ihnen liegt ein umfassendes Theoriesystem der Krankheitsentstehung zugrunde, und ihre spezifischen Behandlungsmethoden sind in ihrer therapeutischen Wirksamkeit belegt:

1. Psychoanalytisch begründete Verfahren
2. Verhaltenstherapie

§ 14 Psychoanalytisch begründete Verfahren

(1) $_1$Diese Verfahren stellen Formen einer ätiologisch orientierten Psychotherapie dar, welche die unbewusste Psychodynamik neurotischer Störungen mit psychischer oder somatischer Symptomatik zum Gegenstand der Behandlung machen. $_2$Zur Sicherung ihrer psychodynamischen Wirksamkeit sind bei diesen Verfahren übende und suggestive Interventionen auch als Kombinationsbehandlung grundsätzlich ausgeschlossen.
(2) Als psychoanalytisch begründete Psychotherapieverfahren gelten im Rahmen dieser Richtlinie die tiefenpsychologisch fundierte Psychotherapie und die analytische Psychotherapie.

§ 14a Tiefenpsychologisch fundierte Psychotherapie

(1) Die tiefenpsychologisch fundierte Psychotherapie umfasst ätiologisch orientierte Therapieformen, mit welchen die unbewusste Psychodynamik aktuell wirksamer neurotischer Konflikte und struktureller Störungen unter Beachtung von Übertragung, Gegenübertragung und Widerstand behandelt werden.
(2) $_1$Eine Konzentration des therapeutischen Prozesses wird durch Begrenzung des Behandlungszieles, durch ein vorwiegend konfliktzentriertes Vorgehen und durch Einschränkung regressiver Prozesse angestrebt. $_2$Die tiefenpsychologisch fundierte Psychotherapie gelangt auch in jenen Fällen zur Anwendung, in denen eine längerfristige therapeutische Beziehung erforderlich ist.
(3) Als Sonderformen der tiefenpsychologisch fundierten Psychotherapie können folgende Psychotherapiemethoden zur Anwendung kommen:
1. Kurztherapie
2. Fokaltherapie
3. Dynamische Psychotherapie
4. Niederfrequente Therapie in einer längerfristigen, haltgewährenden therapeutischen Beziehung.

§ 14b Analytische Psychotherapie

Die analytische Psychotherapie umfasst jene Therapieformen, die zusammen mit der neurotischen Symptomatik den neurotischen Konfliktstoff und die zugrunde liegende neurotische Struktur der Patientin oder des Patienten behandeln und dabei das therapeutische Geschehen mit Hilfe der Übertragungs-, Gegenübertragungs- und Widerstandsanalyse unter Nutzung regressiver Prozesse in Gang setzen und fördern.

§ 15 Verhaltenstherapie

(1) $_1$Die Verhaltenstherapie als Krankenbehandlung umfasst Therapieverfahren, die vorwiegend auf der Basis der Lern- und Sozialpsychologie entwickelt worden sind. $_2$Unter den Begriff „Verhalten" fallen dabei beobachtbare Verhaltensweisen sowie kognitive, emotionale, motivationale und physiologische Vorgänge. $_3$Verhaltenstherapie im Sinne dieser Richtlinie erfordert die Analyse der ursächlichen und aufrechterhaltenden Bedingungen des Krankheitsgeschehens (Verhaltensanalyse). $_4$Sie entwickelt ein entsprechendes Störungsmodell und eine übergeordnete Behandlungsstrategie, aus der heraus die Anwendung spezifischer Interventionen zur Erreichung definierter Therapieziele erfolgt.
(2) Aus dem jeweiligen Störungsmodell können sich folgende Schwerpunkte der therapeutischen Interventionen ergeben:
1. Stimulus-bezogene Methoden (z. B. systematische Desensibilisierung),
2. Response-bezogene Methoden (z. B. operante Konditionierung, Verhaltensübung),
3. Methoden des Modelllernens,
4. Methoden der kognitiven Umstrukturierung (z. B. Problemlösungsverfahren, Immunisierung gegen Stressbelastung),
5. Selbststeuerungsmethoden (z. B. psychologische und psychophysiologische Selbstkontrolltechniken).

(3) Die Komplexität der Lebensgeschichte und der individuellen Situation der oder des Kranken erfordert eine Integration mehrerer dieser Interventionen in die übergeordnete Behandlungsstrategie.

§ 16 Keine Kombination von psychoanalytisch begründeten Verfahren und Verhaltenstherapie

Psychoanalytisch begründete Verfahren und Verhaltenstherapie sind nicht kombinierbar, weil die Kombination der Verfahren zu einer Verfremdung der methodenbezogenen Eigengesetzlichkeit des therapeutischen Prozesses führen kann.

§ 17 Anerkennung neuer Psychotherapieverfahren und -methoden

(1) Über die in § 13 genannten Verfahren hinaus können als Psychotherapie gemäß Abschnitt A der Richtlinie in der vertragsärztlichen Versorgung andere Verfahren Anwendung finden, wenn nachgewiesen ist, dass sie die nachstehenden Voraussetzungen nach Nummer 1 bis 3 erfüllen:

1. Feststellung durch den wissenschaftlichen Beirat gemäß § 11 des Psychotherapeutengesetzes, dass das Verfahren als wissenschaftlich anerkannt für eine vertiefte Ausbildung zur Psychologischen Psychotherapeutin oder zum Psychologischen Psychotherapeuten oder zur Kinder- und Jugendlichenpsychotherapeutin oder zum Kinder- und Jugendlichenpsychotherapeuten angesehen werden kann.
2. Für Verfahren der Psychotherapie bei Erwachsenen ist ein Nachweis von indikationsbezogenem Nutzen, medizinischer Notwendigkeit und Wirtschaftlichkeit nach Maßgabe der Verfahrensordnung des Gemeinsamen Bundesausschusses für mindestens die Anwendungsbereiche § 22 Absatz 1 Nummer 1, 2 und entweder
   a. zusätzlich für mindestens einen der folgenden Anwendungsbereiche: § 22 Absatz 1 Nummer 3, 8, Absatz 2 Nummer 1 oder
   b. zusätzlich für mindestens zwei der folgenden Anwendungsbereiche: § 22 Absatz 1 Nummer 4 bis 7, 9, Absatz 2 Nummer 2 bis 4 zu erbringen.
3. $_1$Für Verfahren der Psychotherapie bei Kindern und Jugendlichen ist ein Nachweis von indikationsbezogenem Nutzen, medizinischer Notwendigkeit und Wirtschaftlichkeit nach Maßgabe der Verfahrensordnung des Gemeinsamen Bundesausschusses mindestens für die Anwendungsbereiche § 22 Absatz 1 Nummer 1, 2 und 9 (nur Hyperkinetische Störungen oder Störungen des Sozialverhaltens) zu erbringen. $_2$Soweit der Nachweis lediglich für zwei dieser Anwendungsbereiche erfolgt, ist zusätzlich ein Nachweis für mindestens zwei der Anwendungsbereiche § 22 Absatz 1 Nummer 3 bis 9 (mit Ausnahme Hyperkinetische Störungen oder Störungen des Sozialverhaltens), Absatz 2 Nummer 1 bis 4 zu erbringen.

(2) Eine neue Methode kann nach vorangegangener Anerkennung durch den wissenschaftlichen Beirat gemäß § 11 des Psychotherapeutengesetzes und Nachweis von Nutzen, medizinischer Notwendigkeit und Wirtschaftlichkeit nach Maßgabe der Verfahrensordnung des Gemeinsamen Bundesausschusses indikationsbezogen Anwendung finden.

(3) $_1$In begründeten Ausnahmefällen kann von der in Absatz 1 Nummer 1 und in Absatz 2 geregelten Voraussetzung einer vorherigen Anerkennung durch den wissenschaftlichen Beirat gemäß § 11 des Psychotherapeutengesetzes abgewichen werden. $_2$Der Gemeinsame Bundesausschuss stellt fest, für welche Verfahren und Methoden in der Psychotherapie und Psychosomatik die der Verfahrensordnung des Gemeinsamen Bundesausschusses und der Psychotherapie-Richtlinie zugrunde liegenden Erfordernisse als erfüllt gelten und gegebenenfalls unter welchen Bedingungen diese zur Behandlung von Krankheit Anwendung finden können. $_3$Die Feststellungen sind als Anlage 1 Bestandteil der Richtlinie.

§ 18 Anwendungsformen

Psychotherapie im Rahmen dieser Richtlinie kann in folgenden Formen Anwendung finden:

1. Einzeltherapie bei Erwachsenen:
   Anwendung der unter § 13 und § 21 genannten Behandlungsformen bei der Behandlung einer einzelnen oder eines einzelnen Kranken.
2. Behandlung von Erwachsenen in Gruppen:
   Anwendung der unter § 13 genannten Verfahren, sofern die Interaktion zwischen mehreren Kranken therapeutisch erforderlich ist und die gruppendynamischen Prozesse entsprechend genutzt werden.
3. Einzeltherapie bei Kindern und Jugendlichen:

Anwendung der unter § 13 und § 21 genannten Verfahren unter Berücksichtigung der altersspezifischen Bedingungen, ggf. unter Einbeziehung von Bezugspersonen aus dem engeren Umfeld.

4. Behandlung von Kindern und Jugendlichen in Gruppen:
   Anwendung der unter § 13 genannten Verfahren unter Berücksichtigung der altersspezifischen Bedingungen und unter Nutzung gruppendynamischer Prozesse bei der Behandlung mehrerer Kinder, ggf. unter Einbeziehung von Bezugspersonen aus dem engeren Umfeld.
5. Behandlung von Kranken in Gruppen:
   Bei der Behandlung von Kranken in Gruppen soll die Größe der Gruppe bei
- psychoanalytisch begründeten Verfahren 6 bis 9
- der Verhaltenstherapie 2 bis 9
- den übenden Interventionen 2 bis 10

Kranke umfassen.

§ 19 Kombination von Anwendungsformen

$_{1}$Im Rahmen psychoanalytisch begründeter Verfahren ist die simultane Kombination von Einzel- und Gruppentherapie grundsätzlich ausgeschlossen. $_{2}$Auf dem Gebiet der tiefenpsychologisch fundierten Psychotherapie kann eine solche Kombination nur gemäß § 14a Absatz 3 Nummer 4 aufgrund eines dazu besonders begründeten Erstantrages durchgeführt werden.

§ 20 Behandlungsfrequenz

(1) Die Behandlungsfrequenz ist in den psychoanalytisch begründeten Verfahren wie auch in der Verhaltenstherapie auf maximal 3 Behandlungsstunden in der Woche zu begrenzen, um eine ausreichende Therapiedauer im Rahmen der Kontingentierung zu gewährleisten.
(2) $_{1}$Eine durchgehend hochfrequente Psychotherapie kann im Rahmen dieser Richtlinie keine Anwendung finden. $_{2}$Bei der Therapieplanung oder im Verlauf der Behandlung kann es sich jedoch als notwendig erweisen, ggf. einen Abschnitt der Psychotherapie in einer höheren Wochenfrequenz durchzuführen, um eine größere Effektivität der Therapie zu gewährleisten. $_{3}$Der entsprechende Abschnitt darf nicht das gesamte Kontingent eines Bewilligungsschrittes umfassen. $_{4}$Die Notwendigkeit einer abschnittsweisen höheren Wochenfrequenz ist in der Antragstellung differenziert zu begründen.

C. Psychosomatische Grundversorgung

§ 21 Allgemeines

(1) $_{1}$Die psychosomatische Grundversorgung kann nur im Rahmen einer übergeordneten somato-psychischen Behandlungsstrategie Anwendung finden. $_{2}$Voraussetzung ist, dass die Ärztin oder der Arzt die ursächliche Beteiligung psychischer Faktoren an einem komplexen Krankheitsgeschehen festgestellt hat oder aufgrund ihrer oder seiner ärztlichen Erfahrung diese als wahrscheinlich annehmen muss. $_{3}$Ziel der psychosomatischen Grundversorgung ist eine möglichst frühzeitige differentialdiagnostische Klärung komplexer Krankheitsbilder, eine verbale oder übende Basistherapie psychischer, funktioneller und psychosomatischer Erkrankungen durch die primär somatisch orientierte Ärztin oder den primär somatisch orientierten Arzt und ggf. die Indikationsstellung zur Einleitung einer ätiologisch orientierten Psychotherapie.
(2) Die begrenzte Zielsetzung der psychosomatischen Grundversorgung strebt eine an der aktuellen Krankheitssituation orientierte seelische Krankenbehandlung an; sie kann während der Behandlung von somatischen, funktionellen und psychischen Störungen von Krankheitswert als verbale Intervention oder als Anwendung übender und suggestiver Interventionen von der behandelnden Ärztin oder dem behandelnden Arzt durchgeführt werden.

§ 21a Verbale Interventionen

(1) $_{1}$Die verbalen Interventionen orientieren sich in der psychosomatischen Grundversorgung an der jeweils aktuellen Krankheitssituation; sie fußen auf

einer systematischen, die Introspektion fördernden Gesprächsführung und suchen Einsichten in psychosomatische Zusammenhänge des Krankheitsgeschehens und in die Bedeutung pathogener Beziehungen zu vermitteln. $_{2}$Die Ärztin oder der Arzt berücksichtigt und nutzt dabei die krankheitsspezifischen Interaktionen zwischen der Patientin oder dem Patienten und der Therapeutin oder dem Therapeuten, in denen die seelische Krankheit sich darstellt. $_{3}$Darüber hinaus wird angestrebt, Bewältigungsfähigkeiten der oder des Kranken, evtl. unter Einschaltung der Beziehungspersonen aus dem engeren Umfeld, aufzubauen.

(2) $_{1}$Die verbalen Interventionen können nur in Einzelbehandlungen durchgeführt und nicht mit übenden oder suggestiven Interventionen in derselben Sitzung kombiniert werden; sie können in begrenztem Umfang sowohl über einen kürzeren Zeitraum als auch im Verlauf chronischer Erkrankungen über einen längeren Zeitraum niederfrequent Anwendung finden, wenn eine ätiologisch orientierte Psychotherapie nach § 13 nicht indiziert ist. $_{2}$Die Durchführung von Maßnahmen nach § 21a ist neben der Anwendung psychotherapeutischer Verfahren nach § 13 ausgeschlossen.

§ 21b Übende und suggestive Interventionen

(1) $_{1}$Psychosomatische Grundversorgung durch übende und suggestive Interventionen unter Einschluss von Instruktionen und von Bearbeitung therapeutisch bedeutsamer Phänomene. $_{2}$Dabei können folgende Interventionen zur Anwendung kommen:

1. Autogenes Training als Einzel- oder Gruppenbehandlung (Unterstufe)
2. Jacobsonsche Relaxationstherapie als Einzel- oder Gruppenbehandlung
3. Hypnose in Einzelbehandlung

$_{3}$Diese Interventionen dürfen während einer tiefenpsychologisch fundierten oder analytischen Psychotherapie grundsätzlich nicht angewendet werden.

(2) $_{1}$Die Maßnahmen der psychosomatischen Grundversorgung gemäß Absatz 1 Nummer 1 und 2 sind auch als Gruppenbehandlung durchführbar. $_{2}$Eine Kombination von Einzel- und Gruppenbehandlung ist möglich.

D. Anwendungsbereiche

§ 22 Indikationen zur Anwendung von Psychotherapie

(1) Indikationen zur Anwendung von Psychotherapie gemäß Abschnitt B und Maßnahmen der Psychosomatischen Grundversorgung gemäß Abschnitt C der Richtlinie bei der Behandlung von Krankheiten können nur sein:

1. Affektive Störungen: depressive Episoden, rezidivierende depressive Störungen, Dysthymie;
2. Angststörungen und Zwangsstörungen;
3. Somatoforme Störungen und Dissoziative Störungen (Konversionsstörungen);
4. Reaktionen auf schwere Belastungen und Anpassungsstörungen;
5. Essstörungen;
6. Nichtorganische Schlafstörungen;
7. Sexuelle Funktionsstörungen;
8. Persönlichkeitsstörungen und Verhaltensstörungen;
9. Verhaltens- und emotionale Störungen mit Beginn in der Kindheit und Jugend.

(2) Psychotherapie kann neben oder nach einer somatisch ärztlichen Behandlung von Krankheiten oder deren Auswirkungen angewandt werden, wenn psychische Faktoren einen wesentlichen pathogenetischen Anteil daran haben und sich ein Ansatz für die Anwendung von Psychotherapie bietet; Indikationen hierfür können nur sein:

1a. Psychische und Verhaltensstörungen durch psychotrope Substanzen, im Falle der Abhängigkeit von psychotropen Substanzen beschränkt auf den Zustand der Suchtmittelfreiheit beziehungsweise Abstinenz.
   Abweichend davon ist eine Anwendung der Psychotherapie bei Abhängigkeit von psychotropen Substanzen dann zulässig, wenn die Suchtmittelfreiheit beziehungsweise Abstinenz parallel zur ambulanten Psychotherapie bis zum Ende von maximal 10 Behandlungsstunden erreicht werden kann. Das Erreichen der Suchtmittelfreiheit beziehungsweise der Abstinenz nach Ablauf dieser Behandlungsstunden ist in einer nicht von der Therapeutin oder von dem Therapeuten selbst ausgestellten ärztlichen Bescheinigung

festzustellen. Diese Feststellung hat anhand geeigneter Nachweise zu erfolgen. Sie ist von der Therapeutin oder von dem Therapeuten als Teil der Behandlungsdokumentation vorzuhalten und auf Verlangen der Krankenkasse vorzulegen.

Kommt es unter der ambulanten psychotherapeutischen Behandlung zu einem Rückfall in den Substanzgebrauch, ist die ambulante Psychotherapie nur fortzusetzen, wenn unverzüglich geeignete Behandlungsmaßnahmen zur Wiederherstellung der Suchtmittelfreiheit bzw. Abstinenz ergriffen werden.

1b. Psychische und Verhaltensstörungen durch Opioide und gleichzeitige stabile substitutionsgestützte Behandlung gemäß Richtlinie „Methoden vertragsärztliche Versorgung", Anlage I, 2. (Substitutionsgestützte Behandlung Opiatabhängiger), beschränkt auf den Zustand der Beigebrauchsfreiheit.

Die Anwendung von Psychotherapie ist in diesen Fällen nur zulässig bei regelmäßiger Zusammenarbeit und Abstimmung hinsichtlich der Behandlungsziele und insbesondere der Beigebrauchsfreiheit mit der substituierenden Ärztin oder dem Arzt sowie bei etwaigen psychosozialen Betreuungs- oder Behandlungsmaßnahmen mit den hierfür zuständigen Stellen.

2. Seelische Krankheit auf Grund frühkindlicher emotionaler Mangelzustände oder tiefgreifender Entwicklungsstörungen, in Ausnahmefällen auch seelische Krankheiten, die im Zusammenhang mit frühkindlichen körperlichen Schädigungen oder Missbildungen stehen.
3. Seelische Krankheit als Folge schwerer chronischer Krankheitsverläufe.
4. Psychische Begleit-, Folge- oder Residualsymptomatik psychotischer Erkrankungen.

(3) Psychotherapie ist als Leistung der gesetzlichen Krankenversicherung ausgeschlossen, wenn:

1. zwar seelische Krankheit vorliegt, aber ein Behandlungserfolg nicht erwartet werden kann, weil dafür bei der Patientin oder dem Patienten die Voraussetzung hinsichtlich der Motivationslage, der Motivierbarkeit oder der Umstellungsfähigkeit nicht gegeben sind, oder weil die Eigenart der neurotischen Persönlichkeitsstruktur (gegebenenfalls die Lebensumstände der Patientin oder des Patienten) dem Behandlungserfolg entgegensteht,
2. sie nicht der Heilung oder Besserung einer seelischen Krankheit, sondern allein der beruflichen oder sozialen Anpassung oder der beruflichen oder schulischen Förderung dient,
3. sie allein der Erziehungs-, Ehe-, Lebens- und Sexualberatung dient.

(4) Soll Psychotherapie im Rahmen einer die gesamten Lebensverhältnisse umfassenden psychosozialen Versorgung erbracht werden, so ist diese Psychotherapie nur dann und soweit eine Leistung der gesetzlichen Krankenversicherung, als sie der Behandlung von Krankheit im Sinne dieser Richtlinie dient.

(5) Verhaltensweisen, die als psychosoziale Störung in Erscheinung treten, sind nur dann Gegenstand von Psychotherapie nach Abschnitt B und Maßnahmen der psychosomatischen Grundversorgung nach Abschnitt C der Richtlinie, wenn sie Ausdruck einer psychischen Erkrankung sind.

E. Leistungsumfang

§ 23 Behandlungsumfang und -begrenzung

(1) $_1$Für die Durchführung der Psychotherapie ist es sowohl unter therapeutischen als auch unter wirtschaftlichen Aspekten erforderlich, nach Klärung der Diagnose und der Indikationsstellung vor Beginn der Behandlung den Behandlungsumfang und die Behandlungsfrequenz festzulegen, damit sich die Patientin oder der Patient und die Therapeutin oder der Therapeut darauf einrichten können. $_2$In Ausnahmefällen, in denen der Behandlungsumfang und die Behandlungsfrequenz zu Beginn der Behandlung nicht mit ausreichender Sicherheit festgelegt werden kann, soll die Festlegung nach einer Probetherapie erfolgen.

(2) Die in den §§ 23a bis 23c festgelegten Begrenzungen berücksichtigen die therapeutischen Erfahrungen in den unterschiedlichen Gebieten der Therapie und stellen einen Behandlungsumfang dar, in dem in der Regel ein Behandlungserfolg erwartet werden kann.

§ 23a Therapieansätze in den Verfahren nach § 13

(1) Folgende Therapieansätze sind möglich:
1. Vor der ersten Antragstellung sind bis zu 5, bei der analytischen Psychotherapie bis zu 8, probatorische Sitzungen möglich.
2. Kurzzeittherapie bis 25 Stunden als Einzeltherapie in der tiefenpsychologisch fundierten Psychotherapie und/oder der Verhaltenstherapie auch in halbstündigen Sitzungen mit entsprechender Vermehrung der Gesamtsitzungszahl (Antragsverfahren mit Begutachtung, sofern für die Therapeutin oder den Therapeuten keine Befreiung gemäß § 26a gilt).
3. Kurzzeittherapie bis 25 Stunden als Gruppentherapie (als tiefenpsychologisch fundierte Therapie nur bei Erwachsenen und Jugendlichen und/oder als Verhaltenstherapie) (Antragsverfahren mit Begutachtung, sofern für die Therapeutin oder den Therapeuten keine Befreiung gemäß § 26a gilt).
4. Therapie mit einer Stundenzahl, die in Bezug auf das Krankheitsbild und das geplante Therapieverfahren in der Antragsbegründung festzulegen ist (Antragsverfahren mit Begutachtung).
5. Die Überführung einer Kurzzeittherapie in die Langzeittherapie muss bis zur zwanzigsten Sitzung der Kurzzeittherapie beantragt und zugleich das Gutachterverfahren eingeleitet werden.
6. Probetherapie als Bestandteil der Langzeittherapie auf Antrag oder nach Empfehlung der Gutachterin oder des Gutachters für tiefenpsychologisch fundierte bzw. analytische Psychotherapie bis zu 25 Stunden, für Verhaltenstherapie bis zu 15 Stunden (Antragsverfahren mit Begutachtung).

(2) Die Therapiestunde im Rahmen der Psychotherapie umfasst mindestens 50 Minuten.

§ 23b Bewilligungsschritte für die Verfahren gemäß § 13

(1) Folgende Bewilligungsschritte sind möglich:
1. Analytische Psychotherapie bis 160 Stunden, in besonderen Fällen bis 240 Stunden, bei Gruppenbehandlung bis 80 Doppelstunden, in besonderen Fällen bis 120 Doppelstunden.
2. $_1$Tiefenpsychologisch fundierte Psychotherapie bis 50 Stunden, in besonderen Fällen bis 80 Stunden, bei Gruppenbehandlung bis 40 Doppelstunden, in besonderen Fällen bis 60 Doppelstunden. $_2$Behandlungen können als Einzeltherapie der Indexpatientin oder des Indexpatienten auch in Doppelstunden bei intensiverer Einbeziehung von Partnerin oder Partner oder Familie durchgeführt werden. $_3$Die entsprechenden Stunden werden auf das Gesamtkontingent angerechnet. $_4$Die in § 14a Absatz 3 Nummer 4 genannte Methode kann als Einzeltherapie auch in halbstündigen Sitzungen mit entsprechender Vermehrung der Gesamtsitzungszahl Anwendung finden.
3. $_1$Verhaltenstherapie bis 45 Stunden, in besonderen Fällen bis 60 Stunden. Verhaltenstherapie kann als Einzeltherapie auch in halbstündigen Sitzungen mit entsprechender Vermehrung und in doppelstündigen Sitzungen mit entsprechender Verminderung der Gesamtsitzungszahl Anwendung finden. $_2$Verhaltenstherapie kann nur in Kombination mit der Einzeltherapie auch als Gruppenbehandlung durchgeführt werden, wobei die in der Gruppentherapie erbrachte Doppelstunde im Gesamttherapiekontingent als Einzelstunde gezählt wird.
4. Psychotherapie von Kindern bei analytischer und tiefenpsychologisch fundierter Psychotherapie bis 70 Stunden, in besonderen Fällen bis 120 Stunden, bei Gruppenbehandlung bis 40 Doppelstunden, in besonderen Fällen bis 60 Doppelstunden.
5. Verhaltenstherapie von Kindern bis 45 Stunden, in besonderen Fällen bis 60 Stunden einschließlich Gruppentherapie in Doppelstunden.
6. Psychotherapie von Jugendlichen bei analytischer und tiefenpsychologisch fundierter Psychotherapie bis 90 Stunden, in besonderen Fällen bis 140 Stunden, bei Gruppenbehandlung bis 40 Doppelstunden, in besonderen Fällen bis 60 Doppelstunden.
7. Verhaltenstherapie bei Jugendlichen bis 45 Stunden, in besonderen Fällen bis 60 Stunden einschließlich Gruppentherapie in Doppelstunden.
8. $_1$Eine Überschreitung des in Nummer 1 bis 7 festgelegten Therapieumfanges ist für die folgenden Verfahren nur zulässig, wenn aus der Darstellung des therapeutischen Prozesses hervorgeht, dass mit der Beendigung der Therapie das Behandlungsziel nicht erreicht werden kann, aber begründete Aussicht auf Erreichung des Behandlungsziels bei Fortführung der Therapie besteht. $_2$Dabei sind grundsätzlich die folgenden Höchstgrenzen einzuhalten:

a. analytische Psychotherapie 300 Stunden, in Gruppen 150 Doppelstunden,
b. tiefenpsychologisch fundierte Psychotherapie 100 Stunden, in Gruppen 80 Doppelstunden,
c. Verhaltenstherapie 80 Stunden einschließlich Gruppentherapie in Doppelstunden,
d. bei analytischer und tiefenpsychologisch fundierter Psychotherapie von Kindern 150 Stunden, in Gruppen 90 Doppelstunden, bei Verhaltenstherapie von Kindern 80 Stunden einschließlich Gruppentherapie in Doppelstunden,
e. bei analytischer und tiefenpsychologisch fundierter Psychotherapie von Jugendlichen 180 Stunden, in Gruppen 90 Doppelstunden, bei Verhaltenstherapie von Jugendlichen 80 Stunden einschließlich Gruppentherapie in Doppelstunden.

(2) Wurde Kurzzeittherapie durchgeführt, ist bei Überführung von Kurzzeittherapie in Langzeittherapie die bewilligte Kurzeittherapie auf das Kontingent der Langzeittherapie anzurechnen.

§ 23c Übende und suggestive Interventionen

$_{1}$Für übende und suggestive Interventionen gelten folgende Begrenzungen:
1. Autogenes Training (§ 21b Absatz 1 Satz 2 Nummer 1) einzeln und in Gruppen bis 12 Sitzungen
2. Jacobsonsche Relaxationstherapie (§ 21b Absatz 1 Satz 2 Nummer 2) einzeln und in Gruppen bis 12 Sitzungen
3. Hypnose (§ 21b Absatz 1 Satz 2 Nummer 3) bis 12 Sitzungen (nur Einzelbehandlung)

$_{2}$Von diesen Interventionen kann in der Regel im Behandlungsfall nur eine zur Anwendung kommen.

F. Konsiliar-, Antrags- und Gutachterverfahren

§ 24 Konsiliarverfahren und Qualifikation der den Konsiliarbericht abgebenden Ärztinnen und Ärzte

(1) $_{1}$Zur Einholung des Konsiliarberichts überweist die Psychologische Psychotherapeutin oder der Psychologische Psychotherapeut oder die Kinder- und Jugendlichenpsychotherapeutin oder der Kinder- und Jugendlichenpsychotherapeut spätestens nach Beendigung der probatorischen Sitzungen und vor Beginn der Psychotherapie die Patientin oder den Patienten an eine Konsiliarärztin oder einen Konsiliararzt. $_{2}$Auf der Überweisung ist der Konsiliarärztin oder dem Konsiliararzt eine kurze Information über die von ihm erhobenen Befunde und die Indikation zur Durchführung einer Psychotherapie zu übermitteln.

(2) $_{1}$Die Konsiliarärztin oder der Konsiliararzt hat den Konsiliarbericht nach Anforderung durch die Therapeutin oder den Therapeuten nach persönlicher Untersuchung der Patientin oder des Patienten zu erstellen. $_{2}$Der Bericht ist der Therapeutin oder dem Therapeuten möglichst zeitnah, spätestens aber drei Wochen nach der Untersuchung zu übermitteln.

(3) $_{1}$Der Konsiliarbericht enthält folgende Angaben:
1. Aktuelle Beschwerden der Patientin oder des Patienten,
2. psychischer und somatischer Befund (bei Kindern und Jugendlichen insbesondere unter Berücksichtigung des Entwicklungsstandes),
3. im Zusammenhang mit den aktuellen Beschwerden relevante anamnestische Daten,
4. zu einer gegebenenfalls notwendigen psychiatrischen oder kinder- und jugendpsychiatrischen Abklärung,
5. relevante stationäre und/oder ambulante Vor- und Parallelbehandlungen inklusive gegebenenfalls laufende Medikation,
6. medizinische Diagnose(n), Differential- und Verdachtsdiagnose(n),
7. gegebenenfalls Befunde, die eine ärztliche/ärztlich veranlasste Begleitbehandlung erforderlich machen,
8. zu gegebenenfalls erforderlichen weiteren ärztlichen Untersuchungen, und
9. zu gegebenenfalls bestehenden Kontraindikationen für die Durchführung einer psychotherapeutischen Behandlung zum Zeitpunkt der Untersuchung.

$_{2}$Die Konsiliarärztin oder der Konsiliararzt teilt der Krankenkasse nur die für ihre Leistungsentscheidung notwendigen Angaben mit. $_{3}$Ist Psychotherapie nach Auffassung der Konsiliarärztin oder des Konsiliararztes kontraindiziert und wird dennoch ein entsprechender Antrag gestellt, so veranlasst die

Krankenkasse eine Begutachtung durch den Medizinischen Dienst der Krankenkassen.

(4) $_1$Zur Abgabe des Konsiliarberichtes sind alle Vertragsärztinnen und Vertragsärzte mit Ausnahme der folgenden Arztgruppen berechtigt: Laborärztinnen und Laborärzte, Mikrobiologinnen und Mikrobiologen und Infektionsepidemiologinnen und Infektionsepidemiologen sowie Ärztinnen und Ärzte für Nuklearmedizin, Pathologie, Radiologie, Strahlentherapie, Transfusionsmedizin und Humangenetik. $_2$Abweichend hiervon sind für die Abgabe eines Konsiliarberichtes vor einer psychotherapeutischen Behandlung von Kindern folgende Vertragsärztinnen und Vertragsärzte berechtigt: Fachärztinnen und Fachärzte für Kinder- und Jugendmedizin, für Kinder- und Jugendpsychiatrie und -psychotherapie, für innere Medizin und für Allgemeinmedizin sowie praktische Ärztinnen und Ärzte.

§ 25 Antragsverfahren

(1) $_1$Die Feststellung der Leistungspflicht für Psychotherapie nach § 13 erfolgt durch die Krankenkasse auf Antrag der oder des Versicherten. $_2$Zu diesem Antrag teilt die ärztliche Psychotherapeutin oder der ärztliche Psychotherapeut, die ärztliche Kinder- und Jugendlichenpsychotherapeutin oder der ärztliche Kinder- und Jugendlichenpsychotherapeut, die Psychologische Psychotherapeutin oder der Psychologische Psychotherapeut oder die Kinder- und Jugendlichenpsychotherapeutin oder der Kinder- und Jugendlichenpsychotherapeut (nachfolgend zusammenfassend als Therapeutinnen und Therapeuten bezeichnet) vor der Behandlung der Krankenkasse die Diagnose mit, begründet die Indikation und beschreibt Art und Umfang der geplanten Therapie. $_3$Wird ein Antrag auf Langzeittherapie gestellt oder soll eine Kurzzeittherapie in eine Langzeittherapie übergeleitet werden, so soll dieser Antrag neben den Angaben zu Diagnose, Indikation sowie Art, Umfang und Frequenz der geplanten Therapie auch einen fallbezogenen Behandlungsplan enthalten (Bericht an die Gutachterin oder den Gutachter).

(1a) In den Fällen des § 22 Abs. 2 Nr. 1a Satz 2 und 3 entfällt jede weitere Leistungspflicht zur Fortführung der ambulanten Therapie, wenn die Gründe für die Annahme der voraussichtlichen Erreichbarkeit der Abstinenz beziehungsweise Suchtmittelfreiheit entfallen, die Abstinenz beziehungsweise Suchtmittelfreiheit tatsächlich nicht bis zum Ende von 10 Behandlungsstunden erreicht wird oder die geforderte Dokumentation nach § 22 Abs. 2 Nr. 1a Satz 2 und 3 nicht vorgelegt werden kann.

(2) Eine Verlängerung der Therapie gemäß § 23b Absatz 1 Nummer 1 bis 8 bedarf eines Fortsetzungsantrags, in dem Verlauf und Ergebnis der bisherigen Therapie darzustellen und eine begründete Prognose in Bezug auf die beantragte Verlängerung abzugeben ist.

(3) Ist die Psychotherapie gemäß § 23a Absatz 1 Nummer 2 und 3 mit den dort festgelegten Leistungen nicht erfolgreich abzuschließen und soll die Therapie deshalb fortgesetzt werden, bedarf es eines Antrags auf Feststellung der Leistungspflicht mit Darstellung des Behandlungsverlaufs, des erreichten Therapieerfolgs und der ausführlichen Begründung zur Fortsetzung der Behandlung einschließlich der prognostischen Einschätzung.

(4) Das Nähere zum Antragsverfahren ist in § 11 der Anlage 1 zum Bundesmantelvertrag-Ärzte in der Fassung vom 7. Dezember 1998 und in § 11 der Anlage 1 zum Arzt-/Ersatzkassen-Vertrag in der Fassung vom 7. Dezember 1998 (Psychotherapie-Vereinbarungen) geregelt.

§ 26 Gutachterverfahren

$_1$Bei Psychotherapie gemäß § 13 ist der Antrag zu begründen. $_2$Er ist durch eine Gutachterin oder einen Gutachter zu prüfen, die oder der nach § 12 der Psychotherapie-Vereinbarungen bestellt ist. $_3$Die Gutachterin oder der Gutachter hat sich dazu zu äußern, ob die in dieser Richtlinie genannten Voraussetzungen erfüllt sind. $_4$Die Psychologische Psychotherapeutin oder der Psychologische Psychotherapeut oder die Kinder- und Jugendlichenpsychotherapeutin oder der Kinder- und Jugendlichenpsychotherapeut hat den Konsiliarbericht im verschlossenen Umschlag dem Bericht an die Gutachterin oder den Gutachter beizufügen.

§ 26a Befreiung vom Gutachterverfahren für die Kurzzeittherapie

$_{1}$Von der in § 26 festgelegten Begründungspflicht für einen Antrag im Gutachterverfahren können Therapeutinnen und Therapeuten für die Kurzzeittherapie durch die Kassenärztliche Vereinigung befreit werden. $_{2}$Voraussetzung ist, dass sie für das jeweilige Verfahren 35 Therapiegenehmigungen im Gutachterverfahren gemäß dieser bzw. der bis zum 31. Dezember 1998 gültigen Richtlinie aufgrund von Erstanträgen von Patientinnen und Patienten ihrer zuständigen Kassenärztlichen Vereinigung vorlegen und nachweisen, dass sie die Therapien persönlich und eigenverantwortlich durchgeführt haben. $_{3}$Für Psychotherapeutinnen und Psychotherapeuten, die eine Befreiung von der Begründungspflicht für einen Antrag auf tiefenpsychologisch fundierte Kurzzeittherapie bei Erwachsenen beantragen, gilt: Auf die 35 vorzulegenden Therapiegenehmigungen im Gutachterverfahren können bis zu 15 Therapiegenehmigungen für analytische Langzeittherapien angerechnet werden. $_{4}$Von den 35 Therapiegenehmigungen müssen mindestens 20 eine Einzeltherapie betreffen. $_{5}$Will die Therapeutin oder der Therapeut eine Befreiung vom Gutachterverfahren auch für die Gruppentherapie erhalten, müssen von den für das entsprechende Verfahren und den entsprechenden Bewilligungsschritt vorgelegten 35 Therapiegenehmigungen 15 für eine Gruppentherapie erteilt worden sein. $_{6}$Voraussetzung für eine Befreiung vom Gutachterverfahren für die Kurzzeittherapie von Kindern und Jugendlichen ist die Vorlage von 35 im Gutachterverfahren genehmigten Therapien von Kindern und Jugendlichen. $_{7}$Für Psychotherapeutinnen und Psychotherapeuten, die eine Befreiung von der Begründungspflicht für einen Antrag auf tiefenpsychologisch fundierte Kurzzeittherapie von Kindern und Jugendlichen beantragen, gilt: Auf die 35 vorzulegenden Therapiegenehmigungen im Gutachterverfahren können sowohl Therapiegenehmigungen für Langzeittherapien von tiefenpsychologisch fundierter als auch von analytischer Psychotherapie bei Kindern und Jugendlichen angerechnet werden. $_{8}$Bei Psychotherapeutinnen und Psychotherapeuten, die sowohl eine Abrechnungsgenehmigung für die Behandlung von Kindern und Jugendlichen als auch für die Behandlung von Erwachsenen besitzen und eine Befreiung von der Begründungspflicht für einen Antrag auf Kurzzeittherapie von Kindern und Jugendlichen in einem Richtlinienverfahren beantragen, gilt: Auf die 35 vorzulegenden Therapiegenehmigungen im Gutachterverfahren können bis zu 15 Therapiegenehmigungen für Psychotherapie von Erwachsenen in diesem Richtlinienverfahren angerechnet werden. $_{9}$Die Befreiung vom Gutachterverfahren für die Kurzzeittherapie gilt für Therapeutinnen und Therapeuten, die die oben geforderten Nachweise erbracht haben und die Behandlung selbst durchführen.

§ 26b Qualifikation der Gutachterinnen und Gutachter

(1) $_{1}$Im Gutachterverfahren nach der Psychotherapie-Richtlinie werden entsprechend qualifizierte Ärztinnen und Ärzte, Psychologische Psychotherapeutinnen und Psychologische Psychotherapeuten sowie Kinder- und Jugendlichenpsychotherapeutinnen und Kinder- und Jugendlichenpsychotherapeuten als Gutachterinnen und Gutachter tätig. $_{2}$Die nachfolgend aufgeführten Kriterien gelten für alle Gutachterinnen und Gutachter, die nach Inkrafttreten dieser Richtlinie erstmals bestellt werden. $_{3}$Die Gutachterinnen und Gutachter müssen die in den Absätzen 2 bis 6 jeweils festgelegte Qualifikation besitzen.

(2) Für den Bereich der tiefenpsychologisch fundierten und analytischen Psychotherapie müssen folgende Voraussetzungen gegeben sein:

1. Die Gebietsbezeichnung als Ärztin oder Arzt für Psychotherapeutische Medizin oder Psychosomatische Medizin und Psychotherapie oder Psychiatrie und Psychotherapie oder für die Begutachtung von Kinder- und Jugendlichenpsychotherapie für Kinder- und Jugendpsychiatrie und -psychotherapie oder die Approbation als Psychologischer Psychotherapeutin oder als Psychologischer Psychotherapeut oder für die Begutachtung von Kinder- und Jugendlichenpsychotherapie als Kinder- und Jugendlichenpsychotherapeutin oder als Kinder- und Jugendlichenpsychotherapeut,
2. für Ärztinnen und Ärzte eine abgeschlossene Weiterbildung in der tiefenpsychologisch fundierten und analytischen Psychotherapie, für Psychologische Psychotherapeutinnen und Psychologische Psychotherapeuten und für Kinder- und

Jugendlichenpsychotherapeutinnen und Kinder- und Jugendlichenpsychotherapeuten der Fachkundenachweis in den analytisch begründeten Verfahren und so weit Psychologische Psychotherapeutinnen und Psychologische Psychotherapeuten zur Begutachtung von Kindern und Jugendlichen bestellt werden, zusätzlich zur Fachkunde der Nachweis nach § 6 Absatz 4 der Psychotherapie-Vereinbarungen im Hinblick auf die Anforderungen für die tiefenpsychologisch fundierte und analytische Psychotherapie bei Kindern und Jugendlichen,

3. Nachweis von mindestens fünfjähriger Tätigkeit nach dem Abschluss einer unter Nummer 2 genannten Weiter- bzw. Ausbildung ganz oder überwiegend auf dem Gebiet der tiefenpsychologisch fundierten und analytischen Psychotherapie in einer Praxis oder Klinik, Poliklinik oder Fachklinik für Psychosomatische Medizin und Psychotherapie bzw. Psychiatrie und Psychotherapie,
4. Nachweis über eine mindestens fünfjährige Tätigkeit als Dozentin oder Dozent und als Supervisorin oder Supervisor an einer Ausbildungsstätte nach § 6 des Psychotherapeutengesetzes oder an einem zur Weiterbildung in den unter Nummer 1 genannten Gebieten befugten Weiterbildungsverbund (Ärztinnen und Ärzte mit Befugnis zur gemeinsamen Weiterbildung) oder an einer weiterbildungsbefugten Klinik, Poliklinik oder Fachklinik mit tiefenpsychologisch fundierter und analytischer Grundorientierung, an der entsprechende Krankenbehandlungen durchgeführt werden. Der Nachweis erfolgt durch die befugte Institution oder durch eine entsprechende Bescheinigung der Ärztekammer,
5. Nachweis einer zum Zeitpunkt der Bestellung andauernden Dozenten- und Supervisorentätigkeit auf dem Gebiet der tiefenpsychologisch fundierten und analytischen Psychotherapie,
6. Nachweis einer mindestens dreijährigen Teilnahme an der ambulanten Versorgung auf dem Gebiet der tiefenpsychologisch fundierten und analytischen Psychotherapie, und
7. Nachweis, dass zu Beginn der Gutachtertätigkeit in der Regel kein höheres Lebensalter als 55 Jahre besteht.

(3) Für den Bereich der Begutachtung von tiefenpsychologisch fundierter und analytischer Kinder- und Jugendlichentherapie muss die Erfüllung der Kriterien 3 bis 6 jeweils für die tiefenpsychologisch fundierte und analytische Psychotherapie von Kindern und Jugendlichen nachgewiesen werden.

(4) Für den Bereich der Verhaltenstherapie müssen folgende Voraussetzungen gegeben sein:

1. Die Gebietsbezeichnung als Ärztin oder Arzt für Psychotherapeutische Medizin oder Psychosomatische Medizin und Psychotherapie oder Psychiatrie und Psychotherapie oder für die Begutachtung von Kinder- und Jugendlichenpsychotherapie für Kinder- und Jugendpsychiatrie und -psychotherapie oder die Approbation als Psychologische Psychotherapeutin oder als Psychologischer Psychotherapeut oder als Kinder- und Jugendlichenpsychotherapeutin oder als Kinder- und Jugendlichenpsychotherapeut,
2. für Ärztinnen und Ärzte eine abgeschlossene Weiterbildung in der Verhaltenstherapie, für Psychologische Psychotherapeutinnen und Psychologische Psychotherapeuten sowie für Kinder- und Jugendlichenpsychotherapeutinnen und Kinder- und Jugendlichenpsychotherapeuten der Fachkundenachweis in Verhaltenstherapie und so weit Psychologische Psychotherapeutinnen und Psychologische Psychotherapeuten zur Begutachtung von Kindern und Jugendlichen bestellt werden, zusätzlich zur Fachkunde den Nachweis nach § 6 Absatz 4 der Psychotherapie-Vereinbarungen im Hinblick auf die Anforderungen für die Verhaltenstherapie bei Kindern und Jugendlichen,
3. Nachweis von mindestens fünfjähriger Tätigkeit nach dem Abschluss einer unter Nummer 2 genannten Weiter- bzw. Ausbildung ganz oder überwiegend auf dem Gebiet der Verhaltenstherapie in einer Praxis oder Klinik, Poliklinik oder Fachklinik für Psychosomatische Medizin und Psychotherapie bzw. Psychiatrie und Psychotherapie,
4. Nachweis über eine mindestens fünfjährige Tätigkeit als Dozentin oder Dozent und als Supervisorin oder Supervisor an einer Ausbildungsstätte nach § 6 des Psychotherapeutengesetzes oder an einem zur Weiterbildung in den unter Nummer 1 genannten Gebieten befugten Weiterbildungsverbund (Ärztinnen und Ärzte mit Befugnis zur gemeinsamen Weiterbildung) oder an einer weiterbildungsbefugten Klinik, Poliklinik oder Fachklinik mit verhaltenstherapeutischer Grundorientierung,

an der entsprechende Krankenbehandlungen durchgeführt werden. Der Nachweis erfolgt durch die befugte Institution oder durch eine entsprechende Bescheinigung der Ärztekammer,
5. Nachweis einer zum Zeitpunkt der Bestellung andauernden Dozenten- und Supervisorentätigkeit auf dem Gebiet der Verhaltenstherapie,
6. Nachweis einer mindestens dreijährigen Teilnahme an der ambulanten Versorgung auf dem Gebiet der Verhaltenstherapie, und
7. Nachweis, dass zu Beginn der Gutachtertätigkeit in der Regel kein höheres Lebensalter als 55 Jahre besteht.

(5) Für den Bereich der Begutachtung von Kinder- und Jugendlichenverhaltenstherapie muss die Erfüllung der Kriterien 3 bis 6 jeweils für die Verhaltenstherapie bei Kindern und Jugendlichen nachgewiesen werden.

(6) $_1$Die nach den bis zum 31. Dezember 1998 gültigen Psychotherapie-Richtlinien tätigen Gutachterinnen und Gutachter können unberührt von den unter § 26b aufgeführten Voraussetzungen weiterhin tätig bleiben. $_2$Entsprechendes gilt für Gutachterinnen und Gutachter, die nach den bis zum 30. September 2005 gültigen Psychotherapie-Richtlinien tätig gewesen sind.

G. Qualifikation zur Durchführung der Psychotherapie und der psychosomatischen Grundversorgung

§ 27 Qualifikation der Leistungserbringer

Die Qualifikation zur Durchführung der Psychotherapie und der psychosomatischen Grundversorgung ist in den Psychotherapie-Vereinbarungen näher bestimmt.

H. Psychotherapie-Vereinbarungen

§ 28 Regelungsbereich der Psychotherapie-Vereinbarungen

(1) Das Nähere zur Durchführung der psychotherapeutischen Versorgung regeln die Kassenärztliche Bundesvereinigung und der Spitzenverband Bund der Krankenkassen durch entsprechende Vereinbarungen.

(2) Ein Verfahren zur Dokumentation psychotherapeutischer Leistungen und zur Evaluation der Prozess- und Ergebnisqualität wird zwischen den Vertragspartnern der Psychotherapie-Vereinbarungen vereinbart.

Siegburg, den 19. Februar 2009
Gemeinsamer Bundesausschuss gemäß § 91 SGB V
Der Vorsitzende
Hess

Anlage 1

Der Gemeinsame Bundesausschuss stellt gemäß § 17 Absatz 3 der Richtlinie fest:
1. Katathymes Bilderleben ist keine eigenständige Psychotherapie im Sinne der Richtlinie, sondern kann gegebenenfalls im Rahmen eines übergeordneten tiefenpsychologisch fundierten Therapiekonzeptes (§ 14a) Anwendung finden.
2. Rational Emotive Therapie (RET) kann als eine Methode der kognitiven Umstrukturierung (§ 14 Absatz 2 Nummer 4) im Rahmen eines umfassenden verhaltenstherapeutischen Behandlungskonzepts Anwendung finden.
3. Die Erfordernisse der Psychotherapie-Richtlinie werden nicht erfüllt von:
4. Gesprächspsychotherapie
5. Gestalttherapie
6. Logotherapie
7. Psychodrama
8. Respiratorisches Biofeedback
9. Transaktionsanalyse

KAPITEL

10 Psychotherapie-Vereinbarung

Die Kassenärztliche Bundesvereinigung, K. d. ö. R., Köln
einerseits und der
AOK-Bundesverband, K. d. ö. R., Bonn,
Bundesverband der Betriebskrankenkassen, K. d. ö. R., Essen,
IKK-Bundesverband, K. d. ö. R., Bergisch-Gladbach,
Bundesverband der landwirtschaftlichen Krankenkassen, K. d. ö. R., Kassel,
Bundesknappschaft, K. d. ö. R., Bochum
See-Krankenkasse, Hamburg
andererseits
schließen als Anlage zum Bundesmantelvertrag-Ärzte (BMV-Ä) die nachstehende

Vereinbarung über die Anwendung von Psychotherapie in der vertragsärztlichen Versorgung (Psychotherapie-Vereinbarung)

Fassung vom 7. Dezember 1998
zuletzt geändert am 30. Oktober 2007
in Kraft getreten am 1. Januar 2008

Teil A

§ 1 Allgemeines

(1) Gegenstand dieser Vereinbarung ist die Anwendung von Psychotherapie gemäß den Psychotherapie-Richtlinien. Danach sind die tiefenpsychologisch fundierte Psychotherapie, die analytische Psychotherapie und die Verhaltenstherapie anerkannte Verfahren der Psychotherapie.[1]
(2) Gegenstand dieser Vereinbarung sind auch die in den Richtlinien genannten psychotherapeutischen Maßnahmen im Rahmen der psychosomatischen Grundversorgung.
(3) Für die Psychotherapie einschließlich der psychologischen Testverfahren und für die psychosomatische Grundversorgung gelten die Grundsätze der Notwendigkeit, Zweckmäßigkeit und Wirtschaftlichkeit der Behandlung, auch hinsichtlich ihres Umfanges.
(4) Psychotherapie in der vertragsärztlichen Versorgung findet grundsätzlich in den Praxisräumen des Therapeuten statt.

Teil B: Zur Ausübung Berechtigte

§ 2 Genehmigungspflicht

Die Ausführung und Abrechnung von psychotherapeutischen Leistungen im Rahmen der vertragsärztlichen Versorgung durch die an der vertragsärztlichen Versorgung teilnehmenden ärztlichen Psychotherapeuten und Psychologischen Psychotherapeuten und Kinder- und Jugendlichenpsychotherapeuten ist erst nach Erteilung der Genehmigung durch die Kassenärztliche Vereinigung zulässig. Die Genehmi-

[1] Richtlinien des Bundesausschusses der Ärzte und Krankenkassen über die Durchführung der Psychotherapie in der vertragsärztlichen Versorgung (Psychotherapie-Richtlinien) in der Fassung vom 23. Oktober 1998 (in Kraft seit 1. Januar 1999) (➤ Kap. 9)

gung ist zu erteilen, wenn der Arzt bzw. der Psychologische Psychotherapeut oder der Kinder- und Jugendlichenpsychotherapeut die nachstehenden Voraussetzungen der fachlichen Befähigung (§§ 5, 6, 7) erfüllt.

§ 3 Genehmigungsvoraussetzungen

Die Erfüllung der Voraussetzungen der fachlichen Befähigung ist gegenüber der Kassenärztlichen Vereinigung nachzuweisen. Das Verfahren richtet sich nach § 4 dieser Vereinbarung.

§ 4 Genehmigungsverfahren

(1) Anträge auf Genehmigung zur Ausführung und Abrechnung von Leistungen der Psychotherapie sind an die zuständige Kassenärztliche Vereinigung zu stellen. Die erforderlichen Nachweise (z. B. Zeugnisse und Bescheinigungen) sind den Anträgen beizufügen. Über die Anträge und über den Widerruf oder die Rücknahme einer erteilten Genehmigung entscheidet die Kassenärztliche Vereinigung. Vor Erteilung der Genehmigung zur Ausführung und Abrechnung von Leistungen der Psychotherapie sind die vorgelegten Zeugnisse und -Bescheinigungen von der Kassenärztlichen Vereinigung zu überprüfen.
(2) Die Genehmigung zur Ausführung und Abrechnung von Leistungen der Psychotherapie ist zu erteilen, wenn aus den vorgelegten Zeugnissen und Bescheinigungen hervorgeht, dass die in den §§ 5 bis 7 genannten fachlichen Voraussetzungen erfüllt sind.

§ 5 Fachliche Befähigung ärztlicher Psychotherapeuten

Die fachliche Befähigung gemäß § 3 gilt als nachgewiesen für die Ausführung und Abrechnung von:
(1) tiefenpsychologisch fundierter Psychotherapie nach dem Leistungsinhalt der Nrn. 35130–35142, 35150, 35200 und 35201 des Bewertungsmaßstabes für vertragsärztliche Leistungen (BMÄ):

- durch die Berechtigung zum Führen der Gebietsbezeichnung Psychotherapeutische Medizin oder Psychosomatische Medizin und Psychotherapie oder der Gebietsbezeichnung Psychiatrie und Psychotherapie oder der Zusatzbezeichnung „Psychotherapie“ und
- durch Vorlage von Weiterbildungszeugnissen, aus denen sich ergibt, dass eingehende Kenntnisse und Erfahrungen auf dem Gebiet der tiefenpsychologisch fundierten Psychotherapie erworben wurden.

Für Ärzte mit der Berechtigung zum Führen der Gebietsbezeichnung Psychotherapeutische Medizin oder Psychosomatische Medizin und Psychotherapie erstreckt sich die entsprechende Genehmigung auch auf die Behandlung in Gruppen gemäß Absatz 5.
(2) tiefenpsychologisch fundierter und analytischer Psychotherapie nach dem Leistungsinhalt der Nrn. 35130–35142, 35150, 35200, 35201 und 35210 BMÄ:

- durch die Berechtigung zum Führen der Zusatzbezeichnung „Psychoanalyse“.

(3) Verhaltenstherapie nach dem Leistungsinhalt der Nrn. 35130–35142, 35150, 35220 und 35221 BMÄ:

- durch die Berechtigung zum Führen der Gebietsbezeichnung Psychotherapeutische Medizin oder Psychosomatische Medizin und Psychotherapie oder der Gebietsbezeichnung Psychiatrie und Psychotherapie oder der Zusatzbezeichnung „Psychotherapie“ oder „Psychoanalyse“ und
- durch Vorlage von Weiterbildungszeugnissen, aus denen sich ergibt, dass eingehende Kenntnisse und Erfahrungen auf dem Gebiet der Verhaltenstherapie erworben wurden. Für Ärzte mit der Berechtigung zum Führen der Gebietsbezeichnung Psychotherapeutische Medizin oder Psychosomatische Medizin und Psychotherapie erstreckt sich die entsprechende Genehmigung auch auf die Behandlung in Gruppen gemäß Absatz 5.

(4) Psychotherapie bei Kindern und Jugendlichen nach dem Leistungsinhalt der Nrn. 35150–35225 BMÄ:

- durch die Berechtigung zum Führen der Gebietsbezeichnung Kinder- und Jugendpsychiatrie und -psychotherapie und

- durch Vorlage von Nachweisen entsprechend Abs. 1, 2. Halbsatz oder Abs. 2 oder Abs. 3, 2. Halbsatz für das jeweilige Verfahren oder
- durch die Berechtigung zum Führen der Gebietsbezeichnung Psychotherapeutische Medizin oder Psychosomatische Medizin und Psychotherapie oder Psychiatrie und Psychotherapie oder der Zusatzbezeichnung „Psychotherapie“ oder „Psychoanalyse“ und
- durch Vorlage von Zeugnissen und Bescheinigungen, aus denen sich ergibt, dass eingehende Kenntnisse und Erfahrungen auf dem Gebiet der Psychotherapie bei Kindern und Jugendlichen erworben wurden. Aus den entsprechenden Zeugnissen und Bescheinigungen muss hervorgehen, dass der Arzt eingehende Kenntnisse und Erfahrungen in der Entwicklungs-Psychologie und Lern-Psychologie einschließlich der speziellen Neurosenlehre sowie in der Psychodiagnostik bei Kindern und Jugendlichen mit mindestens 200 Stunden erworben hat. Darüber hinaus ist nachzuweisen, dass mindestens vier Fälle analytischer oder tiefenpsychologisch fundierter Psychotherapie mit mindestens 200 Stunden insgesamt oder mindestens vier Fälle in Verhaltenstherapie mit insgesamt mindestens 180 Stunden selbständig unter Supervision – möglichst nach jeder vierten Behandlungsstunde in analytischer oder tiefenpsychologisch fundierter Psychotherapie oder nach jeder dritten Behandlungsstunde in Verhaltenstherapie – durchgeführt und abgeschlossen wurden. Entsprechende Zusatzqualifikationen müssen an anerkannten Weiterbildungsstätten für Kinder- und Jugendlichenpsychotherapie vermittelt worden sein.

(5) Psychotherapie als Gruppenbehandlung nach dem Leistungsinhalt der Nrn. 35202, 35203, 35211 und 35222–35225 BMÄ:

- durch Nachweis der Erfüllung der Voraussetzungen nach Abs. 1 (tiefenpsychologisch fundierte Psychotherapie) oder nach Abs. 2 (analytische und tiefenpsychologisch fundierte Psychotherapie) oder nach Abs. 3 (Verhaltenstherapie) und bei Kindern und Jugendlichen nach Abs. 4 und
- durch die Vorlage von Zeugnissen und Bescheinigungen, aus denen sich ergibt, dass Kenntnisse und Erfahrungen in der Gruppentherapie erworben wurden. Aus den entsprechenden Zeugnissen und Bescheinigungen muss hervorgehen, dass eingehende Kenntnisse und praktische Erfahrungen in der tiefenpsychologisch fundierten und analytischen Gruppen-Psychotherapie oder der Verhaltenstherapie in Gruppen erworben wurden. Ist im Rahmen der Weiterbildung diese Qualifikation nicht erworben worden, ist nachzuweisen, dass in mindestens 40 Doppelstunden analytische oder tiefenpsychologisch fundierte bzw. verhaltenstherapeutische Selbsterfahrung in der Gruppe, in mindestens 24 Doppelstunden eingehende Kenntnisse in der Theorie der Gruppen-Psychotherapie und Gruppen-Dynamik erworben wurden und mindestens 60 Doppelstunden kontinuierlicher Gruppenbehandlung – auch in mehreren Gruppen unter Supervision von mindestens 40 Stunden – mit tiefenpsychologisch fundierter oder analytischer Psychotherapie oder mit Verhaltenstherapie durchgeführt wurde. Die Genehmigung zur Gruppenbehandlung wird für das Verfahren erteilt, für das die Erfüllung der in diesem Absatz geforderten Voraussetzungen an die Qualifikation nachgewiesen wurde.

(6) Maßnahmen der psychosomatischen Grundversorgung nach dem Leistungsinhalt der Nrn. 35100 und 35110 BMÄ:

- durch den Nachweis einer mindestens 3-jährigen Erfahrung in selbstverantwortlicher ärztlicher Tätigkeit und
- durch die Vorlage von Weiterbildungszeugnissen, nach denen Kenntnisse in einer psychosomatisch orientierten Krankheitslehre, reflektierte Erfahrungen über die Psychodynamik und therapeutische Relevanz der Arzt-Patient-Beziehung und Erfahrungen in verbalen Interventionstechniken als Behandlungsmaßnahme erworben wurden. Aus entsprechenden Zeugnissen und Bescheinigungen muss hervorgehen, dass entsprechende Kenntnisse und Erfahrungen in einem Umfang von insgesamt mindestens 80 Stunden erworben wurden. Im Rahmen dieser Gesamtdauer müssen gesondert belegt werden:

1. Theorieseminare von mindestens 20-stündiger Dauer, in denen Kenntnisse zur Theorie der Arzt-Patient-Beziehung, Kenntnisse und Erfahrungen in psychosomatischer Krankheitslehre und der Abgrenzung psychosomatischer Störungen von Neurosen und Psychosen und Kenntnisse zur

Krankheit und Familiendynamik, Interaktion in Gruppen, Krankheitsbewältigung (Coping) und Differenzialindikation von Psychotherapie-Verfahren erworben wurden,

2. Reflexion der Arzt-Patient-Beziehung durch kontinuierliche Arbeit in Balint- oder patientenbezogenen Selbsterfahrungsgruppen von mindestens 30-stündiger Dauer (d. h. bei Balintgruppen mindestens 15 Doppelstunden) in regelmäßigen Abständen über einen Zeitraum von mindestens einem halben Jahr und
3. Vermittlung und Einübung verbaler Interventionstechniken von mindestens 30-stündiger Dauer. Die Kenntnisse und Erfahrungen müssen in anerkannten Weiterbildungsangeboten und die Reflexion der Arzt-Patient-Beziehung bei anerkannten Balint-Gruppenleitern bzw. anerkannten Supervisoren erworben worden sein.

(7) Übende und suggestive Techniken (Autogenes Training, Jacobsonsche Relaxationstherapie, Hypnose) nach dem Leistungsinhalt der Nrn. 35111–35120 BMÄ:

- durch Vorlage von Weiterbildungszeugnissen, aus denen sich ergibt, dass eingehende Kenntnisse und Erfahrungen in diesen Techniken im Rahmen der Weiterbildung gemäß Abs. 1 bis 3 erworben wurden oder
- durch den Nachweis der erfolgreichen Teilnahme an zwei Kursen von jeweils 8 Doppelstunden im Abstand von mindestens sechs Monaten in den jeweiligen Techniken.

§ 6 Fachliche Befähigung Psychologischer Psychotherapeuten

Die fachliche Befähigung gemäß § 3 gilt als nachgewiesen für die Durchführung und Abrechnung von:

(1) tiefenpsychologisch fundierter Psychotherapie nach dem Leistungsinhalt der Nrn. 35130–35141, 35150, 35200 und 35201 des Bewertungsmaßstabes für vertragsärztliche Leistungen (BMÄ):

- durch den Fachkundenachweis gemäß § 95c SGB V aufgrund einer vertieften Ausbildung mit Erwerb eingehender Kenntnisse und Erfahrungen in der tiefenpsychologisch fundierten Psychotherapie.

(2) analytischer Psychotherapie nach dem Leistungsinhalt der Nrn. 35131–35141, 35150 und 35210 BMÄ:

- durch den Fachkundenachweis gemäß § 95c SGB V aufgrund einer vertieften Ausbildung mit Erwerb eingehender Kenntnisse und Erfahrungen in der analytischen Psychotherapie.

(3) Verhaltenstherapie nach dem Leistungsinhalt der Nrn. 35130–35141, 35150, 35220 und 35221 BMÄ:

- durch den Fachkundenachweis gemäß § 95c SGB V aufgrund einer vertieften Ausbildung mit Erwerb eingehender Kenntnisse und Erfahrungen in der Verhaltenstherapie.

(4) Psychotherapie bei Kindern und Jugendlichen nach dem Leistungsinhalt der Nrn. 35150 und 35200–35225 BMÄ:

- durch Nachweis der Erfüllung der Voraussetzungen nach Abs. 1 (tiefenpsychologisch fundierte Psychotherapie) oder nach Abs. 2 (analytische Psychotherapie) oder nach Abs. 3 (Verhaltenstherapie) und
- durch Vorlage von Zeugnissen, aus denen sich ergibt, dass eingehende Kenntnisse und Erfahrungen in der Entwicklungspsychologie und Lernpsychologie einschließlich der speziellen Neurosenlehre sowie der Psychodiagnostik bei Kindern und Jugendlichen mit mindestens 200 Stunden erworben wurden. Darüber hinaus ist nachzuweisen, dass mindestens 4 Fälle analytischer oder tiefenpsychologisch fundierter Psychotherapie mit mindestens 200 Stunden insgesamt oder mindestens 5 Fälle in Verhaltenstherapie mit mindestens 180 Stunden insgesamt selbständig unter Supervision – möglichst nach jeder vierten Behandlungsstunde bei analytischer und tiefenpsychologisch fundierter Psychotherapie oder nach jeder dritten bis vierten Behandlungsstunde bei Verhaltenstherapie – bei Kindern und Jugendlichen durchgeführt und abgeschlossen wurden. Entsprechende Zusatzqualifikationen müssen an oder über anerkannte Ausbildungsstätten für Kinder- und Jugendlichenpsychotherapie gem. § 6 Psychotherapeuten-Gesetz erworben worden sein.

(5) Gruppen-Psychotherapie nach den Nrn. 35202, 35203, 35211 und 35222–35225 BMÄ:

- durch Nachweis der Erfüllung der Voraussetzungen nach Abs. 1 (tiefenpsychologisch fundierte Psychotherapie) oder nach Abs. 2 (analytische Psychotherapie) oder nach Abs. 3 (Verhaltenstherapie) und bei Kindern und Jugendlichen nach Abs. 4 und
- durch die Vorlage von Zeugnissen, aus denen sich ergibt, dass eingehende Kenntnisse und praktische Erfahrungen in der Gruppen-Psychotherapie der psychoanalytisch begründeten Verfahren oder der Verhaltenstherapie erworben wurden. Dabei ist nachzuweisen, dass in mindestens 40 Doppelstunden analytischer oder tiefenpsychologisch fundierter beziehungsweise verhaltenstherapeutischer Selbsterfahrung in der Gruppe, in mindestens 24 Doppelstunden eingehende Kenntnisse in der Theorie der Gruppen-Psychotherapie und Gruppen-Dynamik erworben wurden und mindestens 60 Doppelstunden kontinuierlicher Gruppenbehandlung, auch in mehreren Gruppen, unter Supervision von mindestens 40 Stunden mit tiefenpsychologisch fundierter oder analytischer Psychotherapie oder mit Verhaltenstherapie durchgeführt wurden. Entsprechende Zusatzqualifikationen müssen an oder über anerkannte Ausbildungsstätten gem. § 6 Psychotherapeuten-Gesetz erworben worden sein. Die Genehmigung wird für das Verfahren erteilt, für das die Erfüllung der in diesem Absatz geforderten Voraussetzungen an die Qualifikation nachgewiesen wurde.

(6) übende und suggestive Techniken (Autogenes Training, Jacobsonsche Relaxationstherapie, Hypnose) nach dem Leistungsinhalt der Nrn. 35111–35120 BMÄ:

- durch Nachweis der Erfüllung der Voraussetzungen nach Abs. 1 (tiefenpsychologisch fundierte Psychotherapie) oder nach Abs. 2 (analytische Psychotherapie) oder nach Abs. 3 (Verhaltenstherapie) und
- durch den Erwerb eingehender Kenntnisse und Erfahrungen in diesen Techniken im Rahmen des Fachkundenachweises gemäß Abs. 1 bis 3 oder
- durch die erfolgreiche Teilnahme an zwei Kursen von jeweils 8 Doppelstunden im Abstand von mindestens 6 Monaten in den jeweiligen Techniken.

§ 7 Fachliche Befähigung von Kinder- und Jugendlichenpsychotherapeuten

Die fachliche Befähigung gemäß § 3 gilt als nachgewiesen für die Durchführung und Abrechnung von:

(1) tiefenpsychologisch fundierte Psychotherapie nach dem Leistungsinhalt der Nrn. 35130–35141, 35150, 35200 und 35201 des Bewertungsmaßstabes für vertragsärztliche Leistungen (BMÄ):

- durch den Fachkundenachweis gemäß § 95c SGB V aufgrund einer vertieften Ausbildung mit Erwerb eingehender Kenntnisse und Erfahrungen in der tiefenpsychologisch fundierten Psychotherapie.

(2) analytische Psychotherapie nach dem Leistungsinhalt der Nrn. 35131–35141, 35150 und 35210 BMÄ:

- durch den Fachkundenachweis gemäß § 95c SGB V aufgrund einer vertieften Ausbildung mit Erwerb eingehender Kenntnisse und Erfahrungen in der analytischen Psychotherapie.

(3) Verhaltenstherapie nach dem Leistungsinhalt der Nrn. 35130–35141, 35150, 35220 und 35221 BMÄ:

- durch den Fachkundenachweis gemäß § 95c SGB V aufgrund einer vertieften Ausbildung mit Erwerb eingehender Kenntnisse und Erfahrungen in der Verhaltenstherapie.

(4) Gruppen-Psychotherapie nach den Nrn. 35202, 35203, 35211 und 35222–35225 BMÄ:

- durch Nachweis der Erfüllung der Voraussetzungen nach Abs. 1 (tiefenpsychologisch fundierte Psychotherapie) oder nach Abs. 2 (analytische Psychotherapie) oder nach Abs. 3 (Verhaltenstherapie) und
- durch die Vorlage von Zeugnissen, aus denen sich ergibt, dass eingehende Kenntnisse und praktische Erfahrungen in der Gruppen-Psychotherapie der psychoanalytisch begründeten Verfahren oder der Verhaltenstherapie erworben wurden. Dabei ist nachzuweisen, dass in mindestens 40 Doppelstunden analytischer oder tiefenpsychologisch fundierter beziehungsweise verhaltenstherapeutischer Selbsterfahrung in der Gruppe, in mindestens 24 Doppelstunden eingehende Kenntnisse in der Theorie der Gruppen-Psychotherapie und Gruppen-Dynamik erworben wur-

den und mindestens 60 Doppelstunden kontinuierlicher Gruppenbehandlung, auch in mehreren Gruppen, unter Supervision von mindestens 40 Stunden mit tiefenpsycholgisch fundierter oder analytischer Psychotherapie oder mit Verhaltenstherapie durchgeführt wurden. Entsprechende Zusatzqualifikationen müssen an oder über anerkannte Ausbildungsstätten gem. § 6 Psychotherapeuten-Gesetz erworben worden sein.

(5) übende und suggestive Techniken (Autogenes Training, Jacobsonsche Relaxationstherapie, Hypnose) nach dem Leistungsinhalt der Nrn. 35111, 35113 und 35120 BMÄ:

- durch Nachweis der Erfüllung der Voraussetzungen nach Abs. 1 (tiefenpsychologisch fundierte Psychotherapie) oder nach Abs. 2 (analytische Psychotherapie) oder nach Abs. 3 (Verhaltenstherapie) und
- durch den Erwerb eingehender Kenntnisse und Erfahrungen in diesen Techniken im Rahmen des Fachkundenachweises gemäß Abs. 1 bis 3 oder
- durch die erfolgreiche Teilnahme an zwei Kursen von jeweils 8 Doppelstunden im Abstand von mindestens 6 Monaten in den jeweiligen Techniken.

(6) Therapeuten, die durch ihren Fachkundenachweis auf die Psychotherapie von Kindern und Jugendlichen beschränkt sind, dürfen nur bei Kindern und Jugendlichen tätig werden.

§ 8 Abrechnung von Leistungen in Einrichtungen gem. § 117 Abs. 2 SGB V

Die Abrechnung von Leistungen, die in Einrichtungen erbracht werden, die gemäß § 117 Abs. 2 SGB V an der vertragsärztlichen Versorgung teilnehmen, unterliegt der Maßgabe, dass die Leistungen der ambulanten Psychotherapie von ärztlichen oder Psychologischen Psychotherapeuten oder Kinder- und Jugendlichenpsychotherapeuten mit den in dieser Vereinbarung genannten Qualifikationen erbracht oder durch den Ausbildungsteilnehmer frühestens nach Absolvierung der Hälfte der entsprechenden Ausbildung und Nachweis von ausreichenden Kenntnissen und Erfahrungen in dem betreffenden Psychotherapie-Verfahren unter Supervision dafür qualifizierter Therapeuten durchgeführt werden.

§ 9 Konsiliarverfahren und Kooperation

(1) Das Konsiliarverfahren einschließlich der Qualifikation der den Konsiliarbericht abgebenden Ärzte richtet sich nach den in Abschnitt F I. 1. und 2. der Psychotherapie-Richtlinien festgelegten Bestimmungen.

(2) Sollen psychotherapeutische Leistungen von Psychologischen Psychotherapeuten oder Kinder- und Jugendlichenpsychotherapeuten erbracht werden, die in der ärztlichen oder psychologischen oder kinder- und jugendlichenpsychotherapeutischen Praxis angestellt sind, ist dies nur zulässig, wenn diese eine Qualifikation gemäß §§ 5, 6 oder 7 nachgewiesen haben.

§ 10 Information der Krankenkassen

(1) Die Kassenärztlichen Vereinigungen führen eine Liste derjenigen Ärzte, Psychologischen Psychotherapeuten und Kinder- und Jugendlichentherapeuten, bei denen die in §§ 5, 6 und 7 genannten Voraussetzungen nachgewiesen worden sind und stellen diese den Landesverbänden der Krankenkassen und den örtlich zuständigen Stellen der landwirtschaftlichen Krankenkassen zur Verfügung.

(2) Dabei sind die Ärzte und die Psychologischen Psychotherapeuten und Kinder- und Jugendlichenpsychotherapeuten zu kennzeichnen, die berechtigt sind, gemäß § 5 Abs. 4 bzw. § 6 Abs. 4 oder § 7 Psychotherapie bei Kindern und Jugendlichen sowie gemäß § 5 Abs. 5 bzw. § 6 Abs. 5 oder § 7 Abs. 4 Psychotherapie in Gruppen durchzuführen.

(3) Die Kassenärztliche Bundesvereinigung stellt den Bundesverbänden der Krankenkassen eine Liste der nach § 12 bestellten Gutachter und Obergutachter zur Verfügung.

Teil C: Durchführung der Behandlung

§ 11 Antragstellung

(1) Beabsichtigt ein Arzt oder Psychologischer Psychotherapeut oder Kinder- und Jugendlichenpsychotherapeut tiefenpsychologisch fundierte Psychotherapie oder analytische Psychotherapie oder Verhaltenstherapie durchzuführen, so veranlasst er, wenn er – ggf. nach der Durchführung probatorischer Sitzungen – eine entsprechende Indikation gestellt hat, den Patienten, einen Antrag auf Feststellung der Leistungspflicht für Psychotherapie bei dessen Krankenkasse zu stellen (Formblatt PTV 1).

(2) Je nach Indikationsstellung ist festzulegen, ob ein Antrag auf Kurzzeit- oder Langzeittherapie gestellt werden soll. Dem Antrag des Patienten ist eine Begründung des Therapeuten für die beantragte Therapie beizufügen.

(3) Zum Antrag auf Kurzzeittherapie (PTV 2) muss aus der Begründung hervorgehen, dass aufgrund der Diagnose die gestellte Indikation mit dem vereinbarten Indikationskatalog übereinstimmt. Zusätzlich ist zu begründen, warum bei dem vorliegenden Krankheitsbild mit einem therapeutischen Erfolg im Rahmen der Kurzzeittherapie gerechnet werden kann.

(4) Die Kurzzeittherapie ist spätestens mit 25 Sitzungen zu je 50 Minuten abzuschließen. Die Einzelsitzung kann auch in Einheiten von 2 × 25 Minuten unter entsprechender Vermehrung der Gesamtsitzungszahl (maximal 50 Sitzungen) durchgeführt werden. Stellt sich während der Kurzzeittherapie heraus, dass eine Langzeittherapie durchgeführt werden muss, ist die Überführung der Kurzzeittherapie in die Langzeittherapie spätestens mit der zwanzigsten Sitzung der Kurzzeittherapie mit Begründung auf dem Formblatt PT 3 oder VT 3 gemäß Abs. 5 zu beantragen. Wird Kurzzeittherapie in Langzeittherapie übergeführt, ist die bewilligte Kurzzeittherapie auf das Kontingent der Langzeittherapie anzurechnen. Die Krankenkasse hat diesen Antrag einem Sachverständigen zur Begutachtung vorzulegen (Gutachterverfahren). Das gleiche gilt, wenn nach Abschluss einer Therapie eine Kurzzeittherapie beantragt werden soll, es sei denn, dass zwischen dem Abschluss der Therapie und dem Zeitpunkt der Antragstellung ein Zeitraum von mehr als 2 Jahren liegt.

(5) Dem Antrag auf Langzeittherapie (PTV 2) ist ein ausführlicher Bericht für den Gutachter gemäß einem entsprechenden Formblatt [PT 3a (K)] bzw. Informationsblatt in einem verschlossenen Briefumschlag beizufügen.

(6) Die Möglichkeiten der Befreiung von der Begründungspflicht für einen Antrag im Gutachterverfahren richten sich nach den dafür festgelegten Bestimmungen der Psychotherapie-Richtlinien.

(7) Führt die Langzeittherapie innerhalb des von der Krankenkasse genehmigten Umfangs nicht zum Erfolg, kann der Versicherte einen Antrag auf Fortsetzung der Behandlung stellen. Diesem Antrag werden vom Therapeuten die Angaben zur Indikation und die entsprechende Begründung zur Fortsetzung der Behandlung gemäß dem entsprechenden Formblatt [PT 3b (K) oder ggf. PT 3c (K)] bzw. von der Kassenärztlichen Vereinigung zur Verfügung gestellten Informationsblatt im verschlossenen Briefumschlag beigefügt und an die zuständige Krankenkasse gesandt. Der Antrag ist so rechtzeitig zu stellen, dass eine kontinuierliche Weiterbehandlung gewährleistet ist.

(8) In der Begründung zum Antrag ist anzugeben, in welcher Weise die Behandlung als Einzeltherapie oder als Gruppentherapie durchgeführt werden soll. Werden im Rahmen einer genehmigten tiefenpsychologisch fundierten oder analytischen Gruppentherapie Einzelbehandlungen notwendig, die nicht beantragt wurden, können diese in einem Verhältnis von einer Einzelbehandlung auf zehn Gruppenbehandlungen ohne besondere Antragstellung durchgeführt werden. Dabei sind die Einzelbehandlungen dem genehmigten Kontingent der Gruppenbehandlungen hinzuzurechnen. Gruppenbehandlung in der Verhaltenstherapie ist nur in der Kombination mit Einzelbehandlung zulässig. Die Kombination von Gruppenbehandlung und Einzelbehandlung ist in der Begründung zum Antrag darzustellen.

(9) Bei der Behandlung von Kindern und Jugendlichen ist es häufig notwendig, Gespräche unter psychodynamischen bzw. verhaltenstherapeutischen Gesichtspunkten zur Einbeziehung von Bezugspersonen in das Therapiekonzept zu führen. In der Begründung zum Antrag ist anzugeben, ob und in wel-

chem Umfang eine solche Einbeziehung der Bezugspersonen als notwendig angesehen wird. Die für diese Einbeziehung vorgesehene Stundenzahl soll ein Verhältnis von 1 : 4 zur Stundenzahl des Patienten möglichst nicht überschreiten. Die in diesem Verhältnis für die Einbeziehung der Bezugspersonen bewilligte Stundenzahl ist der Stundenzahl für die Behandlung des Patienten hinzuzurechnen. Ist eine höhere Stundenzahl für die Einbeziehung der Bezugspersonen therapeutisch geboten, ist dies zu begründen. Wird hierfür eine höhere Stundenzahl bewilligt, so reduziert sich die Stundenzahl für die Behandlung des Patienten entsprechend. Stellt sich im Verlauf der Einbeziehung von Bezugspersonen heraus, dass eine Psychotherapie der Bezugsperson notwendig ist, bedarf es dafür eines eigenen Antrags.
(10) Soll die Einbeziehung der Bezugsperson bzw. Bezugspersonen in Gruppen durchgeführt werden, darf ein Verhältnis von 1 : 2 zur Stundenzahl des Patienten nicht überschritten werden. Die genehmigten Doppelstunden für die Gruppenbehandlung werden der Stundenzahl für die Behandlung des Patienten hinzugerechnet.
(11) Die Einbeziehung der Bezugsperson bzw. Bezugspersonen ohne eine in denselben Zeitabschnitt fallende, parallel laufende Behandlung des Patienten ist nicht zulässig.
(12) Probatorische Sitzungen dienen ausschließlich dem Zweck festzustellen, ob ein Antrag und ggf. welcher auf Psychotherapie gestellt werden soll. Sie werden nicht auf die für die Therapie genehmigten Behandlungsstunden angerechnet.
(13) Die Unterbrechung einer laufenden Psychotherapie für einen Zeitraum von mehr als einem halben Jahr ist nur zulässig, wenn sie besonders begründet wird.
(14) Maßnahmen einer Gruppenpsychotherapie (bis zu 9 Teilnehmern) können an einem Tag bis zu zweimal je 100 Minuten in voneinander getrennten Sitzungen ausgeführt werden. Die Durchführung einer Einzeltherapie als Doppelsitzung ist nur zulässig, bei einer krisenhaften psychischen Situation des Patienten oder bei Anwendung besonderer Methoden der Verhaltenstherapie und der tiefenpsychologisch fundierten und analytischen Psychotherapie. Soll dies außerhalb der Praxisräume des Therapeuten geschehen, bedarf es einer besonderen Begründung im Antrag auf Feststellung der Leistungspflicht.

§ 12 Gutachterverfahren

(1) Das Gutachterverfahren dient dazu festzustellen, ob die in den Psychotherapie-Richtlinien des Bundesausschusses der Ärzte und Krankenkassen und in dieser Vereinbarung niedergelegten Voraussetzungen für die Durchführung einer Psychotherapie zu Lasten der gesetzlichen Krankenversicherung erfüllt sind. Dabei ist insbesondere zu prüfen, ob das beantragte Psychotherapie-Verfahren nach den Richtlinien anerkannt und im konkreten Behandlungsfall indiziert ist und ob die Prognose einen ausreichenden Behandlungserfolg erwarten lässt.
(2) Die Gutachterpflichtigkeit bzw. die Befreiung von der Gutachterpflichtigkeit richtet sich nach Abschnitt F III. 2 i. V. m. Abschnitt I. 1 der Psychotherapie-Richtlinien.
(3) Die Qualifikation der Gutachter ist in Abschnitt F. III. 3 der Psychotherapie-Richtlinien festgelegt.
(4) Die Kassenärztliche Bundesvereinigung bestellt im Einvernehmen mit den Bundesverbänden der Krankenkassen die in dem Verfahren tätigen Gutachter getrennt für die psychoanalytisch begründeten Therapieverfahren und für die Verhaltenstherapie jeweils für die Dauer von fünf Jahren.
(5) Die Bestellung von Gutachtern erfolgt alle fünf Jahre nach den in Absatz 6 genannten Kriterien von der bestehenden Gutachterliste und der jeweiligen Bewerberliste. Auf die Bewerberliste werden nach einer ebenfalls alle fünf Jahre im Deutschen Ärzteblatt und dessen Ausgabe PP erfolgenden Ausschreibung durch die Vertragspartner die Bewerber aufgenommen, welche die Qualifikationen nach Abschnitt F III. 3 der Psychotherapie-Richtlinien nachweisen. Nach Beendigung der Gutachtertätigkeit ist eine erneute Bewerbung zur Aufnahme auf die Bewerberliste nicht möglich. Weiterhin können Gutachterbestellungen von der Bewerberliste auch außerhalb des oben genannten Zeitraums nach entsprechend festgestelltem Bedarf erfolgen.
(6) Neben den in den Psychotherapie-Richtlinien festgelegten Qualifikationen gelten bei der Bestellung der Gutachter nach Absatz 4 folgende übergeordnete Kriterien:

- Regionalverteilung
- Geschlechtsverteilung
- Verteilung ärztliche Psychotherapeuten/Psychologische Psychotherapeuten bzw. Kinder- und Jugendlichenpsychotherapeuten
- Erfahrungen mit Begutachtungen von Psychotherapie im Rahmen einer Tätigkeit für den MDK
- Besondere Erfahrungen und/oder Zusatzqualifikation in einem speziellen Fach- oder Vertiefungsgebiet (z. B. Gruppentherapie) oder in einem speziellen Aufgabenfeld (z. B. sozialmedizinische Begutachtung)
- Altersverteilung
- Tätigkeit in der ambulanten vertragsärztlichen Versorgung
- Bereitschaft und Möglichkeit, die für die sachgerechte Begutachtung notwendige Zeit im jeweils erforderlichen Umfang zur Verfügung zu stellen
- Wartezeit auf der Bewerberliste
- Keine herausgehobene Position in Berufsverbänden der Psychotherapie
- Bei Weiterbestellung als Gutachter darf in der Regel kein höheres Lebensalter als 68 Jahre bestehen. Laufende Fälle sollen abschließend bearbeitet werden können.

(7) Die Gutachter haben eine Statistik über die von ihnen durchgeführten Begutachtungen zu erstellen und sich gegebenenfalls an Maßnahmen zur Qualitätssicherung des Verfahrens zu beteiligen. Die Bundesverbände der Krankenkassen werden regelmäßig über die Ergebnisse informiert.

Die Gutachter haben ihre Gutachten in angemessener Frist gegenüber der beauftragenden Krankenkasse zu erstatten. Dabei soll zwischen Eintreffen der Unterlagen beim Gutachter und der Absendung des Gutachtens in der Regel kein größerer Zeitraum als zwei Wochen vergehen.

Die Gutachter haben urlaubsbedingte Abwesenheiten der Kassenärztlichen Bundesvereinigung rechtzeitig, spätestens aber vier Wochen vor Antritt des Urlaubs, mitzuteilen. Die jährliche urlaubsbedingte Abwesenheit sollte den Zeitraum von zwei Monaten nicht überschreiten.

Abweichend von den in der Musterberufsordnung der Ärzte und in der Musterberufsordnung der Psychologischen Psychotherapeuten und Kinder- und Jugendlichenpsychotherapeuten festgelegten Aufbewahrungsfristen gelten für die dem Gutachter im Gutachterverfahren zur Verfügung gestellten Unterlagen und seine gutachterliche Stellungnahme unter Wahrung der Schweigepflicht die in Satz 2 genannten Aufbewahrungsfristen. Er soll die in Satz 1 genannten Unterlagen mindestens zwei Jahre über den von ihm befürworteten Behandlungszeitraum hinaus aufbewahren.

(8) Bei Verletzung der sich aus dieser Vereinbarung ergebenden Gutachterpflichten durch den Gutachter kann die Kassenärztliche Bundesvereinigung im Einvernehmen mit den Spitzenverbänden der Krankenkassen die Bestellung widerrufen.

(9) Das Gutachterverfahren wird von der für den Versicherten zuständigen Krankenkasse eingeleitet.

(10) Anträge auf Fortsetzung der Behandlung sollen von der zuständigen Krankenkasse dem Gutachter zugeleitet werden, der den Erstantrag beurteilt hat.

(11) Dem Gutachter dürfen sowohl vom behandelnden Therapeuten als auch von der Krankenkasse nur solche Unterlagen zur Verfügung gestellt werden, auf denen die Personaldaten des Patienten anonymisiert sind.

(12) Die Kassenärztliche Bundesvereinigung benennt im Einvernehmen mit den Bundesverbänden der Krankenkassen Obergutachter, die dann von den Krankenkassen angerufen werden können, wenn ein Versicherter Einspruch gegen ihre ablehnende Entscheidung einlegt (§ 13 Abs. 4).

(13) Dem Obergutachter sind alle bisherigen Unterlagen insbesondere auch das ausgefüllte Formblatt PTV 2 des Verfahrens sowie gegebenenfalls der Konsiliarbericht vom behandelnden Therapeuten zur Verfügung zu stellen.

(14) Für Gutachten und Obergutachten werden die Gebühren zwischen den Vertragspartnern gesondert vereinbart.

§ 13 Entscheidung zur Leistungspflicht

(1) Sind die Voraussetzungen für die Leistungspflicht erfüllt, so teilt die Krankenkasse dies dem Versicherten ggf. formlos mit und übersendet dem Therapeuten, der den Antrag begründet hat, die Anerkenntnis ihrer Leistungspflicht (Formblatt PTV 7a/b).

(2) Der die Psychotherapie ausführende Therapeut unterrichtet die Krankenkasse unverzüglich über Beendigung oder Abbruch einer Behandlung. Erlischt die Leistungspflicht der Krankenkasse während einer laufenden Behandlung, so unterrichtet sie unverzüglich den die Psychotherapie ausführenden Therapeuten.
(3) Verneint die Krankenkasse ihre Leistungspflicht, teilt sie dies dem Versicherten mit. Die Information an den Therapeuten, der den Antrag begründet hat, erfolgt auf Formblatt PTV 9.
(4) Legt der Versicherte gegen die Ablehnung einer Kurzzeittherapie Einspruch ein, kann die Krankenkasse eine gutachterliche Stellungnahme einholen. Bei Einspruch gegen die Ablehnung einer Therapie im Gutachterverfahren kann die Vertragskasse ein Obergutachten einholen. Die Krankenkasse kann grundsätzlich jeden Antrag einem Gutachter zur Prüfung übergeben, sofern sie dies für erforderlich hält.
(5) Bestätigt die Krankenkasse ihre Leistungspflicht für Psychotherapie aufgrund eines Antragsverfahrens, wird eine zusätzliche Wirtschaftlichkeitsprüfung für die bewilligte Psychotherapie nicht durchgeführt.

Teil D: Vergütung

§ 14 Abrechnung

(1) Für die Abrechnung der von der Krankenkasse bewilligten Psychotherapie ist ein Abrechnungsschein (bei erstmaliger Abrechnung eines bewilligten Stundenkontingentes unter Beifügung des entsprechenden Formblatts PTV 7b) zu verwenden. Alle anderen Leistungen, auch wenn sie während einer laufenden Psychotherapie anfallen, sind gegebenenfalls über die Krankenversichertenkarte oder den Abrechnungs- bzw. Überweisungsschein abzurechnen.
(2) Werden vor der Antragstellung probatorische Sitzungen durchgeführt, sind diese über die Krankenversichertenkarte oder den Abrechnungs- bzw. Überweisungsschein abzurechnen. Probatorische Sitzungen können nur als Einzeltherapie durchgeführt werden.
(3) Während der Durchführung oder Fortsetzung einer bewilligten Psychotherapie können Testverfahren nach der Nrn. 35300–35302 BMÄ mit besonderer Begründung bis zu dreimal zusätzlich berechnet werden.
(4) Die Abrechnung einer ggf. notwendig werdenden Einbeziehung der Bezugsperson bzw. Bezugspersonen erfolgt auf dem Abrechnungsschein bzw. Überweisungsschein des Patienten.
(5) Leistungen der Einbeziehung der Bezugsperson bzw. Bezugspersonen sind hinter der Abrechnungsposition mit einem „B“ zu kennzeichnen.

Teil E: Vordrucke

§ 15

(1) Es gelten die folgenden Formblätter:

PTV 1	Antrag des Versicherten an die Krankenkasse auf Feststellung der Leistungspflicht Überweisung an einen Vertragsarzt zur Erstellung des Konsiliarberichts vor Aufnahme einer Psychotherapie Konsiliarbericht eines Vertragsarztes vor Aufnahme einer Psychotherapie durch einen Psychologischen Psychotherapeuten oder Kinder- und Jugendlichenpsychotherapeuten
PTV 2	Angaben des Therapeuten zum Antrag auf Kurzzeittherapie oder Langzeittherapie an die Krankenkasse
PT 3 KZT/ a/b/c (K)	Bericht des Therapeuten als Grundlage für die gutachtliche Stellungnahme zur Psychotherapie bei Kindern und Jugendlichen KZT – zum Kurzzeittherapie-Antrag a– zum Erstantrag bzw. Umwandlungsantrag/LZT b – zur Fortführung der Behandlung c – Ergänzungsbericht zu PT 3b (K) Informationsblatt Informationsblätter zum Bericht des Therapeuten an den Gutachter

PTV 4	Auftrag der Krankenkasse zur Begutachtung eines Antrags
PTV 5	Stellungnahme des Gutachters
PTV 6	Mitteilung der Leistungspflicht (ggf. formlos) an den Antragsteller
PTV 7a	Mitteilung der Leistungspflicht an den Therapeuten
PTV 7b	Durchschrift der Mitteilung der Leistungspflicht an den Therapeuten zur Beifügung für die Abrechnung
PTV 7c	Durchschrift der Mitteilung der Leistungspflicht an den Therapeuten zum Verbleib bei der Krankenkasse
PTV 9	Mitteilung über die nicht gegebene Leistungspflicht der Krankenkasse an den Therapeuten
PT 8	Roter Umschlag zur Weiterleitung des Berichtes (PT 3a/b/c (K)) an den Gutachter für tiefenpsychologisch fundierte und analytische Psychotherapie
VT 8	Gelber Umschlag zur Weiterleitung des Berichtes an den Gutachter für Verhaltenstherapie

(2) Das Formblatt PTV 1 wird dreifach erstellt. Das Original ist für die Krankenkasse, die 1. Durchschrift für den Versicherten und die 2. Durchschrift für den Therapeuten bestimmt. Das Formblatt PTV 2 wird im Dreifachsatz erstellt. Das Original ist für die Krankenkasse bestimmt, die 1. Durchschrift für den Gutachter, die 2. Durchschrift für den Therapeuten. Der Konsiliarbericht wird im Vierfachsatz erstellt. Das Original ist für den Therapeuten bestimmt, die 1. Durchschrift für den Gutachter, die 2. Durchschrift zum Verbleib beim Konsiliararzt und die 3. Durchschrift für die Krankenkasse.
(3) Das Formblatt PT 3 KZT/a/b/c (K) wird einfach erstellt. Für die beim Therapeuten verbleibende Durchschrift kann ein zweites Formblatt benutzt werden. Das Original wird im verschlossenen Umschlag mit dem Antrag PTV 1 und PTV 2 an die Krankenkasse gesandt.
(4) Die Krankenkasse beauftragt den Gutachter mit Formblatt PTV 4 unter Beifügung des Formblattes PTV 5 (Dreifachsatz), des ausgefüllten PTV 2 und des verschlossenen Umschlags.
(5) Das Formblatt PTV 5 wird im selbstdurchschreibenden Dreifachsatz erstellt. Die 1. Durchschrift ist zum Verbleib beim Gutachter, die 2. Durchschrift zur Rücksendung an die Krankenkasse bestimmt. Die Mitteilung über die Leistungspflicht (PTV 7 a/b) wird von der Krankenkasse an den behandelnden Therapeuten übersandt. Die Ablehnung ihrer Leistungspflicht teilt die Krankenkasse dem behandelnden Therapeuten auf PTV 9 mit. Der Gutachter sendet das Original des PTV 5 direkt an den Therapeuten.
(6) Das Formblatt PTV 7 a/b/c wird dreifach erstellt. Das Original ist zum Verbleib beim Therapeuten bestimmt, PTV 7 b ist dem Abrechnungsschein jeweils bei erstmaliger Abrechnung eines bewilligten Stundenkontingentes beizufügen.
(7) Die Formblätter PTV 1, PTV 2, PT 3 KZT/a/b/c (K), die Informationsblätter sowie PT 8, VT 8 und gegebenenfalls die Überweisung zur Abgabe des Konsiliarberichtes hält der Therapeut, die Formblätter PTV 4, PTV 5, ggf. PTV 6 und PTV 7a/b/c und PTV 9 die Krankenkasse bereit. Die Formulare PTV 1, PTV 2 und PT 3 KZT/a/b/c (K) können auch als Blankoformulare entsprechend den dafür festgelegten Vorschriften in der Praxis des Therapeuten ausgedruckt werden.
(8) Inhalt und Gestaltung der Formblätter sind verbindlich.

Teil F: Übergangsbestimmungen

§ 16

(1) Ärzte, die aufgrund der bis zum 31.12.1998 gültigen Psychotherapievereinbarung eine Abrechnungsgenehmigung erhalten haben, behalten diese in gleichem Umfang. Dies gilt für Psychologische Psychotherapeuten oder analytische Kinder- und Jugendlichenpsychotherapeuten, die bis zum 31.12.1998 am Delegationsverfahren teilgenommen haben, entsprechend, sofern sie eine Zulassung zur vertragsärztlichen Versorgung erhalten.

(2) Psychologische Psychotherapeuten oder Kinder- und Jugendlichenpsychotherapeuten, die nach den Übergangsregelungen in § 95 Abs. 10 SGB V zugelassen worden sind, erhalten die Abrechnungsgenehmigung für das Verfahren, für welches sie gegenüber dem Zulassungsausschuss den Nachweis eingehender Kenntnisse und Erfahrungen geführt haben.

Eine Abrechnungsgenehmigung für mehr als ein Verfahren ist nur dann zu erteilen, wenn gegenüber der Kassenärztlichen Vereinigung die Erfüllung der Anforderungen nachgewiesen werden, die dem Zulassungsausschuss hätten nachgewiesen werden müssen, um eine entsprechende Zulassung zu erhalten. Voraussetzung für eine Abrechnungsgenehmigung gemäß den Anforderungen nach § 6 Abs. 4 und 5, jeweils Satz 1 und 2, und Abs. 6 oder § 7 Abs. 4, Satz 1 und 2, und Abs. 5 ist der Nachweis über die Erfüllung der dort jeweils festgelegten Anforderungen gegenüber der Kassenärztlichen Vereinigung.

(3) Psychologische Psychotherapeuten oder Kinder- und Jugendlichenpsychotherapeuten, die nach den Übergangsregelungen gemäß § 95 Abs. 11 SGB V eine Ermächtigung zur Nachqualifikation zur vertragsärztlichen Versorgung erhalten haben, erhalten die Abrechnungsgenehmigung für das Verfahren, für welches sie gegenüber dem Zulassungsausschuss den Nachweis von Kenntnissen und Erfahrungen gemäß § 95 Abs. 11 Nr. 1 geführt haben.

Voraussetzung für eine Abrechnungsgenehmigung gemäß den Anforderungen nach § 6 Abs. 4 und 5, jeweils Satz 1 und 2, und Abs. 6 oder § 7 Abs. 4, Satz 1 und 2, und Abs. 5 ist der Nachweis über die Erfüllung der dort jeweils festgelegten Anforderungen gegenüber der Kassenärztlichen Vereinigung.

Die Abrechnungsgenehmigung ist befristet für den Zeitraum der Ermächtigung zu erteilen. Wird der ermächtigte Psychologische Psychotherapeut oder Kinder- und Jugendlichenpsychotherapeut zur vertragsärztlichen Versorgung zugelassen, ist die entsprechende Abrechnungsgenehmigung unbefristet zu erteilen.

(4) Diejenigen Psychologischen Psychotherapeuten, die eine dreijährige ganztägige Ausbildung spätestens bis zum 31.12.2001 oder eine fünfjährige berufsbegleitende Ausbildung spätestens zum 31.12.2003 an einem Ausbildungsinstitut für tiefenpsychologisch fundierte und analytische Psychotherapie, das zum 31.12.1998 als anerkannt gemäß Anlage 1 der bis zum 31.12.1998 gültigen Psychotherapievereinbarung angesehen werden konnte, erfolgreich mit einer Abschlussprüfung beenden, werden als qualifiziert sowohl für die Erbringung tiefenpsychologisch fundierter Psychotherapie als auch analytischer Psychotherapie nach dieser Vereinbarung angesehen. Dies gilt auch für die analytischen Kinder- und Jugendlichenpsychotherapeuten, die eine abgeschlossene Ausbildung an einem zum 31.12.1998 als anerkannt anzusehenden Ausbildungsinstitut nach Anlage 2 der bis zum 31.12.1998 gültigen Psychotherapievereinbarung bei einer dreijährigen ganztägigen Ausbildung spätestens bis zum 31.12.2001 und bei einer fünfjährigen berufsbegleitenden Ausbildung spätestens bis zum 31.12.2003 nachweisen können.

(5) Das Beauftragungsverfahren an Ausbildungsinstituten, die zum 31.12.1998 als anerkannt nach den Anlagen 1 bis 3 der bis zum 31.12.1998 gültigen Psychotherapievereinbarung angesehen werden konnten, kann von den dafür autorisierten Ausbildungsleitern und gemäß den Bestimmungen des § 5 der bis zum 31.12.1998 gültigen Psychotherapievereinbarung bis zum 30.6.2001 weiter geführt werden. Spätestens bis zu diesem Zeitpunkt sind an den entsprechenden Instituten die Bestimmungen des § 117 Abs. 2 SGB V umzusetzen.

(6) Im Hinblick auf Artikel 10 des Psychotherapeuten-Gesetzes gelten die Bestimmungen zum Delegationsverfahren der bis zum 31.12.1998 gültigen Psychotherapievereinbarung für die an dieser Vereinbarung teilnehmenden Psychologischen Psychotherapeuten und Kinder- und Jugendlichenpsychotherapeuten bis zur Entscheidung des Zulassungsausschusses.

Teil G: Inkrafttreten

§ 17

Diese Vereinbarung tritt am 1. Januar 1999 in Kraft. Sie ersetzt die Vereinbarung über die Anwendung von Psychotherapie in der vertragsärztlichen Versorgung vom 20. September 1990.

Teil H: Kündigung

§ 18

Eine gesonderte Kündigung dieser Anlage zum Bundesmantelvertrag-Ärzte ist mit einer Frist von 6 Monaten zum Ende eines Kalenderhalbjahres möglich. Durch eine Kündigung werden bereits im Gutachterverfahren bewilligte Fälle nicht berührt. Im Übrigen gilt § 55 Bundesmantelvertrag-Ärzte sinngemäß.

Köln/Bonn/Essen/Bergisch Gladbach/Kassel, den 7. Dezember 1998

Kassenärztliche Bundesvereinigung, K. d. ö. R., Köln
AOK-Bundesverband, K. d. ö. R., Bonn
Bundesverband der Betriebskrankenkassen, K. d. ö. R., Essen
IKK-Bundesverband, K. d. ö. R., Bergisch-Gladbach
Bundesverband der landwirtschaftlichen Krankenkassen, K. d. ö. R., Kassel
Bundesknappschaft, K. d. ö. R., Bochum
See-Krankenkasse, Hamburg

KAPITEL

11 Die aktuellen PTV-Formulare

Krankenkasse bzw. Kostenträger		
Name, Vorname des Versicherten		geb. am
Kassen-Nr.	Versicherten-Nr.	Status
Betriebsstätten-Nr.	Arzt-Nr.	Datum

Konsiliarbericht 22

vor Aufnahme einer Psychotherapie durch Psychologische Psychotherapeuten und Kinder- und Jugendlichenpsychotherapeuten

Auf Veranlassung von:

Name des Therapeuten KV-Abrechnungsnummer

Es sollen ggf. Angaben zu folgenden Inhalten gemacht werden:
Aktuelle Beschwerden, Angaben zum psychischen und somatischen Befund (bei Kindern und Jugendlichen insbesondere unter Berücksichtigung des Entwicklungsstandes), relevante anamnestische Daten im Zusammenhang mit den aktuellen Beschwerden, medizinische Diagnosen, Differenzial- und Verdachtsdiagnosen, relevante Vor- und Parallelbehandlungen stat./amb. (z.B. laufende Medikation), ggf. Befunde, die eine ärztliche/ärztlich veranlasste Begleitbehandlung und/oder psychiatrische bzw. kinder- und jugendpsychiatrische Untersuchung erforderlich machen:

Psychiatrische bzw. kinder- und jugendpsychiatrische Abklärung ist ☐ erforderlich ☐ nicht erforderlich ☐ erfolgt ☐ veranlasst

Sind ärztliche/ärztlich veranlasste Maßnahmen bzw. Untersuchungen notwendig bzw. veranlasst und ggf. welche?

☐ Aufgrund somatischer/psychiatrischer Befunde bestehen derzeit Kontraindikationen für eine psychotherapeutische Behandlung (Begründung s. o.)

☐ Ärztliche Mitbehandlung ist erforderlich
Art der Maßnahme:

Ausstellungsdatum

Vertragsarztstempel / Unterschrift des Arztes

Für diese Bescheinigung ist die Nr. 01612 EBM berechnungsfähig

Ausfertigung für den Therapeuten

Muster 22a (7.2008)

Paul Albrechts Verlag, 22952 Lütjensee

[redacted]

Konsiliarbericht 22

vor Aufnahme einer Psychotherapie durch Psychologische Psychotherapeuten und Kinder- und Jugendlichenpsychotherapeuten

Auf Veranlassung von:

______________________ |_|_|_|_|_|_|_|

Name des Therapeuten — KV-Abrechnungsnummer

Chiffre |_| |_|_|_|_|_|_| des Patienten

Anfangsbuchstabe des Familiennamens | Geburtsdatum

Es sollen ggf. Angaben zu folgenden Inhalten gemacht werden:
Aktuelle Beschwerden, Angaben zum psychischen und somatischen Befund (bei Kindern und Jugendlichen insbesondere unter Berücksichtigung des Entwicklungsstandes), relevante anamnestische Daten im Zusammenhang mit den aktuellen Beschwerden, medizinische Diagnosen, Differenzial- und Verdachtsdiagnosen, relevante Vor- und Parallelbehandlungen stat./amb. (z.B. laufende Medikation), ggf. Befunde, die eine ärztliche/ärztlich veranlasste Begleitbehandlung und/oder psychiatrische bzw. kinder- und jugendpsychiatrische Untersuchung erforderlich machen:

Psychiatrische bzw. kinder- und jugendpsychiatrische Abklärung ist ☐ erforderlich ☐ nicht erforderlich ☐ erfolgt ☐ veranlasst

Sind ärztliche/ärztlich veranlasste Maßnahmen bzw. Untersuchungen notwendig bzw. veranlasst und ggf. welche?

____

____

☐ Aufgrund somatischer/psychiatrischer Befunde bestehen derzeit Kontraindikationen für eine psychotherapeutische Behandlung (Begründung s. o.)

☐ Ärztliche Mitbehandlung ist erforderlich
Art der Maßnahme: ______________________

____

Ausstellungsdatum |_|_|_|_|_|_|

Vertragsarztstempel / Unterschrift des Arztes

Für diese Bescheinigung ist die Nr. 01612 EBM berechnungsfähig

Ausfertigung für den Gutachter

Muster 22b (7.2008)

Paul Albrechts Verlag, 22952 Lütjensee

Krankenkasse bzw. Kostenträger		
Name, Vorname des Versicherten		geb. am
Kassen-Nr.	Versicherten-Nr.	Status
Betriebsstätten-Nr.	Arzt-Nr.	Datum

Konsiliarbericht 22

vor Aufnahme einer Psychotherapie durch Psychologische Psychotherapeuten und Kinder- und Jugendlichenpsychotherapeuten

Auf Veranlassung von:

Name des Therapeuten KV-Abrechnungsnummer

Es sollen ggf. Angaben zu folgenden Inhalten gemacht werden:
Aktuelle Beschwerden, Angaben zum psychischen und somatischen Befund (bei Kindern und Jugendlichen insbesondere unter Berücksichtigung des Entwicklungsstandes), relevante anamnestische Daten im Zusammenhang mit den aktuellen Beschwerden, medizinische Diagnosen, Differenzial- und Verdachtsdiagnosen, relevante Vor- und Parallelbehandlungen stat./amb. (z.B. laufende Medikation), ggf. Befunde, die eine ärztliche/ärztlich veranlasste Begleitbehandlung und/oder psychiatrische bzw. kinder- und jugendpsychiatrische Untersuchung erforderlich machen:

Psychiatrische bzw. kinder- und jugendpsychiatrische Abklärung ist ☐ erforderlich ☐ nicht erforderlich ☐ erfolgt ☐ veranlasst

Sind ärztliche/ärztlich veranlasste Maßnahmen bzw. Untersuchungen notwendig bzw. veranlasst und ggf. welche?

☐ Aufgrund somatischer/psychiatrischer Befunde bestehen derzeit Kontraindikationen für eine psychotherapeutische Behandlung (Begründung s. o.)

☐ Ärztliche Mitbehandlung ist erforderlich
Art der Maßnahme:

Ausstellungsdatum

Für diese Bescheinigung ist die Nr. 01612 EBM berechnungsfähig

Vertragsarztstempel / Unterschrift des Arztes

Ausfertigung für den Vertragsarzt

Muster 22c (7.2008)

Paul Albrechts Verlag, 22952 Lütjensee

Krankenkasse bzw. Kostenträger		
Name, Vorname des Versicherten		geb. am
Kassen-Nr.	Versicherten-Nr.	Status
Betriebsstätten-Nr.	Arzt-Nr.	Datum

Konsiliarbericht **22**

vor Aufnahme einer Psychotherapie durch Psychologische Psychotherapeuten und Kinder- und Jugendlichenpsychotherapeuten

Auf Veranlassung von:

Name des Therapeuten ____________________ KV-Abrechnungsnummer

[redacted]

☐ Aufgrund somatischer/psychiatrischer Befunde bestehen derzeit Kontraindikationen für eine psychotherapeutische Behandlung (Begründung s. o.)

☐ Ärztliche Mitbehandlung ist erforderlich
Art der Maßnahme: ____________________

____

Ausstellungsdatum T T M M J J

Vertragsarztstempel / Unterschrift des Arztes

Für diese Bescheinigung ist die Nr. 01612 EBM berechnungsfähig

Ausfertigung für die Krankenkasse

Muster 22d (7.2008)

Paul Albrechts Verlag, 22952 Lütjensee

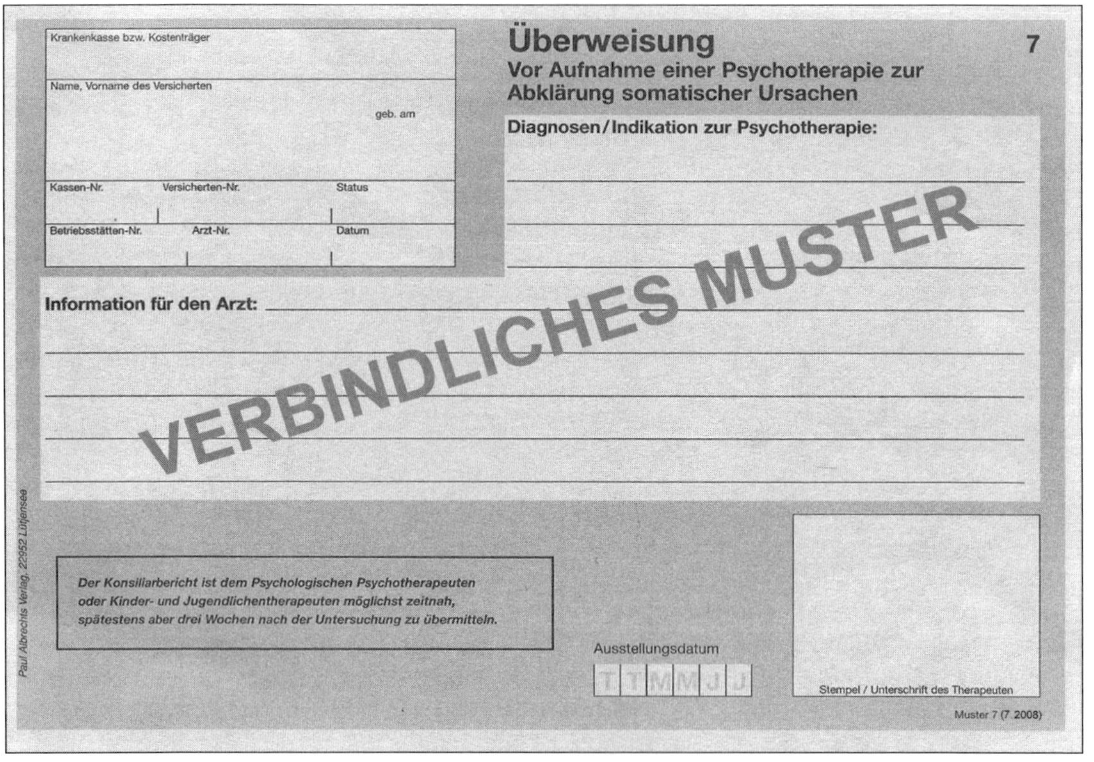
Krankenkasse bzw. Kostenträger

Name, Vorname des Versicherten

geb. am

Kassen-Nr. | Versicherten-Nr. | Status

Betriebsstätten-Nr. | Arzt-Nr. | Datum

Überweisung 7

Vor Aufnahme einer Psychotherapie zur Abklärung somatischer Ursachen

Diagnosen/Indikation zur Psychotherapie:

VERBINDLICHES MUSTER

Information für den Arzt:

Der Konsiliarbericht ist dem Psychologischen Psychotherapeuten oder Kinder- und Jugendlichentherapeuten möglichst zeitnah, spätestens aber drei Wochen nach der Untersuchung zu übermitteln.

Ausstellungsdatum

T T M M J J

Stempel / Unterschrift des Therapeuten

Muster 7 (7.2008)

Paul Albrechts Verlag, 22952 Lütjensee

Krankenkasse bzw. Kostenträger

Name, Vorname des Versicherten geb. am

Kassen-Nr. | Versicherten-Nr. | Status

Betriebsstätten-Nr. | Arzt-Nr. | Datum

Name und Anschrift der Krankenkasse

Antrag des Versicherten auf Psychotherapie

PTV 1

Nicht zur Weiterleitung an den Gutachter bestimmt

Chiffre des Patienten

Anfangsbuchstabe des Familiennamens | Geburtsdatum 6stellig

Die Angaben der persönlichen Daten sind aufgrund § 60 Sozialgesetzbuch (SGB I) notwendig

Angaben zum Mitglied

Name, Vorname

Geburtsdatum

Straße

PLZ Ort

Mitgliedsnummer

Ich beantrage die Feststellung der Leistungspflicht für

- ☐ tiefenpsychologisch fundierte Psychotherapie
- ☐ analytische Psychotherapie
- ☐ Verhaltenstherapie

- ☐ Erstantrag
- ☐ Umwandlung bzw. Fortführung der Behandlung

Wurde vor der jetzigen Behandlung bereits Psychotherapie durchgeführt

- ☐ nein
- ☐ ja, und zwar ☐ ambulant ☐ stationär Dauer der Behandlung vom bis

Behandler / Klinik / Institution (Name, Anschrift) Kostenträger

Ist ein Rentenantrag gestellt

- ☐ nein
- ☐ ja, und zwar am bei

Ich erkläre mich damit einverstanden, dass der Therapeut die zur Prüfung des Antrages notwendigen Angaben, insbesondere zur Feststellung der Erkrankung, vorangegangenen Behandlungen und Begutachtungen und zur Wahl des Behandlungsverfahrens, der Krankenkasse und ggf. der begutachtenden Stelle mitteilt.

Datum

Unterschrift des Patienten, ggf. seines gesetzlichen Vertreters

Bitte zusammen mit den Angaben des Therapeuten (Muster PTV 2) der Krankenkasse einreichen

Ausfertigung für die Krankenkasse

Muster PTV 1a (7.2008)

Paul Albrechts Verlag, 22952 Lütjensee

Krankenkasse bzw. Kostenträger		
Name, Vorname des Versicherten		geb. am
Kassen-Nr.	Versicherten-Nr.	Status
Betriebsstätten-Nr.	Arzt-Nr.	Datum

Name und Anschrift der Krankenkasse

Antrag des Versicherten auf Psychotherapie

PTV 1

Nicht zur Weiterleitung an den Gutachter bestimmt

Chiffre des Patienten

Anfangsbuchstabe des Familiennamens | Geburtsdatum 6stellig

Die Angaben der persönlichen Daten sind aufgrund § 60 Sozialgesetzbuch (SGB I) notwendig

Angaben zum Mitglied

Name, Vorname

Geburtsdatum

Straße

PLZ

Ort

Mitgliedsnummer

Ich beantrage die Feststellung der Leistungspflicht für

- ☐ tiefenpsychologisch fundierte Psychotherapie
- ☐ analytische Psychotherapie
- ☐ Verhaltenstherapie

- ☐ Erstantrag
- ☐ Umwandlung bzw. Fortführung der Behandlung

Wurde vor der jetzigen Behandlung bereits Psychotherapie durchgeführt

- ☐ nein
- ☐ ja, und zwar ☐ ambulant ☐ stationär

Dauer der Behandlung vom ______ bis ______

Behandler / Klinik / Institution (Name, Anschrift)

Kostenträger

Ist ein Rentenantrag gestellt

- ☐ nein
- ☐ ja, und zwar am ______ bei ______

Ich erkläre mich damit einverstanden, dass der Therapeut die zur Prüfung des Antrages notwendigen Angaben, insbesondere zur Feststellung der Erkrankung, vorangegangenen Behandlungen und Begutachtungen und zur Wahl des Behandlungsverfahrens, der Krankenkasse und ggf. der begutachtenden Stelle mitteilt.

Datum

Unterschrift des Patienten, ggf. seines gesetzlichen Vertreters

Ausfertigung für den Versicherten

Muster PTV 1b (7.2008)

Paul Albrechts Verlag, 22952 Lütjensee

Krankenkasse bzw. Kostenträger

Name, Vorname des Versicherten

geb. am

Kassen-Nr. | Versicherten-Nr. | Status

Betriebsstätten-Nr. | Arzt-Nr. | Datum

Name und Anschrift der Krankenkasse

Antrag des Versicherten auf Psychotherapie

PTV 1

Nicht zur Weiterleitung an den Gutachter bestimmt

Chiffre des Patienten

Anfangsbuchstabe des Familiennamens | Geburtsdatum 6stellig

Die Angaben der persönlichen Daten sind aufgrund § 60 Sozialgesetzbuch (SGB I) notwendig

Angaben zum Mitglied

Name, Vorname

Geburtsdatum

Straße

PLZ Ort

Mitgliedsnummer

Ich beantrage die Feststellung der Leistungspflicht für

☐ tiefenpsychologisch fundierte Psychotherapie

☐ analytische Psychotherapie

☐ Verhaltenstherapie

☐ Erstantrag

☐ Umwandlung bzw. Fortführung der Behandlung

Wurde vor der jetzigen Behandlung bereits Psychotherapie durchgeführt

☐ nein

☐ ja, und zwar ☐ ambulant ☐ stationär Dauer der Behandlung vom ... bis ...

Behandler / Klinik / Institution (Name, Anschrift) | Kostenträger

Ist ein Rentenantrag gestellt

☐ nein

☐ ja, und zwar am ... bei ...

Ich erkläre mich damit einverstanden, dass der Therapeut die zur Prüfung des Antrages notwendigen Angaben, insbesondere zur Feststellung der Erkrankung, vorangegangenen Behandlungen und Begutachtungen und zur Wahl des Behandlungsverfahrens, der Krankenkasse und ggf. der begutachtenden Stelle mitteilt.

Datum

Unterschrift des Patienten, ggf. seines gesetzlichen Vertreters

Ausfertigung für den Therapeuten

Muster PTV 1c (7.2008)

Paul Albrechts Verlag, 22952 Lütjensee

Name und Anschrift der Krankenkasse

Angaben des Therapeuten zum Antrag des Versicherten bzw. zum Bericht an den Gutachter PTV 2

Chiffre des Patienten

Anfangsbuchstabe des Familiennamens | Geburtsdatum 6stellig

Kurzzeittherapie (KZT) ☐ **Erstantrag** ☐ **erneuter Antrag**

KZT mit maximal 25 Stunden als ☐ tiefenpsychologisch fundierte Psychotherapie ☐ Verhaltenstherapie

Leistungen ____ nach Nummer ____ EBM-Einzelbehandlung (50/25 Min.)
Leistungen ____ nach Nummer ____ EBM-Gruppenbehandlung (100/50 Min.) und ☐ Teilnehmern je Gruppe
Leistungen ____ nach Nummer ____ EBM-Einbeziehung der Bezugsperson(en)

Diagnose(n) ____

Die KZT wird durchgeführt ☐ als Behandlungsverfahren mit voraussichtlich ausreichendem Behandlungserfolg ☐ zur Überprüfung einer Indikationsstellung für Langzeittherapie ☐ als Sofortmaßnahme zur Krisenintervention

Begründung des Behandlungsplans: (kurze Hinweise zur Indikation, zu vorausgegangenen Behandlungen und zur Wahl des Behandlungsverfahrens. Die Hinweise müssen die Schweigepflicht gegenüber der Kasse berücksichtigen!)

Langzeittherapie (LZT) ☐ **Erstantrag** ☐ **Umwandlungsantrag** ☐ **Fortführungsantrag Nr.**

Bei jeder Antragstellung ist das Formblatt PTV 2 neu auszufüllen. Bei Umwandlungsanträgen ist das Formblatt PTV 2 für den Erstantrag beizufügen.

LZT mit voraussichtlich insgesamt ____ Stunden einer ☐ tiefenpsychologisch fundierten Psychotherapie ☐ analytischen Psychotherapie ☐ Verhaltenstherapie

Für den jetzigen Bewilligungsabschnitt werden beantragt

Leistungen ____ nach Nummer ____ EBM-Einzelbehandlung (50/25 Min.) ☐ Sitzungen in der Woche
Leistungen ____ nach Nummer ____ EBM-Gruppenbehandlung (100/50 Min.) ☐ Sitzungen in der Woche

Für Einbeziehung der Bezugsperson(en)

Leistungen ____ nach Nummer ____ EBM-Einzelbehandlung (50/25 Min.) ☐ Sitzungen in der Woche
Leistungen ____ nach Nummer ____ EBM-Gruppenbehandlung (100/50 Min.) ☐ Sitzungen in der Woche

Behandlungbeginn am bzw. seit ____

Diagnose(n) ____

Vorgutachter und Datum seiner letzten Stellungnahme *(bei Fortführung der Behandlung)*

Bisheriger Behandlungsumfang im laufenden Verfahren
Kurzzeittherapie als ☐ Einzel- ☐ Gruppenbehandlung mit ☐ Sitzungen nach Nummer ____ EBM
Langzeittherapie als ☐ Einzel- ☐ Gruppenbehandlung mit ☐ Sitzungen nach Nummer ____ EBM

Erklärung des Therapeuten

☐ innerhalb der letzten 2 Jahre wurde bereits eine Psychotherapie durchgeführt
☐ ich führe die beantragte Psychotherapie nach den jeweils geltenden Bestimmungen der vertragsärztlichen Versorgung durch
☐ ich erkläre, den Bericht an den Gutachter vollständig selbst verfasst zu haben

Ich habe von der zuständigen Kassenärztlichen Vereinigung die Abrechnungsgenehmigung für
☐ tiefenpsychologisch fundierte Psychotherapie ☐ bei Kindern und Jugendlichen
☐ analytische Psychotherapie ☐ bei Erwachsenen
☐ Verhaltenstherapie ☐ in Gruppen

☐ Von der Genehmigungspflicht im Gutachterverfahren für KZT befreit durch KV ____

Ausstellungsdatum

Stempel (KV-Abrechnungsnummer) und Unterschrift des Therapeuten bzw. Ambulanz gemäß § 117 Abs. 2 SGB V.

Ausfertigung für die Krankenkasse

Muster PTV 2a (1.2008)

Paul Albrechts Verlag, 22952 Lütjensee

Name und Anschrift der Krankenkasse

Angaben des Therapeuten zum Antrag des Versicherten bzw. zum Bericht an den Gutachter PTV 2

Chiffre des Patienten

Anfangsbuchstabe des Familiennamens | Geburtsdatum 6stellig

☐ **Kurzzeittherapie (KZT)** ☐ **Erstantrag** ☐ **erneuter Antrag**

KZT mit maximal 25 Stunden als ☐ tiefenpsychologisch fundierte Psychotherapie ☐ Verhaltenstherapie

Leistungen ______ nach Nummer ☐☐☐☐☐ EBM-Einzelbehandlung (50/25 Min.)
Leistungen ______ nach Nummer ☐☐☐☐☐ EBM-Gruppenbehandlung (100/50 Min.) und ☐☐ Teilnehmern je Gruppe
Leistungen ______ nach Nummer ☐☐☐☐☐ EBM-Einbeziehung der Bezugsperson(en)

Diagnose(n) ______

Die KZT wird durchgeführt ☐ als Behandlungsverfahren mit voraussichtlich ausreichendem Behandlungserfolg ☐ zur Überprüfung einer Indikationsstellung für Langzeittherapie ☐ als Sofortmaßnahme zur Krisenintervention

Begründung des Behandlungsplans: (kurze Hinweise zur Indikation, zu vorausgegangenen Behandlungen und zur Wahl des Behandlungsverfahrens. Die Hinweise müssen die Schweigepflicht gegenüber der Kasse berücksichtigen!)

______

☐ **Langzeittherapie (LZT)** ☐ **Erstantrag** ☐ **Umwandlungsantrag** ☐ **Fortführungsantrag Nr.** ☐☐

Bei jeder Antragstellung ist das Formblatt PTV 2 neu auszufüllen. Bei Umwandlungsanträgen ist das Formblatt PTV 2 für den Erstantrag beizufügen.

LZT mit voraussichtlich insgesamt ☐☐☐ Stunden einer ☐ tiefenpsychologisch fundierten Psychotherapie ☐ analytischen Psychotherapie ☐ Verhaltenstherapie

Für den jetzigen Bewilligungsabschnitt werden beantragt

Leistungen ______ nach Nummer ☐☐☐☐☐ EBM-Einzelbehandlung (50/25 Min.) ☐☐ Sitzungen in der Woche
Leistungen ______ nach Nummer ☐☐☐☐☐ EBM-Gruppenbehandlung (100/50 Min.) ☐☐ Sitzungen in der Woche

Für Einbeziehung der Bezugsperson(en)

Leistungen ______ nach Nummer ☐☐☐☐☐ EBM-Einzelbehandlung (50/25 Min.) ☐☐ Sitzungen in der Woche
Leistungen ______ nach Nummer ☐☐☐☐☐ EBM-Gruppenbehandlung (100/50 Min.) ☐☐ Sitzungen in der Woche

Behandlungbeginn am bzw. seit ☐☐☐☐☐☐

Diagnose(n) ______

Vorgutachter und Datum seiner letzten Stellungnahme ***(bei Fortführung der Behandlung)***

______

Bisheriger Behandlungsumfang im laufenden Verfahren

Kurzzeittherapie als ☐ Einzel- ☐ Gruppenbehandlung mit ☐☐ Sitzungen nach Nummer ☐☐☐☐☐ EBM
Langzeittherapie als ☐ Einzel- ☐ Gruppenbehandlung mit ☐☐ Sitzungen nach Nummer ☐☐☐☐☐ EBM

Erklärung des Therapeuten

☐ innerhalb der letzten 2 Jahre wurde bereits eine Psychotherapie durchgeführt
☐ ich führe die beantragte Psychotherapie nach den jeweils geltenden Bestimmungen der vertragsärztlichen Versorgung durch
☐ ich erkläre, den Bericht an den Gutachter vollständig selbst verfasst zu haben

Ich habe von der zuständigen Kassenärztlichen Vereinigung die Abrechnungsgenehmigung für

☐ tiefenpsychologisch fundierte Psychotherapie ☐ bei Kindern und Jugendlichen
☐ analytische Psychotherapie ☐ bei Erwachsenen
☐ Verhaltenstherapie ☐ in Gruppen

☐ Von der Genehmigungspflicht im Gutachterverfahren für KZT befreit durch KV ______

Ausstellungsdatum ☐☐☐☐☐☐

Stempel (KV-Abrechnungsnummer) und Unterschrift des Therapeuten bzw. Ambulanz gemäß § 117 Abs. 2 SGB V.

Ausfertigung für den Gutachter

Muster PTV 2b (1.2008)

Paul Albrechts Verlag, 22952 Lütjensee

Name und Anschrift der Krankenkasse

Angaben des Therapeuten zum Antrag des Versicherten bzw. zum Bericht an den Gutachter PTV 2

Chiffre des Patienten

Anfangsbuchstabe des Familiennamens | Geburtsdatum 6stellig

Kurzzeittherapie (KZT) ☐ **Erstantrag** ☐ **erneuter Antrag**

KZT mit maximal 25 Stunden als ☐ tiefenpsychologisch fundierte Psychotherapie ☐ Verhaltenstherapie

Leistungen ____ nach Nummer ____ EBM-Einzelbehandlung (50/25 Min.)
Leistungen ____ nach Nummer ____ EBM-Gruppenbehandlung (100/50 Min.) und ☐☐ Teilnehmern je Gruppe
Leistungen ____ nach Nummer ____ EBM-Einbeziehung der Bezugsperson(en)

Diagnose(n) ____

Die KZT wird durchgeführt ☐ als Behandlungsverfahren mit voraussichtlich ausreichendem Behandlungserfolg ☐ zur Überprüfung einer Indikationsstellung für Langzeittherapie ☐ als Sofortmaßnahme zur Kriseninternvention

Begründung des Behandlungsplans: (kurze Hinweise zur Indikation, zu vorausgegangenen Behandlungen und zur Wahl des Behandlungsverfahrens. Die Hinweise müssen die Schweigepflicht gegenüber der Kasse berücksichtigen!)

VERBINDLICHES MUSTER

Langzeittherapie (LZT) ☐ **Erstantrag** ☐ **Umwandlungsantrag** ☐ **Fortführungsantrag Nr.** ☐☐

Bei jeder Antragstellung ist das Formblatt PTV 2 neu auszufüllen. Bei Umwandlungsanträgen ist das Formblatt PTV 2 für den Erstantrag beizufügen.

LZT mit voraussichtlich insgesamt ☐☐☐ Stunden einer ☐ tiefenpsychologisch fundierten Psychotherapie ☐ analytischen Psychotherapie ☐ Verhaltenstherapie

Für den jetzigen Bewilligungsabschnitt werden beantragt

Leistungen ____ nach Nummer ____ EBM-Einzelbehandlung (50/25 Min.) ☐☐ Sitzungen in der Woche
Leistungen ____ nach Nummer ____ EBM-Gruppenbehandlung (100/50 Min.) ☐☐ Sitzungen in der Woche

Für Einbeziehung der Bezugsperson(en)

Leistungen ____ nach Nummer ____ EBM-Einzelbehandlung (50/25 Min.) ☐☐ Sitzungen in der Woche
Leistungen ____ nach Nummer ____ EBM-Gruppenbehandlung (100/50 Min.) ☐☐ Sitzungen in der Woche

Behandlungbeginn am bzw. seit ____

Diagnose(n) ____

Vorgutachter und Datum seiner letzten Stellungnahme *(bei Fortführung der Behandlung)*

Bisheriger Behandlungsumfang im laufenden Verfahren
Kurzzeittherapie als ☐ Einzel- ☐ Gruppenbehandlung mit ☐☐ Sitzungen nach Nummer ____ EBM
Langzeittherapie als ☐ Einzel- ☐ Gruppenbehandlung mit ☐☐ Sitzungen nach Nummer ____ EBM

Erklärung des Therapeuten

☐ innerhalb der letzten 2 Jahre wurde bereits eine Psychotherapie durchgeführt
☐ ich führe die beantragte Psychotherapie nach den jeweils geltenden Bestimmungen der vertragsärztlichen Versorgung durch
☐ ich erkläre, den Bericht an den Gutachter vollständig selbst verfasst zu haben

Ich habe von der zuständigen Kassenärztlichen Vereinigung die Abrechnungsgenehmigung für
☐ tiefenpsychologisch fundierte Psychotherapie ☐ bei Kindern und Jugendlichen
☐ analytische Psychotherapie ☐ bei Erwachsenen
☐ Verhaltenstherapie ☐ in Gruppen

☐ Von der Genehmigungspflicht im Gutachterverfahren für KZT befreit durch KV ____

Ausstellungsdatum

Stempel (KV-Abrechnungsnummer) und Unterschrift des Therapeuten bzw. Ambulanz gemäß § 117 Abs. 2 SGB V.

Ausfertigung für den Therapeuten

Muster PTV 2c (1.2008)

Paul Albrechts Verlag, 22952 Lütjensee

Informationsblatt zum Erstellen des Berichtes für tiefenpsychologisch fundierte und analytische Therapie bei Erwachsenen

Hinweise zum Erstellen des Berichtes

1. Der Therapeut erstattet seinen Bericht an den Gutachter in freier Form, gliedert ihn in nummerierte Abschnitte und fügt ihn, mit Datum und Unterschrift versehen, dem Formblatt PTV 2 bei. Die inhaltliche Gestaltung des Berichtes ist in diesem Informationsblatt vorgegeben, das auf Anforderung von der KV zur Verfügung gestellt wird.

2. Die Überschriften der Abschnitte des Informationsblattes sollen im Bericht nicht jeweils wiederholt werden, die Angabe der Abschnittsnummer genügt. Der Umfang des Berichtes soll 3 DIN A4-Seiten bei einer Langzeittherapiebegründung und 1 1/2 DIN A4-Seiten bei einer Kurzzeittherapiebegründung nicht überschreiten und nur solche Angaben enthalten, die therapie- und entscheidungsrelevant sind. Der Gutachter ist gehalten, bei wesentlicher Überschreitung dieses Umfangs den Bericht zur sachlichen Verdichtung an den Verfasser zurückzugeben.

3. Weiterhin ist bei der Durchführung der Behandlung durch einen Psychologischen Psychotherapeuten oder Kinder- und Jugendlichentherapeuten der Konsiliarbericht des Arztes beizufügen.

Der Fragenkatalog für den Erst- und Fortführungsantrag wie auch für den Ergänzungsbericht des Therapeuten ist als Hilfsmittel zur Abfassung der Berichte an den Gutachter erstellt worden. Der Therapeut kann daher in seinem Bericht unter den aufgeführten Hinweisen seine fallbezogene Auswahl treffen. Die Berichte sollen sich auf die Angaben beschränken, die für das Verständnis der psychischen Erkrankung, ihrer ätiologischen Begründung, ihrer Prognose und ihrer Behandlung erforderlich sind.

Bericht zum KZT-Antrag *(Der Bericht sollte 1 bis 1 1/2 DIN A4-Seiten nicht überschreiten)*

1. Diagnose(n) (ICD 10)

2. Symptomatik

a) Welche(s) Symptom(e) sollen mit der KZT behandelt werden?
b) Seit wann besteht diese spezifische Symptomatik?
c) Ist eine auslösende Situation erkennbar?

3. Wichtige Aspekte des psychischen Befundes

4. Gleichzeitig bestehende somatische Krankheiten (s. ggf. Konsiliarbericht)

5. Ist ein eindeutiger fokaler Konflikt erkennbar?

6. Angaben zum fokalen Konflikt

a) Beschreibung des Fokus
b) Lebensgeschichtliche Daten, die relevant für den dem Fokus zu Grunde liegenden neurotischen Konflikt sind
c) Psychodynamik des fokalen Konfliktes
d) Wurde zur Fokusbestimmung weiterführende Diagnostik verwendet? Wenn ja, welche?

7. Falls kein fokaler Konflikt erkennbar, Begründung für die Indikation zur KZT

a) z. B. bei Krisenintervention: Beschreibung der Krise und der zur Krisenintervention geplanten Maßnahmen
b) z. B. bei Überprüfung der Indikationsstellung zur Langzeittherapie:
Welche Zweifel bestehen in Bezug auf die Indikationsstellung?
Wie können diese durch die KZT ausgeräumt werden?
Welche Maßnahmen sollen zur Abklärung eingesetzt werden?

8. Bei Gruppenbehandlung: Begründung für die Indikation zur KZT als Gruppenbehandlung

9. Prognose

Bericht zum Erst- oder Umwandlungsantrag *(Der Bericht sollte 3 DIN A4-Seiten nicht überschreiten)*

1. Spontanangaben des Patienten
Schilderung der Klagen des Patienten und der Symptomatik zu Beginn der Behandlung - möglichst mit wörtlichen Zitaten -, ggf. auch Bericht der Angehörigen/Beziehungspersonen des Patienten.
(Warum kommt der Patient zu eben diesem Zeitpunkt und durch wen veranlasst?)

2. Kurze Darstellung der lebensgeschichtlichen Entwicklung

a) Familienanamnese,
b) körperliche Entwicklung,
c) psychische Entwicklung,
d) soziale Entwicklung mit besonderer Berücksichtigung der familiären und beruflichen Situation, des Bildungsganges und der Krisen in phasentypischen Schwellensituationen

3. Krankheitsanamnese
Es sollen möglichst alle wesentlichen Erkrankungen, die ärztlicher Behandlung bedurften oder bedürfen, erwähnt werden, insbesondere bereits früher durchgeführte psychotherapeutische Behandlungen.

4. Psychischer Befund zum Zeitpunkt der Antragstellung

a) Emotionaler Kontakt, Intelligenzleistungen und Differenziertheit der Persönlichkeit, Einsichtsfähigkeit, Krankheitseinsicht, Motivation des Patienten zur Psychotherapie
b) Bevorzugte Abwehrmechanismen, ggf. Art und Umfang der infantilen Fixierungen, Persönlichkeitsstruktur
c) Psychopathologischer Befund (z. B. Bewusstseinsstörungen; Störungen der Stimmungslage, der Affektivität und der mnestischen Funktionen; Wahnsymptomatik, suicidale Tendenzen)

5. Somatischer Befund bzw. Konsiliarbericht
Das Ergebnis der körperlichen Untersuchung, bezogen auf das psychische und das somatische Krankheitsgeschehen, ist mitzuteilen. Der somatische Befund soll nicht älter als 3 Monate sein. Die Mitteilung des körperlichen Befundes ist grundsätzlich erforderlich. Falls die körperliche Untersuchung nicht vom ärztlichen Psychotherapeuten selbst durchgeführt wird, müssen Angaben zum somatischen Befund eines anderen Arztes, evtl. auch zu dessen Therapie (ggf. gebietsbezogen) beigefügt werden. Bei Psychologischen Psychotherapeuten ist der Konsiliarbericht eines Arztes beizufügen.

Muster IPT (1.2008)

6. Psychodynamik der neurotischen Erkrankung
Darstellung der neurotischen Entwicklung und des intrapsychischen neurotischen Konfliktes mit der daraus folgenden Symptombildung. (Zeitpunkt des Auftretens der Symptome und auslösende Faktoren im Zusammenhang mit der Psychodynamik, auch der interpersonellen Dynamik, sind zu beschreiben.)
Bei Behinderung und bei strukturellen Ich-Defekten ist ein von Behinderung und Defekt abgesetztes, aktuell wirksames Krankheitsgeschehen in seiner Psychodynamik darzustellen.

7. Neurosenpsychologische Diagnose zum Zeitpunkt der Antragstellung
Darstellung der Diagnose auf der symptomatischen und strukturellen Ebene: differenzialdiagnostische Erwägung unter Berücksichtigung auch anderer Befunde ggf. unter Beifügung der anonymisierten Befundberichte.
(Auch von anderen Ärzten erhobene Befunde, besonders der letzten 3 Monate, sowie die Ergebnisse klinischer Untersuchungen und Behandlungen sind anonymisiert als Kopie beizufügen.)

8. Behandlungsplan und Zielsetzung der Therapie
Begründung für die Wahl der Behandlungsform und deren Anwendung in Einzel- oder Gruppentherapie. Bei Gruppentherapie sind Gruppensetting, Zusammensetzung der Gruppe und die gruppenspezifische Indikation, auch die Erfahrung des Patienten in natürlichen und sozialen Gruppen, darzustellen. Es muß ein Zusammenhang nachvollziehbar dargestellt werden zwischen der Art der neurotischen Erkrankung, der Sitzungsfrequenz, dem Therapievolumen und dem Therapieziel, das unter Berücksichtigung der nach den Psychotherapie-Richtlinien begrenzten Leistungspflicht der Krankenkasse als erreichbar angesehen wird.
Andere Verfahren als die in den Psychotherapie-Richtlinien genannten Behandlungsmethoden (B I 1.1) können nicht Bestandteil des Behandlungsplans sein.

9. Prognose der Psychotherapie
Beurteilung des Problembewußtseins des Patienten, Beurteilung seiner Verlässlichkeit und seiner partiellen Lebensbewältigung sowie seiner Fähigkeit oder seiner Tendenz zur Regression; Beurteilung seiner Flexibilität und seiner Entwicklungsmöglichkeiten.

10. Dient der Erstantrag einer **Umwandlung von Kurzzeittherapie in Langzeittherapie**, sind zusätzlich folgende Fragen zu beantworten und die Antworten im Bericht voranzustellen:
1) Welches sind die Gründe für die Änderung der Indikation und die Umwandlung in Langzeittherapie?
2) Welchen Verlauf hatte die bisherige Therapie?

Bericht zum Fortführungsantrag

1. Wichtige Ergänzungen zu den Angaben in den Abschnitten 1.-4. des Berichtes zum Erstantrag
Symptomatik und ggf. deren Veränderung, lebensgeschichtliche Entwicklung und Krankheitsanamnese, psychischer Befund und Bericht der Angehörigen des Patienten, Befundberichte aus ambulanter oder stationärer Behandlung.

2. Ergänzungen zur Psychodynamik der neurotischen Erkrankung
Die interpersonelle Dynamik (Übertragung, Gegenübertragung und Widerstand) des Patienten im Verlaufe der Therapie, neu gewonnene Erkenntnisse über intrapsychische Konflikte - ggf. besonders auch deren aktuelle und abgrenzbare Auswirkungen bei seelischen Behinderungen - sind darzulegen.

3. Ergänzungen zur neurosen-psychologischen Diagnose bzw. Differenzial-Diagnose

4. Zusammenfassung des bisherigen Therapieverlaufes
a) Mitarbeit des Patienten, seine Regressionsfähigkeit bzw. -tendenz, Fixierungen, Flexibilität,
b) angewandte Methoden, erreichte Effekte,
c) bei Gruppentherapie: Entwicklung der Gruppendynamik, Teilnahme des Patienten am interaktionellen Prozess in der Gruppe, Möglichkeiten des Patienten, seinen neurotischen Konflikt in der Gruppe zu bearbeiten.

5. Änderungen des Therapieplans und Begründung

6. Prognose nach dem bisherigen Behandlungsverlauf
Begründung der wahrscheinlich noch notwendigen Behandlungsfrequenz und -dauer, mit Bezug auf die Entwicklungsmöglichkeiten des Patienten und seines Umfeldes.

Ergänzungsbericht

Die Inanspruchnahme der Behandlung im Rahmen der Höchstgrenzen nach E 1.2.8 der Psychotherapie-Richtlinien erfordert einen Antrag des Versicherten (des Patienten, ggf. seines gesetzlichen Vertreters) auf Fortführung der Behandlung (Formblatt PTV 1), dem ein aktueller Bericht zum Fortführungsantrag und zusätzlich ein Ergänzungsbericht beizufügen ist.
Im zusätzlichen Ergänzungsbericht ist die Fortführung der Behandlung über den Leistungsumfang hinaus, der in den Psychotherapie-Richtlinien unter E 1.2.1 - 1.2.7 festgelegt wurde, zu begründen und zur beabsichtigten Überschreitung des Behandlungsumfanges Stellung zu nehmen. Dabei sollen folgende Fragen beantwortet werden:

1. Welche Erwartungen knüpft der Patient an die Fortführung der Behandlung? Was möchte er noch erreichen?
2. Welche Zielvorstellungen verbindet der Therapeut mit der im Bericht zum Fortführungsantrag dargestellten Therapie?
3. Kann die Beendigung der psychotherapeutischen Behandlung durch Reduzierung der Behandlungsfrequenz ermöglicht oder erleichtert werden?
4. Welche Stundenzahl wird für die Abschlussphase der psychotherapeutischen Behandlung unbedingt noch für erforderlich gehalten? Welche Sitzungsfrequenz und welche Behandlungsdauer bis zur Beendigung der Therapie ist vorgesehen?

In einem ggf. stattfindenden Obergutachterverfahren sind dem Obergutachter alle bisherigen Unterlagen (sämtliche Vorberichte, sämtliche Stellungnahmen der bisherigen Gutachter, sämtliche Vordrucke PTV 2) zur Verfügung zu stellen.

Stempel des Therapeuten
mit KV-Abrechnungsnummer

Name und Anschrift der Krankenkasse

Bericht an den Gutachter

zum Antrag des Versicherten auf tiefenpsychologisch fundierte oder analytische Psychotherapie bei Kindern und Jugendlichen

- ☐ KZT-Antrag (PT 3/KZT [K])
- ☐ zum Erst- bzw Umwandlungsantrag/LZT (PT 3a [K])
- ☐ zum Fortführungsantrag (PT 3b [K])
- ☐ Ergänzungsbericht (PT 3c [K])

Bei Fortführungs- und Umwandlungs-Anträgen sind der Erstantrag PT 3a K und ggf. weitere Anträge auf PT 3 [K] beizufügen.

Chiffre ______ des Patienten
Anfangsbuchstabe des Familiennamens | Geburtsdatum 6stellig

Angaben über den Patienten

Alter: Jahre | Monate | Geschlecht ☐ M ☐ W

Schulart, Klasse, ggf. Schulabschluß

Geschwisterzahl und Position

lebt bei/in (Eltern, Großeltern, Internat)

erlernter Beruf

Alter und Beruf der Eltern

zuletzt ausgeübte Tätigkeit

Es werden ______ Sitzungen bei einer Behandlungsfrequenz von ______ pro Woche beantragt für eine

☐ Tiefenpsychologisch fundierte Psychotherapie

Sonderform
- ☐ 1.1.1.1 Kurztherapie
- ☐ 1.1.1.2 Fokaltherapie
- ☐ 1.1.1.3 Dynamische Psychotherapie
- ☐ 1.1.1.4 Niederfrequente Therapie

- ☐ als Einzeltherapie
- ☐ als Gruppentherapie Teilnehmerzahl ______
- ☐ als Kombination von Einzel- und Gruppentherapie (nur bei Sonderform 1.1.1.4)

☐ Analytische Psychotherapie
- ☐ als Einzeltherapie
- ☐ als Gruppentherapie Teilnehmerzahl ______

Hinweise zum Erstellen des Berichtes

1. Der Therapeut erstattet seinen Bericht an den Gutachter in freier Form, gliedert ihn in numerierte Abschnitte und fügt ihn, mit Datum und Unterschrift versehen, diesem Formblatt bei.
   Die inhaltliche Gestaltung des Berichtes ist in einem Informationsblatt vorgegeben, das auf Anforderung von der KV zur Verfügung gestellt wird.

2. Die Überschriften der Abschnitte des Informationsblattes sollen im Bericht nicht jeweils wiederholt werden, die Angabe der Abschnittsnummer genügt. Der Umfang des Berichtes soll 3 DIN A 4-Seiten bei einer Langzeittherapiebegründung und 1 1/2 Seiten bei einer Kurzzeittherapiebegründung nicht überschreiten und nur solche Angaben enthalten, die therapie- und entscheidungsrelevant sind. Der Gutachter ist gehalten, bei wesentlicher Überschreitung dieses Umfangs den Bericht zur sachlichen Verdichtung an den Verfasser zurückzugeben.

3. Weiterhin ist bei der Durchführung der Behandlung durch einen Psychologischen Psychotherapeuten oder Kinder- und Jugendlichentherapeuten der Konsiliarbericht des Arztes beizufügen.

Paul Albrechts Verlag, 22950 Lütjensee

1.2000 Formblatt **PT 3 KZT/a/b/c (K)** Bericht an den Gutachter

Das Original ist zusammen mit dem Bericht im verschlossenen roten Umschlag der Krankenkasse zur Weiterleitung an den Gutachter einzureichen.

Informationsblatt für tiefenpsychologisch fundierte und analytische Psychotherapie bei Kindern und Jugendlichen

Der Fragenkatalog für den Erst- und Fortführungsantrag wie auch für den Ergänzungsbericht des Therapeuten ist als Hilfsmittel zur Abfassung der Berichte an den Gutachter erstellt worden. Der Therapeut kann daher in seinem Bericht unter den aufgeführten Hinweisen seine fallbezogene Auswahl treffen. Die Berichte sollen sich auf die Angaben beschränken, die für das Verständnis der psychischen Erkrankung, ihrer ätiologischen Begründung, ihrer Prognose und ihrer Behandlung erforderlich sind.

Bericht zum KZT-Antrag PT 3 / KZT [K] bzw. PT 3 / KZT [K] EK

1. **Konkrete Beschreibung der aktuellen Symptome**
2. **Für die psychische Störung relevante Aspekte der Lebensgeschichte, einschließlich des Zeitpunktes der Entstehung der zu behandelnden Symptome und Angaben zur auslösenden Situation.**
3. **Psychischer Befund, aktueller Entwicklungsstand und Beziehungsgestaltung in der Erstbegegnung.**
4. **Beschreibung der Psychodynamik des zu behandelnden neurotischen Konfliktes und neurosenpsychologische Diagnosestellung.**
5. **Diagnose ICD 10**
6. **Darlegung der Einflußbedingungen durch bedeutsame Beziehungspersonen und deren Umstellungsfähigkeit.**
7. **Beschreibung des Behandlungsfokus.**
8. **Falls kein fokaler Konflikt erkennbar ist, Begründung für die Indikation zur KZT.**
9. **Prognose**

Der Bericht sollte nicht länger als 1 bis 1 1/2 Seiten sein.

Bericht zum Erst- oder Umwandlungsantrag/LZT – PT 3a [K] bzw. PT 3a [K] EK

1. **Angaben zur spontan berichteten und erfragten Symptomatik**
   Darstellung der Störungen, an denen der Patient im wesentlichen leidet und Angaben über deren Beginn.
2. **Kurze Darstellung der lebensgeschichtlichen Entwicklung**
   Unter Einschluß der für das Kind bzw. den Jugendlichen bedeutsamen Beziehungspersonen sollen die psychodynamisch wesentlichen Faktoren komprimiert dargestellt werden. Bei Jugendlichen sind dessen eigene anamnestische Angaben gesondert zu berichten.
   a) Daten zur Entwicklung (Schwangerschaftsverlauf, Geburtsverlauf, Geburtsgewicht, Sitzen, freies Laufen, erste Worte, erste Sätze, sauber seit, trocken seit, Menarche).
   b) Derzeitige Familiensituation: Stellung des Kindes in der Familie, spezielle pathogene Faktoren, welche die Interaktionen des Kindes in seiner Familie kennzeichnen; innere Voraussetzungen der Eltern bei der Eheschließung; Beziehung der Eltern zu ihren Kindern; Beziehung der Eltern zur eigenen Primärfamilie.
   c) Psychosoziale Entwicklung: (Belastende Milieufaktoren, Auffälligkeiten in sozialen Schwellensituationen, Schul- ggf. Berufslaufbahn).
3. **Krankheitsanamnese**
   Es sollen möglichst alle wesentlichen Erkrankungen, die ärztlicher Behandlung bedurften oder bedürfen, erwähnt werden, insbesondere bisherige psychotherapeutische und heilpädagogische Behandlungen des Kindes und Jugendlichen, auch Behandlung der Eltern und Geschwister.
4. **Psychischer Befund zum Zeitpunkt der Antragstellung**
   Ergebnisse der neurosenpsychologischen Untersuchungen (Spielbeobachtung; Erstgespräch des Therapeuten mit dem Kind/Jugendlichen; Exploration); Beschreibung der intellektuellen Differenzierung, des sozialen Verhaltens, der emotionalen Ansprechbarkeit, der konfliktbesetzten Erlebnis- und Verhaltensweisen, der bevorzugten Abwehrmechanismen, ggf. der Reifungsdisharmonien; Ergebnisse der psychodiagnostischen Testverfahren.
5. **Somatischer Befund bzw. Konsiliarbericht**
   Das Ergebnis der körperlichen Untersuchung, bezogen auf das psychische und das somatische Krankheitsgeschehen, ist mitzuteilen.
   Der somatische Befund soll nicht älter als 3 Monate sein. Die Mitteilung des körperlichen Befundes ist grundsätzlich erforderlich. Falls die körperliche Untersuchung nicht vom ärztlichen Psychotherapeuten selbst durchgeführt wird, müssen Angaben zum somatischen Befund eines anderen Arztes, evtl. auch zu dessen Therapie (ggf. gebietsbezogen) beigefügt werden.
   Bei Psychologischen Psychotherapeuten oder Kinder- und Jugendlichenpsychotherapeuten ist der Konsiliarbericht eines Arztes beizufügen.
6. **Psychodynamik der neurotischen Erkrankung**
   Darstellung der Entwicklung des intrapsychischen, neurotischen Konfliktes und der daraus folgenden neurotischen Symptombildung. Auslösende Faktoren und Zeitpunkt des Auftretens der Symptome.
   Die aktuelle neurotische Konfliktsituation muß auf mehreren Ebenen dargestellt werden:
   a) als intrapsychischer Konflikt
   b) als interpersoneller Konflikt
   c) ggf. bei strukturellen Ich-Defekten als deren aktuelle abgrenzbare Auswirkung auf intrapsychische und interpersonelle Konflikte.
   Dabei ist der Nachweis kausaler krankheitsbestimmender Zusammenhänge zur Verdeutlichung der Psychogenese der beschriebenen Gesundheitsstörung zu führen, ggf. krankheitsrelevante familiendynamische Faktoren zu schildern.
   Bei Psychotherapie im Rahmen der medizinischen Rehabilitation sind die psychodynamisch relevanten Anteile der Behinderung oder ihrer Folgen darzustellen.
7. **Schilderung der familiären Situation (Eltern/Beziehungsperson)**
   Gesundheitszustand und psychische Verfassung der Eltern und/oder anderer Beziehungspersonen des Kindes/Jugendlichen; Einstellung zur Psychotherapie des Kindes und zur begleitenden Psychotherapie der Beziehungspersonen.
   Beurteilung der Umstellungsfähigkeit der Eltern und der Möglichkeiten, die pathogene Familiendynamik zu beeinflussen.
8. **Neurosenpsychologische Diagnose zum Zeitpunkt der Antragstellung**
   Darstellung der Diagnose auf der symptomatischen und strukturellen Ebene; differentialdiagnostische Abgrenzung unter Berücksichtigung auch anderer Befunde ggf. unter Beifügung der anonymisierten Befundberichte.
9. **Behandlungsplan und Zielsetzung der Therapie**
   Begründung der Art der Psychotherapie wie analytisch begründete Kinder- bzw. Jugendlichenpsychotherapie, analytisch begründete Gruppenpsychotherapie bei Kindern und Jugendlichen, Kurzpsychotherapieverfahren, Probetherapie.
   Begründung für die voraussichtliche Dauer der geplanten Psychotherapie und deren Zielsetzung nach Maßgabe der Psychotherapie-Richtlinien.

Informationsblatt PT 3a/b/c (K) bzw. PT 3a/b/c (K) EK · 1.2000 · Paul Albrechts Verlag, 22950 Lütjensee

(Es muß ein Zusammenhang nachvollziehbar dargestellt werden zwischen der Art der neurotischen Erkrankung, der Sitzungsfrequenz, dem Therapievolumen und dem Therapieziel, das unter Berücksichtigung der Leistungspflicht der Krankenkasse als erreichbar angesehen wird.)
Ggf. Begründung der Notwendigkeit und des Umfangs der begleitenden Psychotherapie der Beziehungsperson.
Andere Verfahren als die in den Psychotherapie-Richtlinien genannten Behandlungsmethoden (B I 1.1) können nicht Bestandteil des Behandlungsplans sein.

10. Prognose der Psychotherapie
Einschätzung der Prognose im Hinblick auf die
a) Situation des Kindes/Jugendlichen innerhalb der Familie (z. B. aktuelle Belastung der Familie, Dauerkrise der Familie, Rollenfunktion des Kindes/Jugendlichen).
b) Motivation des Kindes/Jugendlichen zur geplanten Psychotherapie.
c) Motivation, Umstellungsfähigkeit und Belastbarkeit der Beziehungspersonen.
d) Möglichkeiten zur Entwicklung altersentsprechender Beziehungen und phasengerechter Verselbständigung des Kindes/Jugendlichen.

11. Dient der Erstantrag einer Umwandlung von Kurzzeittherapie in Langzeittherapie?
1) Welches sind die Gründe für die Änderung der Indikation und die Umwandlung in Langzeittherapie?
2) Welchen Verlauf hatte die bisherige Therapie?

Bericht zum Fortführungsantrag – PT 3b (K) bzw. PT 3b (K) E

1. Wichtige Ergänzungen zu den Angaben in den Abschnitten 1.-4. des Berichtes zum Erstantrag auf PT 3a (K)
Körperliche Erkrankungen, psychosoziale Entwicklung, Familiensituation, Ergebnis ergänzender psychodiagnostischer Verfahren, psychische und somatische Befunde.

2. Ergänzungen zur Psychodynamik der neurotischen Erkrankung
Im Verlauf der bisher ausgeführten Psychotherapie gewonnene Erkenntnisse über die Psychodynamik der neurotischen Erkrankung sind darzustellen.
Kritische Überprüfung der zum Erstantrag dargestellten Annahme zur Aetiopathogenese.
Darstellung der Entwicklung der psychodynamisch relevanten Therapieprozesse auf der intrapsychischen und interpersonellen Ebene.

3. Ergänzungen zur neurosenpsychologischen Diagnose bzw. Differentialdiagnose

4. Zusammenfassung der bisherigen Therapieverlaufs
a) Die Darstellung soll sich auf die für die Begutachtung wichtigen Angaben beschränken wie Übertragung, Gegenübertragung, Widerstand und Regression, Dynamik der familiären Interaktion, angewandte Methoden und Angaben über den erreichten Effekt, Änderung der Symptomatik, Korrektur der Fehlentwicklung, Unterbrechung der Therapie.
Für den Gutachter muß aus der kurz gefaßten Darstellung der therapeutische Prozeß zu erkennen und nachvollziehbar sein. Bei Gruppentherapie sind die Veränderung des Verhaltens des Patienten in der Gruppe und die dynamischen Prozesse in der Gesamtgruppe in bezug auf den Patienten zu schildern.
b) Die Mitarbeit der Eltern und ggf. der Verlauf der begleitenden Psychotherapie der Beziehungsperson(en) während der Behandlung sollen beschrieben werden.

5. Änderungen des Therapieplans und Begründung

6. Prognose nach dem bisherigen Behandlungsverlauf
Die wahrscheinlich noch notwendige Therapiedauer ist mit Bezug auf die Entwicklungsmöglichkeiten des Patienten und seines Umfeldes zu begründen.
Die Therapieziele sind sowohl im Hinblick auf die phasentypischen Entwicklungsmerkmale des Patienten darzustellen als auch unter Berücksichtigung der nach den Psychotherapie-Richtlinien begrenzten Leistungspflicht der Krankenkassen.

Ergänzungsbericht – PT 3c (K)

Die Inanspruchnahme der Behandlung im Rahmen der Höchstgrenzen nach E 1.2.8 der Psychotherapie-Richtlinien erfordert einen Antrag des Versicherten (des Patienten, ggf. seines gesetzlichen Vertreters) auf Fortführung der Behandlung (Formblatt PTV 1 bzw. PTV 1 E), dem ein aktueller Bericht nach PT 3b (K) bzw. PT 3b (K) E und zusätzlich ein Ergänzungsbericht PT 3c (K) bzw. PT 3c (K) E beizufügen ist.
Im zusätzlichen Ergänzungsbericht ist die Fortführung der Behandlung über den Leistungsumfang hinaus, der in den Psychotherapie-Richtlinien unter E 1.2.1 - 1.2.7 festgelegt wurde, zu begründen und zur beabsichtigten Überschreitung des Behandlungsumfanges Stellung zu nehmen. Dabei sollen folgende Fragen beantwortet werden:

1. Welche Erwartungen knüpfen der Patient und die Eltern oder die Beziehungspersonen an die Fortführung der Behandlung? Was möchten Sie noch erreichen?
2. Welche Zielvorstellungen verbindet der Therapeut mit der im Bericht zum Fortführungsantrag dargestellten Therapie?
3. Kann die Beendigung der psychotherapeutischen Behandlung durch Reduzierung der Behandlungsfrequenz ermöglicht oder erleichtert werden?
4. Welche Stundenzahl wird für die Abschlußphase der psychotherapeutischen Behandlung unbedingt noch für erforderlich gehalten? Welche Sitzungsfrequenz und welche Behandlungsdauer bis zur Beendigung der Therapie ist vorgesehen?

In einem ggf. stattfindenden Obergutachterverfahren sind dem Obergutachter alle bisherigen Unterlagen (sämtliche Vorberichte, sämtliche Stellungnahmen der bisherigen Gutachter, sämtliche Vordrucke PTV 2) zur Verfügung zu stellen.

Informationsblatt zum Erstellen des Berichtes für Verhaltenstherapie

Hinweise zum Erstellen des Berichtes

1. *Der Therapeut erstattet seinen Bericht an den Gutachter in freier Form, gliedert ihn in nummerierte Abschnitte und fügt ihn, mit Datum und Unterschrift versehen, dem Formblatt PTV 2 bei. Die inhaltliche Gestaltung des Berichtes ist in diesem Informationsblatt vorgegeben, das auf Anforderung von der KV zur Verfügung gestellt wird.*
2. *Die Überschriften der Abschnitte des Informationsblattes sollen im Bericht nicht jeweils wiederholt werden, die Angabe der Abschnittsnummer genügt. Der Umfang des Berichtes soll 3 DIN A4-Seiten bei einer Langzeittherapiebegründung und 1 1/2 DIN A4-Seiten bei einer Kurzzeittherapiebegründung nicht überschreiten und nur solche Angaben enthalten, die therapie- und entscheidungsrelevant sind. Der Gutachter ist gehalten, bei wesentlicher Überschreitung dieses Umfangs den Bericht zur sachlichen Verdichtung an den Verfasser zurückzugeben.*
3. *Weiterhin ist bei der Durchführung der Behandlung durch einen Psychologischen Psychotherapeuten oder Kinder- und Jugendlichentherapeuten der Konsiliarbericht des Arztes beizufügen.*

Der Fragenkatalog für den Erst- und Fortführungsantrag wie auch für den Ergänzungsbericht des Therapeuten ist als Hilfsmittel zur Abfassung der Berichte an den Gutachter erstellt worden. Der Therapeut kann daher in seinem Bericht unter den aufgeführten Hinweisen seine fallbezogene Auswahl treffen. Die Berichte sollen sich auf die Angaben beschränken, die für das Verständnis der psychischen Erkrankung, ihrer ätiologischen Begründung, ihrer Prognose und ihrer Behandlung erforderlich sind.

Bericht zum KZT-Antrag *(Der Bericht sollte 1 bis 1 1/2 DIN A4-Seiten nicht überschreiten)*

1. **Beschwerden, Zeitpunkt und Anlaß der Symptombildung**
2. **Problemrelevante Angaben zur Vorgeschichte**
3. **Psychische Symptomatik und psychischer Befund**
4. **Somatische Symptomatik und somatischer Befund (siehe ggf. Konsiliarbericht)**
5. **Verhaltensanalytische Problemdefinition (Störungsmodell)**
6. **Diagnose(n) (ICD 10)**
7. **Therapieziele und Prognose**
8. **Therapieplan inkl. Begründung der Indikation und der wesentlichen Interventionen**

Bericht zum Erst- oder Umwandlungsantrag *(Der Bericht sollte 3 DIN A4-Seiten nicht überschreiten)*

1. Angaben zur spontan berichteten und erfragten Symptomatik
Schilderung der Klagen des Patienten und der Symptomatik zu Beginn der Behandlung - möglichst mit wörtlichen Zitaten ggf. auch Bericht der Angehörigen/Beziehungspersonen des Patienten.
(Warum kommt der Patient zu eben diesem Zeitpunkt und durch wen veranlasst?)

2. Lebensgeschichtliche Entwicklung des Patienten und Krankheitsanamnese

a) Darstellung der lerngeschichtlichen Entwicklung, die zur Symptomatik geführt hat und für die Verhaltenstherapie relevant ist.

b) Angaben zur psychischen und körperlichen Entwicklung unter Berücksichtigung der familiären Situation, des Bildungsgangs und der beruflichen Situation.

c) Darstellung der besonderen Belastungen und Auffälligkeiten in der individuellen Entwicklung und der familiären Situation (Schwellensituation), besondere Auslösebedingungen.

d) Beschreibung der aktuellen sozialen Situation (familiäre, ökonomische, Arbeits- und Lebensverhältnisse), die für die Aufrechterhaltung und Veränderung des Krankheitsverhaltens bedeutsam ist.
(Bereits früher durchgeführte psychotherapeutische Behandlungen (ambulant/stationär) und möglichst alle wesentlichen Erkrankungen, die ärztlicher Behandlung bedürfen, sollen erwähnt werden.)

Bei Verhaltenstherapie von Kindern sind möglichst auch Angaben zur lerngeschichtlichen Entwicklung der Beziehungspersonen, soweit sie für die Verhaltensanalyse relevant sind, zu machen.

3. Psychischer Befund zum Zeitpunkt der Antragstellung
(Testbefunde, sofern sie für die Entwicklung des Behandlungsplans und für die Therapieverlaufskontrolle relevant sind)

a) Aktuelles Interaktionsverhalten in der Untersuchungssituation, emotionaler Kontakt.

b) Intellektuelle Leistungsfähigkeit und Differenziertheit der Persönlichkeit.

c) Psychopathologischer Befund (z. B. Bewusstseinstörungen, Störungen der Stimmungslage und der Affektivität, Störungen der mnestischen Funktionen, Wahnsymptomatik, suicidale Tendenzen).

4. Somatischer Befund bzw. Konsiliarbericht
Das Ergebnis der körperlichen Untersuchung, bezogen auf das psychische und das somatische Krankheitsgeschehen, ist mitzuteilen. Der somatische Befund soll nicht älter als 3 Monate sein. Die Mitteilung des körperlichen Befundes ist grundsätzlich erforderlich. Falls die körperliche Untersuchung nicht vom ärztlichen Psychotherapeuten selbst durchgeführt wird, müssen Angaben zum somatischen Befund eines anderen Arztes, evtl. auch zu dessen Therapie (ggf. gebietsbezogen) beigefügt werden. Bei Psychologischen Psychotherapeuten oder Kinder- und Jugendlichenpsychotherapeuten muss der Konsiliarbericht eines Arztes beigefügt werden.

Paul Albrechts Verlag, 22952 Lütjensee

Muster IVT (1.2008)

5. Verhaltensanalyse
Beschreibung der Krankheitsphänomene, möglichst in den vier Verhaltenskategorien: Motorik, Kognitionen, Emotionen und Physiologie. Unterscheidung zwischen Verhaltensexzessen, Verhaltensdefiziten und qualitativ neuer spezifischen Symptomatik in der Beschreibung von Verhaltensstörungen.
Funktions- und Bedingungsanalyse der für die geplante Verhaltenstherapie relevanten Verhaltensstörungen in Anlehnung an das S-O-R-K-C-Modell mit Berücksichtigung der zeitlichen Entwicklung der Symptomatik.
Beschreibung von Verhaltensaktiva und bereits entwickelten Selbsthilfemöglichkeiten und Bewältigungsfähigkeiten.
Wird die Symptomatik des Patienten durch pathogene Interaktionsprozesse aufrechterhalten, ist die Verhaltensanalyse auch der Beziehungspersonen zu berücksichtigen.

6. Diagnose zum Zeitpunkt der Antragstellung
Darstellung der Diagnose aufgrund der Symptomatik und der Verhaltensanalyse. Differenzialdiagnostische Abgrenzung unter Berücksichtigung auch anderer Befunde, ggf. unter Beifügung der anonymisierten Befundberichte.

7. Therapieziele und Prognose
Darstellung der konkreten Therapieziele mit ggf. gestufter prognostischer Einschätzung (dabei ist zu begründen, warum eine gegebene Symptomatik direkt oder indirekt verändert werden soll);
Motivierbarkeit, Krankheitseinsicht und Umstellungsfähigkeit; ggf. Einschätzung der Mitarbeit der Beziehungspersonen, deren Umstellungsfähigkeit und Belastbarkeit.

8. Behandlungsplan
Darstellung der Behandlungsstrategie in der Kombination bzw. Reihenfolge verschiedener Interventionsverfahren, mit denen die definierten Therapieziele erreicht werden sollen. Angaben zur geplanten Behandlungsfrequenz und zur Sitzungsdauer (25 Minuten, 50 Minuten, 100 Minuten). Begründung der Kombination von Einzel- und Gruppenbehandlung, auch ihres zahlenmäßigen Verhältnisses zueinander, mit Angabe der Gruppenzusammensetzung und Darstellung der therapeutischen Ziele, die mit der Gruppenbehandlung erreicht werden sollen.
Bei Verhaltenstherapie mit Kindern: Soll bei einer begleitenden Behandlung der Bezugspersonen vom Regelverhältnis 1 : 4 abgewichen werden, muss dies hier begründet werden. Begründung der begleitenden Behandlung der Bezugspersonen in Einzel- oder Gruppensitzungen sowie zur Gruppengröße und Zusammensetzung.
Andere Verfahren als die in den Psychotherapie-Richtlinien genannten therapeutischen Interventionen (B I 1.2) können nicht Bestandteil des Behandlungsplans sein.

9. Dient der Erstantrag der Umwandlung von Kurzzeittherapie in Langzeittherapie, sind im Bericht zusätzlich folgende Fragen zu beantworten und die Antworten im Bericht voranzustellen:

a) Womit wurde die Kurzzeittherapie begründet?

b) Welches sind die Gründe für die Änderung der Indikation und Umwandlung in Langzeittherapie?

c) Welchen Verlauf hatte die bisherige Therapie?

Bericht zum Fortführungsantrag

1. Wichtige Ergänzungen zu den Angaben in den Abschnitten 1.-3. und 5. des Berichtes zum Erstantrag
Lebensgeschichtliche Entwicklung und Krankheitsanamnese, psychischer Befund und Bericht der Angehörigen des Patienten, Befundbericht aus ambulanten oder stationären Behandlungen, ggf. testpsychologische Befunde. Ergänzungen zur Diagnose bzw. Differenzialdiagnose.

2. Zusammenfassung des bisherigen Therapieverlaufs
Ergänzung oder Veränderungen der Verhaltensanalyse, angewandte Methoden, Angaben über die bislang erreichte Veränderung der Symptomatik, ggf. neu hinzugetretene Symptomatik, Mitarbeit des Patienten und ggf. Beziehungspersonen.

3. Beschreibung der Therapieziele für den jetzt beantragten Behandlungsabschnitt und ggf. Änderung des Therapieplans
Prognose nach dem bisherigen Behandlungsverlauf und Begründung der noch wahrscheinlich notwendigen Therapiedauer mit Bezug auf die Veränderungsmöglichkeiten der Verhaltensstörungen des Patienten.

Ergänzungsbericht

Die Inanspruchnahme der Behandlung im Rahmen der Höchstgrenzen nach E 1.2.8 der Psychotherapie-Richtlinien erfordert einen Antrag des Versicherten (des Patienten, ggf. seines gesetzlichen Vertreters) auf Fortführung der Behandlung (Formblatt PTV 1), dem ein aktueller Bericht zum Fortführungsantrag und zusätzlich ein Ergänzungsbericht beizufügen ist.

Im zusätzlichen Ergänzungsbericht ist die Fortführung der Behandlung über den Leistungsumfang hinaus, der in den Psychotherapie-Richtlinien unter E 1.2.1 - 1.2.7 festgelegt wurde, zu begründen und zur beabsichtigten Überschreitung des Behandlungsumfanges Stellung zu nehmen. Dabei sollen folgende Fragen beantwortet werden:

1. Welche Erwartungen knüpft der Patient an die Fortführung der Behandlung? Was möchte er noch erreichen?
2. Welche besonderen Ereignisse sind eingetreten, die eine Fortführung der Behandlung in diesem Umfang notwendig machen?
3. Wie schätzt der Therapeut die Möglichkeit zur Selbsthilfe und zur eigenverantwortlichen Bewältigung der Verhaltensstörungen ein?
4. Welche Stundenzahl wird für die Abschlussphase der verhaltenstherapeutischen Behandlung unbedingt noch für erforderlich gehalten? Welche Sitzungsfrequenz und welche Behandlungsdauer bis zur Beendigung der Therapie ist vorgesehen?

In einem ggf. stattfindenden Obergutachterverfahren sind dem Obergutachter alle bisherigen Unterlagen (sämtliche Vorberichte, sämtliche Stellungnahmen der bisherigen Gutachter, sämtliche Vordrucke PTV 2) zur Verfügung zu stellen.

Name und Anschrift der zuständigen Krankenkasse

Auftrag
der Krankenkasse zur Begutachtung eines Antrages auf Psychotherapie

Chiffre ☐|☐☐☐☐☐☐ des Patienten
Anfangsbuchstabe des Familiennamens | Geburtsdatum 6stellig

Name und Anschrift des Gutachters
Herrn/Frau

Kassenmitarbeiter

Tel.-Durchwahl

- ☐ KZT Antrag
- ☐ Erstantrag / LZT
- ☐ Antrag auf Umwandlung von Kurzzeittherapie in Langzeittherapie (PTV 2 zur Kurzzeittherapie vom ☐☐☐ ist beigefügt)
- ☐ Fortführungsantrag
- ☐ Ergänzungsbericht

Name des Gutachters des Erstantrages

Datum des Vorgutachtens

Sehr geehrte Dame, sehr geehrter Herr,

wir erbitten zu dem obigen Antrag eine gutachtliche Stellungnahme auf dem beigefügten Formblatt PTV 5 (3fach).
Der Bericht des Therapeuten im verschlossenen roten bzw. gelben Briefumschlag sowie seine Angaben auf PTV 2 sind beigefügt.
Die 3. Durchschrift Ihres Gutachtens schicken Sie bitte im beigefügten Freiumschlag an uns zurück.
Das Original senden Sie bitte **direkt** an den Therapeuten.
Die 1. Durchschrift ist für Sie bestimmt.

Ergänzende Angaben über den Patienten

Arbeitsunfähig in den letzten 2 Jahren

vom	bis	wegen
vom	bis	wegen

stationäre / teilstationäre Krankenhausbehandlung in den letzten 5 Jahren

vom	bis	wegen	Krankenhaus
vom	bis	wegen	Krankenhaus

Kuren oder Heilverfahren in den letzten 5 Jahren

vom	bis	wegen	Kurort	Kostenträger
vom	bis	wegen	Kurort	Kostenträger

Für Ihre Bemühungen danken wir Ihnen.

Datum Unterschrift

1.2000 Formblatt **PTV 4** Auftrag der Krankenkasse zur Begutachtung

Paul Albrechts Verlag, 22950 Lütjensee

Name und Anschrift des Therapeuten

Stellungnahme des Gutachters PTV 5 zur beantragten Psychotherapie

Chiffre des Patienten

T T M M J J

Anfangsbuchstabe des Familiennamens | Geburtsdatum 6stellig

Name und Anschrift der Krankenkasse

Bericht vom T T M M J J

Eingangsdatum bei der Krankenkasse *(auf dem Briefumschlag PT 8 oder VT 8)* T T M M J J

Beim Gutachter eingetroffen am T T M M J J

Unter Beachtung des § 70 SGB V sind die Voraussetzungen für die Leistungspflicht der Krankenkasse nach den Psychotherapie-Richtlinien und der Psychotherapie-Vereinbarung für

- ☐ tiefenpsychologisch fundierte Psychotherapie
- ☐ analytische Psychotherapie
- ☐ Verhaltenstherapie

- ☐ als erfüllt anzusehen
- ☐ nicht als erfüllt anzusehen

Anzahl der Leistungen		beantragt	befürwortet	Frequenz (durchschnittlich)
Einzelbehandlung nach Nummer	EBM			Stunden pro Woche
Gruppenbehandlung nach Nummer	EBM			Stunden pro Woche

zuzüglich der Einbeziehung der Bezugsperson(en) als		beantragt	befürwortet	Frequenz (durchschnittlich)
Einzelbehandlung nach Nummer	EBM			Stunden pro Woche
Gruppenbehandlung nach Nummer	EBM			Stunden pro Woche

Begründung des Gutachters nur für den Therapeuten bei Befürwortung und bei Nichtbefürwortung

Kurzbegründung für die Krankenkasse bei Fehlen der Voraussetzungen

- ☐ 1. Es werden Störungen beschrieben, die nicht im Indikationsbereich der Psychotherapie-Richtlinen enthalten sind (R:D)
- ☐ 2. Die aktuell wirksame Psychodynamik der seelischen Erkrankung bzw. das Störungsmodell wird nicht ausreichend erkennbar (R:B I 1.1)
- ☐ 3. Die Wahl des Therapieverfahrens, bzw. des methodischen Vorgehens lässt einen Behandlungserfolg nicht oder nicht ausreichend erwarten (unwirtschaftlich, unzweckmäßig)
- ☐ 4. Zielsetzung der Therapie überschreitet die Grenzen der vertragsärztlichen Versorgung (R:D)
- ☐ 5. Für die beantragte Therapieform lassen die Voraussetzungen beim Patienten oder seine Lebensumstände einen ausreichenden Behandlungserfolg nicht erwarten (R:D I 2.1)
- ☐ 6. Es kann nicht zugestimmt werden, da die notwendigen Voraussetzungen gemäß Psychotherapie-Vereinbarungen beim Therapeuten nicht nachgewiesen wurden
- ☐ 7. Andere Gründe, die dem Therapeuten persönlich mitgeteilt werden

Ausstellungsdatum

Stempel des Gutachters / Unterschrift

Ausfertigung für den Therapeuten

Muster PTV 5a (1.2008)

Paul Albrechts Verlag, 22952 Lütjensee

Name und Anschrift des Therapeuten

Stellungnahme des Gutachters zur beantragten Psychotherapie **PTV 5**

Chiffre des Patienten

	T	T	M	M	J	J

Anfangsbuchstabe des Familiennamens | Geburtsdatum 6stellig

Name und Anschrift der Krankenkasse

Bericht vom	T T M M J J
Eingangsdatum bei der Krankenkasse *(auf dem Briefumschlag PT 8 oder VT 8)*	T T M M J J
Beim Gutachter eingetroffen am	T T M M J J

Unter Beachtung des § 70 SGB V sind die Voraussetzungen für die Leistungspflicht der Krankenkasse nach den Psychotherapie-Richtlinien und der Psychotherapie-Vereinbarung für

- ☐ tiefenpsychologisch fundierte Psychotherapie
  - ☐ analytische Psychotherapie
- ☐ Verhaltenstherapie

- ☐ als erfüllt anzusehen
  - ☐ nicht als erfüllt anzusehen

Anzahl der Leistungen		beantragt	befürwortet	Frequenz (durchschnittlich)
Einzelbehandlung nach Nummer	EBM			Stunden pro Woche
Gruppenbehandlung nach Nummer	EBM			Stunden pro Woche

zuzüglich der Einbeziehung der Bezugsperson(en) als		beantragt	befürwortet	Frequenz (durchschnittlich)
Einzelbehandlung nach Nummer	EBM			Stunden pro Woche
Gruppenbehandlung nach Nummer	EBM			Stunden pro Woche

Begründung des Gutachters nur für den Therapeuten bei Befürwortung und bei Nichtbefürwortung

Kurzbegründung für die Krankenkasse bei Fehlen der Voraussetzungen

- ☐ 1. Es werden Störungen beschrieben, die nicht im Indikationsbereich der Psychotherapie-Richtlinen enthalten sind (R:D)
- ☐ 2. Die aktuell wirksame Psychodynamik der seelischen Erkrankung bzw. das Störungsmodell wird nicht ausreichend erkennbar (R:B I 1.1)
- ☐ 3. Die Wahl des Therapieverfahrens, bzw. des methodischen Vorgehens lässt einen Behandlungserfolg nicht oder nicht ausreichend erwarten (unwirtschaftlich, unzweckmäßig)
- ☐ 4. Zielsetzung der Therapie überschreitet die Grenzen der vertragsärztlichen Versorgung (R:D)
- ☐ 5. Für die beantragte Therapieform lassen die Voraussetzungen beim Patienten oder seine Lebensumstände einen ausreichenden Behandlungserfolg nicht erwarten (R:D I 2.1)
- ☐ 6. Es kann nicht zugestimmt werden, da die notwendigen Voraussetzungen gemäß Psychotherapie-Vereinbarungen beim Therapeuten nicht nachgewiesen wurden
- ☐ 7. Andere Gründe, die dem Therapeuten persönlich mitgeteilt werden

Ausstellungsdatum T T M M J J

Stempel des Gutachters / Unterschrift

Ausfertigung für den Gutachter / Obergutachter

Muster PTV 5b (1.2008)

Paul Albrechts Verlag, 22952 Lütjensee

Name und Anschrift des Therapeuten

Stellungnahme des Gutachters zur beantragten Psychotherapie **PTV 5**

Chiffre des Patienten

Anfangsbuchstabe des Familiennamens | Geburtsdatum 6stellig (TTMMJJ)

Name und Anschrift der Krankenkasse

Bericht vom TTMMJJ

Eingangsdatum bei der Krankenkasse *(auf dem Briefumschlag PT 8 oder VT 8)* TTMMJJ

Beim Gutachter eingetroffen am TTMMJJ

Unter Beachtung des § 70 SGB V sind die Voraussetzungen für die Leistungspflicht der Krankenkasse nach den Psychotherapie-Richtlinien und der Psychotherapie-Vereinbarung für

- ☐ tiefenpsychologisch fundierte Psychotherapie
  - ☐ analytische Psychotherapie
- ☐ Verhaltenstherapie

- ☐ als erfüllt anzusehen
  - ☐ nicht als erfüllt anzusehen

Anzahl der Leistungen		beantragt	befürwortet	Frequenz (durchschnittlich)
Einzelbehandlung nach Nummer	EBM			Stunden pro Woche
Gruppenbehandlung nach Nummer	EBM			Stunden pro Woche

zuzüglich der Einbeziehung der Bezugsperson(en) als		beantragt	befürwortet	Frequenz (durchschnittlich)
Einzelbehandlung nach Nummer	EBM			Stunden pro Woche
Gruppenbehandlung nach Nummer	EBM			Stunden pro Woche

Begründung des Gutachters nur für den Therapeuten bei Befürwortung und bei Nichtbefürwortung

Kurzbegründung für die Krankenkasse bei Fehlen der Voraussetzungen

- ☐ 1. Es werden Störungen beschrieben, die nicht im Indikationsbereich der Psychotherapie-Richtlinen enthalten sind (R:D)
- ☐ 2. Die aktuell wirksame Psychodynamik der seelischen Erkrankung bzw. das Störungsmodell wird nicht ausreichend erkennbar (R:B I 1.1)
- ☐ 3. Die Wahl des Therapieverfahrens, bzw. des methodischen Vorgehens lässt einen Behandlungserfolg nicht oder nicht ausreichend erwarten (unwirtschaftlich, unzweckmäßig)
- ☐ 4. Zielsetzung der Therapie überschreitet die Grenzen der vertragsärztlichen Versorgung (R:D)
- ☐ 5. Für die beantragte Therapieform lassen die Voraussetzungen beim Patienten oder seine Lebensumstände einen ausreichenden Behandlungserfolg nicht erwarten (R:D I 2.1)
- ☐ 6. Es kann nicht zugestimmt werden, da die notwendigen Voraussetzungen gemäß Psychotherapie-Vereinbarungen beim Therapeuten nicht nachgewiesen wurden
- ☐ 7. Andere Gründe, die dem Therapeuten persönlich mitgeteilt werden

Ausstellungsdatum TTMMJJ

Stempel des Gutachters / Unterschrift

Ausfertigung für die Krankenkasse

Muster PTV 5c (1.2008)

Paul Albrechts Verlag, 22952 Lütjensee

Name und Anschrift der zuständigen Krankenkasse

Herrn/Frau

Feststellung
der Leistungspflicht
für Psychotherapie

Bezug: Antrag vom ______________

Sehr geehrte Dame, sehr geehrter Herr,
zu Ihrem Antrag teilen wir Ihnen mit, daß wir die Kosten für Ihre Behandlung übernehmen.

Wir erkennen unsere Leistungspflicht an für:

☐ Kurzzeittherapie ☐ Langzeittherapie

bis zu ☐ Leistungen nach Nr. ☐ BMÄ/E-GO-Einzelbehandlung mit ☐ Std. durchschn. Frequenz pro Woche
bis zu ☐ Leistungen nach Nr. ☐ BMÄ/E-GO-Gruppenbehandlung mit ☐ Std. durchschn. Frequenz pro Woche
für Einbeziehung der Bezugsperson(en)
bis zu ☐ Leistungen nach Nr. ☐ BMÄ/E-GO-Einzelbehandlung mit ☐ Std. durchschn. Frequenz pro Woche
bis zu ☐ Leistungen nach Nr. ☐ BMÄ/E-GO-Gruppenbehandlung mit ☐ Std. durchschn. Frequenz pro Woche

Diese Feststellung gilt nur so lange, wie ein Leistungsanspruch gegenüber unserer Krankenkasse besteht. Wir bitten, einen Wechsel der Krankenkasse sowohl uns als auch dem Therapeuten unverzüglich mitzuteilen.

Mit freundlichen Grüßen

Paul Albrechts Verlag, 22952 Lütjensee

10.2002

Formblatt **PTV 6** Mitteilung der Leistungspflicht an den Antragsteller

Krankenkasse bzw. Kostenträger		
Name, Vorname des Versicherten		geb. am
Kassen-Nr.	Versicherten-Nr.	Status
Betriebsstätten-Nr.	Arzt-Nr.	Datum

PTV 7

Mitteilung der Krankenkasse

über ihre Leistungspflicht
für Psychotherapie (Anerkennungsbescheid)

An den
Therapeuten

Kassenmitarbeiter

Tel.-Durchwahl

Betrifft den Antrag vom_____________ der/des obengenannten Patientin/Patienten

☐ tiefenpsychologisch fundierte Psychotherapie ☐ analytische Psychotherapie ☐ Verhaltenstherapie

- ☐ Kurzzeittherapie
- ☐ Langzeittherapie

- ☐ Erstantrag
- ☐ Fortsetzungsantrag
- ☐ Umwandlung von Kurzzeit- in Langzeittherapie

Sehr geehrte Dame, sehr geehrter Herr,
wir erkennen unsere Leistungspflicht an für:

☐ **KURZZEITTHERAPIE**

bis zu ______ Leistungen nach Nr. __________ EBM-Einzelbehandlung mit ____ Std. durchschn. Frequenz pro Woche
bis zu ______ Leistungen nach Nr. __________ EBM-Gruppenbehandlung mit ____ Std. durchschn. Frequenz pro Woche

für Einbeziehung der Bezugsperson(en)

bis zu ______ Leistungen nach Nr. __________ EBM-Einzelbehandlung mit ____ Std. durchschn. Frequenz pro Woche
bis zu ______ Leistungen nach Nr. __________ EBM-Gruppenbehandlung mit ____ Std. durchschn. Frequenz pro Woche

☐ **LANGZEITTHERAPIE** (siehe Gutachten)

bis zu ______ Leistungen nach Nr. __________ EBM-Einzelbehandlung mit ____ Std. durchschn. Frequenz pro Woche
bis zu ______ Leistungen nach Nr. __________ EBM-Gruppenbehandlung mit ____ Std. durchschn. Frequenz pro Woche

für Einbeziehung der Bezugsperson(en)

bis zu ______ Leistungen nach Nr. __________ EBM-Einzelbehandlung mit ____ Std. durchschn. Frequenz pro Woche
bis zu ______ Leistungen nach Nr. __________ EBM-Gruppenbehandlung mit ____ Std. durchschn. Frequenz pro Woche

Diese Erklärung erfolgt unter der Voraussetzung, dass während des Behandlungszeitraums ein Leistungsanspruch gegenüber unserer Krankenkasse bestehen bleibt.

Die Behandlung ist früher zu beenden, wenn das Behandlungsziel erreicht ist oder der gewünschte Therapieerfolg nicht mehr erwartet werden kann.

Falls eine Fortsetzung der Behandlung über den oben angegebenen Rahmen hinaus notwendig werden sollte, ist diese rechtzeitig während der laufenden Behandlung zu beantragen.

Mit freundlichen Grüßen

__________________ ________________________
Ort, Datum *Unterschrift*

Formblatt **PTV 7a** Mitteilung über die Leistungspflicht der Krankenkasse an den Therapeuten

Paul Albrechts Verlag, 22952 Lütjensee
7.2008

Krankenkasse bzw. Kostenträger		
Name, Vorname des Versicherten		geb. am
Kassen-Nr.	Versicherten-Nr.	Status
Betriebsstätten-Nr.	Arzt-Nr.	Datum

PTV 7

Mitteilung der Krankenkasse

über ihre Leistungspflicht für Psychotherapie (Anerkennungsbescheid)

An den Therapeuten

Kassenmitarbeiter

Tel.-Durchwahl

Betrifft den Antrag vom __________ der/des obengenannten Patientin/Patienten

☐ tiefenpsychologisch fundierte Psychotherapie
☐ Kurzzeittherapie
☐ Langzeittherapie

☐ analytische Psychotherapie
☐ Erstantrag
☐ Fortsetzungsantrag
☐ Umwandlung von Kurzzeit- in Langzeittherapie

☐ Verhaltenstherapie

Sehr geehrte Dame, sehr geehrter Herr,
wir erkennen unsere Leistungspflicht an für:

☐ **KURZZEITTHERAPIE**

bis zu ______ Leistungen nach Nr. __________ EBM-Einzelbehandlung mit ____ Std. durchschn. Frequenz pro Woche
bis zu ______ Leistungen nach Nr. __________ EBM-Gruppenbehandlung mit ____ Std. durchschn. Frequenz pro Woche

für Einbeziehung der Bezugsperson(en)

bis zu ______ Leistungen nach Nr. __________ EBM-Einzelbehandlung mit ____ Std. durchschn. Frequenz pro Woche
bis zu ______ Leistungen nach Nr. __________ EBM-Gruppenbehandlung mit ____ Std. durchschn. Frequenz pro Woche

☐ **LANGZEITTHERAPIE** (siehe Gutachten)

bis zu ______ Leistungen nach Nr. __________ EBM-Einzelbehandlung mit ____ Std. durchschn. Frequenz pro Woche
bis zu ______ Leistungen nach Nr. __________ EBM-Gruppenbehandlung mit ____ Std. durchschn. Frequenz pro Woche

für Einbeziehung der Bezugsperson(en)

bis zu ______ Leistungen nach Nr. __________ EBM-Einzelbehandlung mit ____ Std. durchschn. Frequenz pro Woche
bis zu ______ Leistungen nach Nr. __________ EBM-Gruppenbehandlung mit ____ Std. durchschn. Frequenz pro Woche

Diese Erklärung erfolgt unter der Voraussetzung, dass während des Behandlungszeitraums ein Leistungsanspruch gegenüber unserer Krankenkasse bestehen bleibt.
Die Behandlung ist früher zu beenden, wenn das Behandlungsziel erreicht ist oder der gewünschte Therapieerfolg nicht mehr erwartet werden kann.
Falls eine Fortsetzung der Behandlung über den oben angegebenen Rahmen hinaus notwendig werden sollte, ist diese rechtzeitig während der laufenden Behandlung zu beantragen.

Mit freundlichen Grüßen

Ort, Datum

Unterschrift

Paul Albrechts Verlag, 22952 Lütjensee (7.2011)

Formblatt **PTV 7b** Mitteilung über die Leistungspflicht der Krankenkasse zur Weiterleitung an die Kassenärztliche Vereinigung

Krankenkasse bzw. Kostenträger

Name, Vorname des Versicherten

geb. am

Kassen-Nr.	Versicherten-Nr.	Status

Betriebsstätten-Nr.	Arzt-Nr.	Datum

PTV 7

Mitteilung der Krankenkasse

über ihre Leistungspflicht
für Psychotherapie (Anerkennungsbescheid)

An den
Therapeuten

Kassenmitarbeiter

Tel.-Durchwahl

Betrifft den Antrag vom ______________ der/des obengenannten Patientin/Patienten

☐ tiefenpsychologisch fundierte Psychotherapie ☐ analytische Psychotherapie ☐ Verhaltenstherapie

☐ Kurzzeittherapie
☐ Langzeittherapie

☐ Erstantrag
☐ Fortsetzungsantrag
☐ Umwandlung von Kurzzeit- in Langzeittherapie

Sehr geehrte Dame, sehr geehrter Herr,
wir erkennen unsere Leistungspflicht an für:

☐ **KURZZEITTHERAPIE**

bis zu ______ Leistungen nach Nr. ____________ EBM-Einzelbehandlung mit _____ Std. durchschn. Frequenz pro Woche
bis zu ______ Leistungen nach Nr. ____________ EBM-Gruppenbehandlung mit _____ Std. durchschn. Frequenz pro Woche

für Einbeziehung der Bezugsperson(en)

bis zu ______ Leistungen nach Nr. ____________ EBM-Einzelbehandlung mit _____ Std. durchschn. Frequenz pro Woche
bis zu ______ Leistungen nach Nr. ____________ EBM-Gruppenbehandlung mit _____ Std. durchschn. Frequenz pro Woche

☐ **LANGZEITTHERAPIE** (siehe Gutachten)

bis zu ______ Leistungen nach Nr. ____________ EBM-Einzelbehandlung mit _____ Std. durchschn. Frequenz pro Woche
bis zu ______ Leistungen nach Nr. ____________ EBM-Gruppenbehandlung mit _____ Std. durchschn. Frequenz pro Woche

für Einbeziehung der Bezugsperson(en)

bis zu ______ Leistungen nach Nr. ____________ EBM-Einzelbehandlung mit _____ Std. durchschn. Frequenz pro Woche
bis zu ______ Leistungen nach Nr. ____________ EBM-Gruppenbehandlung mit _____ Std. durchschn. Frequenz pro Woche

Diese Erklärung erfolgt unter der Voraussetzung, dass während des Behandlungszeitraums ein Leistungsanspruch gegenüber unserer Krankenkasse bestehen bleibt.

Die Behandlung ist früher zu beenden, wenn das Behandlungsziel erreicht ist oder der gewünschte Therapieerfolg nicht mehr erwartet werden kann.

Falls eine Fortsetzung der Behandlung über den oben angegebenen Rahmen hinaus notwendig werden sollte, ist diese rechtzeitig während der laufenden Behandlung zu beantragen.

Mit freundlichen Grüßen

Ort, Datum _Unterschrift_

Paul Albrechts Verlag, 22952 Lütjensee
7.2008

Formblatt **PTV 7c** Mitteilung über die Leistungspflicht der Krankenkasse zum Verbleib bei der Krankenkasse

Krankenkasse bzw. Kostenträger		
Name, Vorname des Versicherten		geb. am
Kassen-Nr.	Versicherten-Nr.	Status
Betriebsstätten-Nr.	Arzt-Nr.	Datum

PTV 9

Mitteilung der Krankenkasse über die nicht gegebene Leistungspflicht für Psychotherapie

An den
Therapeuten

Psychotherapie des Patienten

Zuname	Vorname	geb. am:
Straße	Wohnort	

Sehr geehrte

Die Leistungspflicht für die beantragte Psychotherapie ist nicht gegeben. Der Patient wurde von dieser Entscheidung unterrichtet.

☐ Eine Ausfertigung der gutachtlichen Stellungnahme wurde Ihnen vom Gutachter übersandt.

Mit freundlichen Grüßen

Paul Albrechts Verlag, 22952 Lütjensee

Formblatt **PTV 9** Mitteilung über die nicht gegebene Leistungspflicht an den Therapeuten (7.2008)

ACHTUNG!
Dieser Briefumschlag ist nur vom Gutachter zu öffnen

VT 8

Krankenkasse

Chiffre des Patienten

	T	T	M	M	J	J

Anfangsbuchstabe des Familiennamens | Geburtsdatum 6stellig

Datum des Eingangs bei der Krankenkasse | T | T | M | M | J | J |

Verhaltenstherapie

Inhalt

Bericht des Therapeuten an den Gutachter
Zutreffendes bitte ankreuzen

- ☐ PT 2
- ☐ Kurzzeittherapie
- ☐ Langzeittherapie Erstantrag
- ☐ Umwandlungsantrag
- ☐ Fortführungsantrag
- ☐ Ergänzende Befundberichte

Stempel des antragsbegründenden Therapeuten

Muster VT 8 (7.2011)

Paul Albrechts Verlag, 22952 Lütjensee

ACHTUNG!
Dieser Briefumschlag ist nur vom Gutachter zu öffnen

PT 8

Krankenkasse

Chiffre des Patienten

	T	T	M	M	J	J

Anfangsbuchstabe des Familiennamens | Geburtsdatum 6stellig

Datum des Eingangs bei der Krankenkasse | T | T | M | M | J | J |

Tiefenpsychologisch fundierte und analytische Psychotherapie

Inhalt

Bericht des Therapeuten an den Gutachter
Zutreffendes bitte ankreuzen

- ☐ PT 2
- ☐ Kurzzeittherapie
- ☐ Langzeittherapie Erstantrag
- ☐ Umwandlungsantrag
- ☐ Fortführungsantrag
- ☐ Formblatt PT 3 / KZT (K)
- ☐ Formblatt PT 3a (K)
- ☐ Formblatt PT 3b (K)
- ☐ Formblatt PT 3c (K)
- ☐ Ergänzende Befundberichte

Stempel des antragsbegründenden Therapeuten

Muster PT 8 (7.2011)

Paul Albrechts Verlag, 22952 Lütjensee

KAPITEL 12 Beihilfevorschriften zur psychotherapeutischen Behandlung und Maßnahmen der psychosomatischen Grundversorgung*

12.1 Allgemeines

Für die etwa 1,6 Millionen Beamtinnen und Beamte in der Bundesrepublik Deutschland besteht keine Versicherungspflicht in der gesetzlichen Krankenversicherung, § 6 Abs. 2 SGB V. Die Freistellung von der Versicherungspflicht ist bedingt durch ein eigenständiges beamtenspezifisches Krankenversicherungssystem: Beamtinnen und Beamte sowie deren Familien haben Anspruch auf Beihilfe. Aufgrund der Fürsorgepflicht des Dienstherrn gegenüber seinen Beamten und deren Familien erstattet er ihnen die notwendigen und angemessenen Aufwendungen in Krankheitsfällen in einem nach Prozentsätzen festgelegten Umfang zu den sogenannten Bemessungssätzen. Das gilt auch für die Zeit nach Beendigung des Beamtenverhältnisses für alle Versorgungsempfänger. Die Bemessungssätze sind personenbezogen gestaffelt: Der beihilfeberechtigte Beamte erhält eine Beihilfe in Höhe von 50 % (bei zwei und mehr Kindern von 70 %), der pensionierte Beamte von 70 %. Für Krankheitskosten des Ehegatten werden 70 % erstattet, für Krankheitskosten der Kinder 80 %. Sofern letztere Personen – sie werden im Beihilferecht als berücksichtigungsfähige Angehörige bezeichnet – allerdings selbst (z. B. aufgrund eines sozialversicherungspflichtigen Beschäftigungsverhältnisses) in der gesetzlichen Krankenversicherung versichert sind, verdrängt dieser Leistungsanspruch weitgehend den Anspruch auf Beihilfe.

Den anteiligen Beihilfeleistungen des Dienstherrn kommen im Vergleich zum System der gesetzlichen Krankenversicherung die Funktion der hälftigen Beitragsübernahme des Arbeitgebers zu den Kranken- und Pflegeversicherungsbeiträgen der Arbeitnehmer zu.

Da durch Beihilfeleistungen nicht die gesamten Krankheitskosten abgedeckt sind (nur zum Bemessungsgrundsatz!), muss der Beamte für sich und seine berücksichtigungsfähigen Angehörigen ergänzende Vorsorge treffen. Dies geschieht in der Regel durch Abschluss einer privaten Krankenversicherung zu einem sogenannten Prozenttarif („beihilfekonforme" Krankenversicherung).

Beamte, die bis zu ihrer Verbeamtung Mitglied in der gesetzlichen Krankenversicherung gewesen sind, können allerdings unmittelbar nach ihrer Verbeamtung – statt einer privaten Krankenversicherung – ihr bisheriges Versicherungsverhältnis in der gesetzlichen Krankenversicherung in Form einer freiwilligen Mitgliedschaft fortführen.

Die Bundesländer als Dienstherren regeln gemäß ihrer Eigenstaatlichkeit das Beihilferecht für ihre Beamten in eigener Zuständigkeit und Verantwortung. Gleichwohl stimmen die Beihilferegelungen des Bundes und der Länder weitgehend überein. Teilweise wird im Landesbeamtenrecht auf das Bundesbeihilferecht verwiesen und lediglich durch landesbedingte Sonderregelungen ergänzt.

Inhaltlich und in den prozeduralen Vorschriften richtigen sich die Beilhilfevorschriften weitgehend an den Psychotherapie-Richtlinien aus. Auf einige wichtige Unterschiede soll aber nachfolgend hingewiesen werden.

* Dr. med. Ludwig Barth, München, sei für die Mitarbeit bei der Gestaltung dieses Kapitels besonders gedankt.

12.2 Einige wichtige Unterschiede zwischen Beihilfevorschriften und Psychotherapie-Richtlinien/Psychotherapie-Vereinbarungen

- Im Rahmen der Beihilfevorschriften sind keine Behandlungen durch Ausbildungskandidaten vorgesehen.
- Im Rahmen der Beihilfevorschriften sind keine Kurzzeittherapien vorgesehen. Demnach muss ein Antrag auf Prüfung der Beihilfepflichtigkeit bereits nach den probatorischen Sitzungen gestellt werden. Dieser Antrag muss in Aufbau und Inhalt einem „Langzeittherapie-Antrag" entsprechen.
- Die vorgesehenen Behandlungskontingente entsprechen weitgehend denen der Richtlinien-Psychotherapie. Für die analytische Psychotherapie ist aber im Unterschied zur Richtlinien-Psychotherapie nur ein erster Bewilligungsschritt von bis zu 80 Leistungen vorgesehen.

Das von der Richtlinien-Psychotherapie abweichende prozedurale Vorgehen bei der Antragstellung auf Prüfung der Beihilfepflichtigkeit geht aus den nachfolgend abgedruckten Hinweisen hervor. Zur weiteren Information werden auch die entsprechenden Formulare mit abgedruckt.

12.3 Psychotherapie durch Ärzte, Psychologische Psychotherapeuten und Kinder- und Jugendlichenpsychotherapeuten im Rahmen der Beihilfevorschriften

Die Qualifikationsvoraussetzungen von Ärzten, Psychologischen Psychotherapeuten und Kinder- und Jugendlichenpsychotherapeuten, um im Rahmen der Beihilfevorschriften tätig werden zu dürfen, sind in der Anlage 2 der Beihilfeverordnung (BBhV) festgelegt. Diese entsprechen den Voraussetzungen, die auch im Rahmen der Richtlinien-Psychotherapie gefordert werden.

12.3.1 Behandler und Behandlungsverfahren in statistischen Zahlen

Nach den Angaben des zuständigen federführenden Ministeriums wurden im Jahr 2009 etwa **47.000** Anträge auf Prüfung der Beihilfepflichtigkeit für psychotherapeutische Behandlungen gestellt.
Von den gestellten Anträgen wurden

- **37** % von Ärzten und
- **63** % von Nicht-Ärzten (psychologische Psychotherapeuten und Kinder- und Jugendlichenpsychotherapeuten) gestellt.

Auf die **Behandlungsverfahren** bezogen ergibt sich folgende Verteilung:

- **54** % der Anträge bezogen sich auf analytisch begründete Verfahren (analytische Psychotherapie und tiefenpsychologisch fundierte Psychotherapie)
- **46** % der Anträge bezogen sich auf eine verhaltenstherapeutische Behandlung.

(Mit einer Abweichung von nur 1 % entspricht diese Verteilung der Verteilung bei gesetzlich versicherten Patienten – vgl. ➤ Kapitel 1.7).

Setzt man den **Grundberuf** und das beantragte **Behandlungsverfahren** in Relation, ergibt sich folgende Verteilung:

Anträge auf **psychoanalytisch begründete Verfahren** (analytische Psychotherapie und tiefenpsychologisch fundierte Psychotherapie) werden

- In **61 %** der Fälle von Ärzten und in **39 %** der Fälle von Nicht-Ärzten (psychologische Psychotherapeuten und Kinder- und Jugendlichenpsychotherapeuten) gestellt.

Anträge **auf verhaltenstherapeutische Behandlungen** werden in **90 %** der Fälle durch Nicht-Ärzte (psychologische Psychotherapeuten und Kinder- und Jugendlichenpsychotherapeuten) und in **10 %** der Fälle durch ärztliche Psychotherapeuten gestellt.

12.4 Beihilfevorschriften: Auszug im Hinblick auf die Durchführung von ambulant durchgeführter psychotherapeutischer Behandlung und Maßnahmen der psychosomatischen Grundversorgung

(Aktueller Stand der zuletzt geänderten Fassung mit Gültigkeit vom 26.3.2010.)

§ 18

Psychotherapeutische Leistungen

(1) Zu den psychotherapeutischen Leistungen gehören Leistungen der psychosomatischen Grundversorgung (§ 19), der tiefenpsychologisch fundierten und analytischen Psychotherapien (§ 20) sowie der Verhaltenstherapien (§ 21). Aufwendungen für tiefenpsychologisch fundierte und analytische Psychotherapien sowie Verhaltenstherapien sind nur beihilfefähig bei

1. affektiven Störungen (depressiven Episoden, rezidivierenden depressiven Störungen, Dysthymie),
2. Angststörungen und Zwangsstörungen,
3. somatoformen Störungen und dissoziativen Störungen (Konversionsstörungen),
4. Anpassungsstörungen und Reaktionen auf schwere Belastungen,
5. Essstörungen,
6. nichtorganischen Schlafstörungen,
7. sexuellen Funktionsstörungen,
8. Persönlichkeitsstörungen und Verhaltensstörungen,
9. Verhaltensstörungen und emotionalen Störungen mit Beginn in der Kindheit und Jugend.

Eine Psychotherapie kann neben oder nach einer somatischen ärztlichen Behandlung von Krankheiten oder deren Auswirkungen angewandt werden, wenn psychische Faktoren einen wesentlichen pathogenetischen Anteil daran haben und sich ein Ansatz für die Anwendung einer Psychotherapie bietet; Indikationen hierfür können nur sein:

1. Abhängigkeit von Alkohol, Drogen oder Medikamenten nach vorangegangener Entgiftungsbehandlung im Stadium der Entwöhnung unter Abstinenz,
2. seelische Krankheit aufgrund frühkindlicher emotionaler Mangelzustände oder tief greifender Entwicklungsstörungen; in Ausnahmefällen auch seelische Krankheiten, die im Zusammenhang mit frühkindlichen körperlichen Schädigungen oder Missbildungen stehen,
3. seelische Krankheit als Folge schwerer chronischer Krankheitsverläufe,
4. psychische Begleit-, Folge- oder Residualsymptomatik psychotischer Erkrankungen.

Die Leistungen müssen von einer Ärztin, einem Arzt, einer Therapeutin oder einem Therapeuten nach Anlage 2 Nummer 2 bis 4 erbracht werden. Eine Sitzung der tiefenpsychologisch fundierten oder analytischen Psychotherapie oder Verhaltenstherapie umfasst eine Behandlungsdauer von mindestens 50 Minuten bei einer Einzelbehandlung und mindestens 100 Minuten bei einer Gruppenbehandlung.

(2) Aufwendungen für psychotherapeutische Behandlungen, die zu den wissenschaftlich anerkannten Verfahren gehören und nach den Abschnitten B und G der Anlage zur Gebührenordnung für Ärzte abgerechnet werden, sind beihilfefähig, wenn

1. sie der Feststellung, Heilung oder Linderung von seelischen Krankheiten nach Absatz 1 dienen, bei denen Psychotherapie indiziert ist,
2. nach einer biographischen Analyse oder Verhaltensanalyse und gegebenenfalls nach höchstens fünf, bei analytischer Psychotherapie bis zu acht probatorischen Sitzungen die Voraussetzungen für einen Behandlungserfolg gegeben sind und
3. die Festsetzungsstelle vor Beginn der Behandlung die Beihilfefähigkeit der Aufwendungen auf Grund eines Gutachtens zur Notwendigkeit und zu Art und Umfang der Behandlung anerkannt hat.

Für das Erstellen von Gutachten nach Satz 1 Nummer 3 benennt das Bundesministerium des Innern geeignete Gutachterinnen und Gutachter und gibt diese durch Verwaltungsvorschrift bekannt. Für Beihilfeberechtigte nach § 3 und deren berücksichtigungsfähige Angehörige kann das Gutachten beim Gesundheitsdienst des Auswärtigen Amtes oder einer Ärztin oder einem Arzt eingeholt werden, die oder den der Gesundheitsdienst des Auswärtigen Amtes beauftragt hat.

(3) Für die psychosomatische Grundversorgung müssen die Voraussetzungen des Absatzes 2 Satz 1 Nr. 2 und 3 nicht erfüllt sein. Aufwendungen für Maßnahmen nach Absatz 2 Satz 1 Nr. 2 sind auch dann beihilfefähig, wenn sich eine psychotherapeutische Behandlung als nicht notwendig erwiesen hat.

(4) Aufwendungen für katathymes Bilderleben sind nur im Rahmen eines übergeordneten tiefenpsychologischen Therapiekonzepts beihilfefähig.

(5) Aufwendungen für Rational Emotive Therapie sind nur im Rahmen eines umfassenden verhaltenstherapeutischen Behandlungskonzepts beihilfefähig.

(6) Vor Behandlungen durch Psychologische Psychotherapeutinnen, Psychologische Psychotherapeuten, Kinder- und Jugendlichenpsychotherapeutinnen oder Kinder- und Jugendlichenpsychotherapeuten muss spätestens nach den probatorischen Sitzungen und vor der Einleitung des Begutachtungsverfahrens eine somatische Abklärung erfolgen. Diese Abklärung muss eine Ärztin oder ein Arzt vornehmen und in einem Konsiliarbericht schriftlich bestätigen.

(7) Aufwendungen für eine bis zu sechs Monate dauernde ambulante psychosomatische Nachsorge nach einer stationären psychosomatischen Behandlung sind in angemessener Höhe beihilfefähig.

(8) Für Beihilfeberechtigte nach § 3 und deren berücksichtigungsfähige Angehörige, die am Dienstort keinen direkten Zugang zu muttersprachlichen psychotherapeutischen Behandlungen haben, sind Aufwendungen für

1. tiefenpsychologisch fundierte Psychotherapie nach Nummer 861 des Gebührenverzeichnisses für ärztliche Leistungen der Gebührenordnung für Ärzte oder
2. Verhaltenstherapie nach Nummer 870 des Gebührenverzeichnisses für ärztliche Leistungen der Gebührenordnung für Ärzte

auch in Form eines Internet-gestützten Therapieverfahrens beihilfefähig. Für Internet-gestützte Therapieverfahren sind bis zu 15 Sitzungen beihilfefähig. Tiefenpsychologisch fundierte Psychotherapie und Verhaltenstherapie in Gruppen sowie analytische Psychotherapie als Einzel- oder Gruppentherapie sind nach Einholung eines erneuten Gutachtens gegebenenfalls umzuwandeln. Aufwendungen für Leistungen nach Satz 1 sind nur beihilfefähig, wenn diese im Rahmen einer im Inland begonnenen psychotherapeutischen Behandlung zur weiteren Stabilisierung des erreichten Behandlungserfolgs notwendig sind. Das Therapieverfahren kann durch Einzelkontakt mittels Telefon oder E-Mail-Brücke erfolgen.

(9) Nicht beihilfefähig sind Aufwendungen für

1. gleichzeitige Behandlungen nach den §§ 19 bis 21 und
2. die in Anlage 2 Nummer 1 aufgeführten Behandlungsverfahren.

§ 19

Psychosomatische Grundversorgung

(1) Die psychosomatische Grundversorgung, zu der Beihilfe gewährt wird, umfasst

1. verbale Interventionen im Rahmen der Nummer 849 des Gebührenverzeichnisses für ärztliche Leistungen der Gebührenordnung für Ärzte oder
2. übende und suggestive Verfahren nach den Nummern 845 bis 847 des Gebührenverzeichnisses für ärztliche Leistungen der Gebührenordnung für Ärzte (autogenes Training, Jacobsonsche Relaxationstherapie, Hypnose).

(2) Aufwendungen sind je Krankheitsfall beihilfefähig für

1. verbale Intervention als einzige Leistung für bis zu 25 Sitzungen,
2. autogenes Training und Jacobsonsche Relaxationstherapie als Einzel- oder Gruppenbehandlung für bis zu zwölf Sitzungen sowie
3. Hypnose als Einzelbehandlung für bis zu zwölf Sitzungen. Neben den Aufwendungen für eine verbale Intervention nach Nummer 849 des Gebührenverzeichnisses für ärztliche Leistungen der Gebührenordnung für Ärzte sind Aufwendungen für körperbezogene Leistungen der Ärztin oder des Arztes beihilfefähig.

(3) Die Gewährung von Beihilfe ist ausgeschlossen, wenn eine verbale Intervention mit übenden und suggestiven Verfahren in derselben Sitzung durchgeführt wird oder wenn autogenes Training, Jacobsonsche Relaxationstherapie und Hypnose in einem Krankheitsfall nebeneinander durchgeführt werden.

§ 20

Tiefenpsychologisch fundierte und analytische Psychotherapie

(1) Aufwendungen für Behandlungen der tiefenpsychologisch fundierten und der analytischen Psychotherapie nach den Nummern 860 bis 865 der Anlage zur Gebührenordnung für Ärzte sind je Krankheitsfall nur in folgendem Umfang beihilfefähig:

1. tiefenpsychologisch fundierte Psychotherapie von Erwachsenen:

	Einzelbehandlung	**Gruppenbehandlung**
Regelfall	50 Sitzungen	40 Sitzungen
besondere Fälle	30 weitere Sitzungen	20 weitere Sitzungen
wenn das Behandlungsziel in den genannten Sitzungen noch nicht erreicht worden ist	höchstens 20 weitere Sitzungen	höchstens 20 weitere Sitzungen

2. analytische Psychotherapie von Erwachsenen:

	Einzelbehandlung	**Gruppenbehandlung**
Regelfall	80 Sitzungen	40 Sitzungen
bei erneuter eingehender Begründung der Therapeutin/des Therapeuten	80 weitere Sitzungen	40 weitere Sitzungen
in besonderen Ausnahmefällen	nochmals 80 weitere Sitzungen	nochmals 40 weitere Sitzungen
wenn das Behandlungsziel in den genannten Sitzungen noch nicht erreicht worden ist	begrenzte Behandlungsdauer von bis zu 60 weiteren Sitzungen	begrenzte Behandlungsdauer von bis zu 30 weiteren Sitzungen

3. tiefenpsychologisch fundierte oder analytische Psychotherapie von Kindern:

	Einzelbehandlung	**Gruppenbehandlung**
Regelfall	70 Sitzungen	40 Sitzungen
bei erneuter eingehender Begründung der Therapeutin/des Therapeuten	50 weitere Sitzungen	20 weitere Sitzungen
in besonderen Ausnahmefällen	nochmals 30 weitere Sitzungen	nochmals 30 weitere Sitzungen

4. tiefenpsychologisch fundierte oder analytische Psychotherapie von Jugendlichen:

	Einzelbehandlung	**Gruppenbehandlung**
Regelfall	90 Sitzungen	40 Sitzungen
bei erneuter eingehender Begründung der Therapeutin/des Therapeuten	50 weitere Sitzungen	20 weitere Sitzungen
in besonderen Ausnahmefällen	nochmals 40 weitere Sitzungen	nochmals 30 weitere Sitzungen

In medizinisch besonders begründeten Einzelfällen kann die Beihilfefähigkeit von Aufwendungen für die durch Gutachten belegte notwendige Behandlung auch für eine über die in Satz 1 Nummer 3 und 4 zugelassene Höchstzahl von Sitzungen hinaus anerkannt werden. Hierüber entscheidet die oberste Dienstbehörde.

(2) Der Beihilfefähigkeit steht nicht entgegen, wenn bei tiefenpsychologisch fundierter oder analytischer Psychotherapie von Kindern und Jugendlichen bis zur Vollendung des 18. Lebensjahres Bezugspersonen einbezogen werden.

(3) Im Rahmen psychoanalytisch begründeter Verfahren ist die simultane Kombination von Einzel- und Gruppentherapie grundsätzlich ausgeschlossen. Auf dem Gebiet der tiefenpsychologisch fundierten Psychotherapie kann eine solche Kombination nur bei niederfrequenten Therapien auf Grund eines besonders begründeten Erstantrages durchgeführt werden.

§ 21

Verhaltenstherapie

(1) Aufwendungen für Verhaltenstherapien nach den Nummern 870 und 871 der Anlage zur Gebührenordnung für Ärzte sind je Krankheitsfall nur in folgendem Umfang beihilfefähig:
1. bei Erwachsenen

	Einzelbehandlung	**Gruppenbehandlung**
Regelfall	45 Sitzungen	45 Sitzungen
wird das Behandlungsziel nicht innerhalb der genannten Sitzungen erreicht	15 weitere Sitzungen	15 weitere Sitzungen
nur in besonderen Ausnahmefällen	20 weitere Sitzungen	20 weitere Sitzungen

2. bei Kindern und Jugendlichen einschließlich gegebenenfalls notwendiger begleitender Behandlung von Bezugspersonen

	Einzelbehandlung	**Gruppenbehandlung (höchstens 8 Teilnehmende)**
Regelfall	45 Sitzungen	45 Sitzungen
wird das Behandlungsziel nicht innerhalb der genannten Sitzungen erreicht	15 weitere Sitzungen	15 weitere Sitzungen
nur in besonderen Ausnahmefällen	20 weitere Sitzungen	20 weitere Sitzungen

(2) Von dem Anerkennungsverfahren nach § 18 Absatz 2 Satz 1 Nummer 3 ist abzusehen, wenn der Festsetzungsstelle nach den probatorischen Sitzungen die Feststellung der Therapeutin oder des Therapeuten nach den Nummern 2 bis 4 der Anlage 2 vorgelegt wird, dass die Behandlung bei Einzelbehandlung nicht mehr als zehn Sitzungen sowie bei Gruppenbehandlung nicht mehr als 20 Sitzungen erfordert. Muss in besonderen Ausnahmefällen die Behandlung über die festgestellte Zahl dieser Sitzungen hinaus verlängert werden, ist die Festsetzungsstelle hierüber unverzüglich zu unterrichten. Aufwendungen für weitere Sitzungen sind nur nach vorheriger Anerkennung durch die Festsetzungsstelle beihilfefähig. Die Festsetzungsstelle hat hierzu ein Gutachten nach § 18 Absatz 2 Satz 1 Nummer 3 zu Art und Umfang der notwendigen Behandlung einzuholen.

12.5 Anlage 2 zu §§ 18–21 der BBhV

Ambulant durchgeführte psychotherapeutische Behandlungen und Maßnahmen der psychosomatischen Grundversorgung

1 Psychotherapeutische Leistungen

1.1 Nicht beihilfefähige Behandlungsverfahren sind:
1. Familientherapie,
2. Funktionelle Entspannung nach M. Fuchs,
3. Gesprächspsychotherapie (z. B. nach Rogers),
4. Gestaltungstherapie,
5. Körperbezogene Therapie,

6. Konzentrative Bewegungstherapie,
7. Logotherapie,
8. Musiktherapie,
9. Heileurhythmie,
10. Psychodrama,
11. Respiratorisches Biofeedback,
12. Transaktionsanalyse.

1.2 Aufwendungen für Behandlungen, die zur schulischen, beruflichen oder sozialen Anpassung (z. B. zur Berufsförderung oder zur Erziehungsberatung) bestimmt sind, sind nicht beihilfefähig.

2 Psychosomatische Grundversorgung

2.1 Aufwendungen für eine verbale Intervention sind nur beihilfefähig, wenn die Behandlung von einer Fachärztin oder einem Facharzt für

- Allgemeinmedizin,
- Augenheilkunde,
- Frauenheilkunde und Geburtshilfe,
- Haut- und Geschlechtskrankheiten,
- Innere Medizin,
- Kinderheilkunde,
- Kinder- und Jugendpsychiatrie und -psychotherapie,
- Neurologie,
- Phoniatrie und Pädaudiologie,
- Psychiatrie und Psychotherapie,
- psychotherapeutische Medizin oder
- Urologie

durchgeführt wird.

2.2 Aufwendungen für übende und suggestive Verfahren (autogenes Training, Jacobsonsche Relaxationstherapie, Hypnose) sind nur dann beihilfefähig, wenn die Behandlung von

- einer Ärztin oder einem Arzt,
- einer Psychologischen Psychotherapeutin oder einem Psychologischen Psychotherapeuten,
- einer Kinder- und Jugendlichenpsychotherapeutin oder einem Kinder- und Jugendlichenpsychotherapeuten durchgeführt wird und diese Person über entsprechende Kenntnisse und Erfahrungen in der Anwendung solcher Verfahren verfügt.

3 Tiefenpsychologisch fundierte und analytische Psychotherapie

3.1 Wird die Behandlung durch eine ärztliche Psychotherapeutin oder einen ärztlichen Psychotherapeuten durchgeführt, muss diese Person Fachärztin oder Facharzt für einen der folgenden Fachbereiche sein:

- Psychotherapeutische Medizin oder Psychosomatische Medizin und Psychotherapie,
- Psychiatrie und Psychotherapie,
- Kinder- und Jugendpsychiatrie und -psychotherapie oder
- Ärztin oder Arzt mit der Bereichs- oder Zusatzbezeichnung „Psychotherapie“ oder „Psychoanalyse“.
- Eine Fachärztin oder ein Facharzt für
  - Psychotherapeutische Medizin,
  - Psychiatrie und Psychotherapie oder
  - Kinder- und Jugendpsychiatrie und -psychotherapie sowie
- eine Ärztin oder ein Arzt mit der Bereichsbezeichnung „Psychotherapie“ kann nur tiefenpsychologisch fundierte Psychotherapie (Nummern 860 bis 862 des Gebührenverzeichnisses der GOÄ) durchführen. Eine Ärztin oder ein Arzt mit der Bereichs- oder Zusatzbezeichnung „Psychoanalyse“ oder mit der vor dem 1. April 1984 verliehenen Bereichsbezeichnung „Psychotherapie“ kann auch analytische Psychotherapie (Nummern 863, 864 des Gebührenverzeichnisses der GOÄ) erbringen.

3.2 Eine Psychologische Psychotherapeutin oder ein Psychologischer Psychotherapeut mit einer Approbation nach § 2 des Psychotherapeutengesetzes (PsychThG) kann Leistungen für diejenige anerkannte Psychotherapieform erbringen, für die sie oder er eine vertiefte Ausbildung erfahren hat (tiefenpsychologisch fundierte oder analytische Psychotherapie).

3.3 Wird die Behandlung durch eine Psychologische Psychotherapeutin oder einen Psychologischen Psychotherapeuten mit einer Approbation nach § 12 PsychThG durchgeführt, muss diese Person

- zur vertragsärztlichen Versorgung der gesetzlichen Krankenkassen zugelassen oder
- in das Arztregister eingetragen sein oder

- über eine abgeschlossene Ausbildung in tiefenpsychologisch fundierter und analytischer Psychotherapie an einem bis zum 31. Dezember 1998 von der Kassenärztlichen Bundesvereinigung anerkannten psychotherapeutischen Ausbildungsinstitut verfügen. Eine Psychologische Psychotherapeutin oder ein Psychologischer Psychotherapeut kann nur Leistungen für diejenige Psychotherapieform erbringen (tiefenpsychologisch fundierte oder analytische Psychotherapie), für die sie oder er zur vertragsärztlichen Versorgung der gesetzlichen Krankenkassen zugelassen oder in das Arztregister eingetragen ist. Eine Psychologische Psychotherapeutin oder ein Psychologischer Psychotherapeut, die oder der über eine abgeschlossene Ausbildung an einem anerkannten psychotherapeutischen Ausbildungsinstitut verfügt, kann tiefenpsychologisch fundierte und analytische Psychotherapie durchführen (Nummern 860, 861 und 863 GOÄ).

3.4 Eine Kinder- und Jugendlichenpsychotherapeutin oder einem Kinder- und Jugendlichenpsychotherapeut mit einer Approbation nach § 2 PsychThG kann Leistungen für diejenige Psychotherapieform bei Kindern und Jugendlichen erbringen, für die sie oder er eine vertiefte Ausbildung erfahren hat (tiefenpsychologisch fundierte oder analytische Psychotherapie).

3.5 Wird die Behandlung von Kindern und Jugendlichen von einer Kinder- und Jugendlichenpsychotherapeutin oder einem Kinder- und Jugendlichenpsychotherapeuten mit einer Approbation nach § 12 PsychThG durchgeführt, muss diese Person

- zur vertragsärztlichen Versorgung der gesetzlichen Krankenkassen zugelassen,
- in das Arztregister eingetragen sein oder
- über eine abgeschlossene Ausbildung in tiefenpsychologisch fundierter und analytischer Psychotherapie an einem bis zum 31. Dezember 1998 von der Kassenärztlichen Bundesvereinigung anerkannten psychotherapeutischen Ausbildungsinstitut für Kinder- und Jugendlichenpsychotherapie verfügen.

3.6 Eine Kinder- und Jugendlichenpsychotherapeutin oder ein Kinder- und Jugendlichenpsychotherapeut kann nur Leistungen für diejenige Psychotherapieform erbringen (tiefenpsychologisch fundierte oder analytische Psychotherapie), für die sie oder er zur vertragsärztlichen Versorgung der gesetzlichen Krankenkassen zugelassen oder in das Arztregister eingetragen ist. Eine Kinder- und Jugendlichenpsychotherapeutin oder ein Kinder- und Jugendlichenpsychotherapeut, die oder der über eine abgeschlossene Ausbildung an einem anerkannten psychotherapeutischen Ausbildungsinstitut für Kinder- und Jugendlichenpsychotherapie verfügt, kann tiefenpsychologisch fundierte und analytische Psychotherapie durchführen (Nummern 860, 861 und 863 GOÄ).

3.7 Die fachliche Befähigung für die Behandlung von Kindern und Jugendlichen ist, sofern die Behandlung nicht durch eine Fachärztin oder einen Facharzt für Kinder- und Jugendpsychiatrie und -psychotherapie, eine Kinder- und Jugendlichenpsychotherapeutin oder einen Kinder- und Jugendlichenpsychotherapeuten erfolgt, neben der Berechtigung nach den Nummern 3.1, 3.2 oder 3.3, durch eine entsprechende Berechtigung einer Kassenärztlichen Vereinigung nachzuweisen. Die fachliche Befähigung für Gruppenbehandlungen ist, sofern die Behandlung nicht durch eine Fachärztin oder einen Facharzt für Psychotherapeutische Medizin oder für Psychosomatische Medizin und Psychotherapie erfolgt, neben der Berechtigung nach den Nummern 3.1, 3.2 oder 3.3, durch eine entsprechende Berechtigung einer Kassenärztlichen Vereinigung nachzuweisen.

3.8 Voraussetzung für die Beihilfefähigkeit der Aufwendungen in besonderen Ausnahmefällen ist, dass vor Beginn der Behandlung eine erneute eingehende Begründung der Therapeutin oder des Therapeuten vorgelegt und die Behandlung durch die Festsetzungsstelle im Vorfeld anerkannt wird. Zeigt sich bei der Therapie, dass das Behandlungsziel innerhalb der vorgesehenen Anzahl der Sitzungen nicht erreicht wird, kann in medizinisch besonders begründeten Einzelfällen eine weitere begrenzte Behandlungsdauer anerkannt werden. Voraussetzung für die Anerkennung ist das Vorliegen einer Indikation nach § 20 Abs. 1, die nach ihrer besonderen Symptomatik und Struktur eine besondere tiefenpsychologisch fundierte oder analytische Bearbeitung erfordert und eine hinreichende Prognose über das Erreichen des Behandlungsziels erlaubt. Die Anerkennung darf erst im letzten Behandlungsabschnitt erfolgen.

4 Verhaltenstherapie

4.1 Wird die Behandlung durch eine ärztliche Psychotherapeutin oder einen ärztlichen Psychotherapeuten durchgeführt, muss diese Person Fachärztin oder Facharzt für eines der folgenden Fachgebiete sein:

- Psychotherapeutische Medizin oder Psychosomatische Medizin und Psychotherapie,
- Psychiatrie und Psychotherapie,
- Kinder- und Jugendpsychiatrie und -psychotherapie oder
- Ärztin oder Arzt mit der Bereichs- oder Zusatzbezeichnung „Psychotherapie". Ärztliche Psychotherapeutinnen oder ärztliche Psychotherapeuten können die Behandlung durchführen, wenn sie den Nachweis erbringen, dass sie während ihrer Weiterbildung schwerpunktmäßig Kenntnisse und Erfahrungen in Verhaltenstherapie erworben haben.

4.2 Eine Psychologische Psychotherapeutin oder ein Psychologischer Psychotherapeut mit einer Approbation nach § 2 PsychThG kann Verhaltenstherapie erbringen, wenn sie oder er dafür eine vertiefte Ausbildung erfahren hat.

4.3 Wird die Behandlung durch eine Psychologische Psychotherapeutin, einen Psychologischen Psychotherapeuten, eine Kinder- und Jugendlichenpsychotherapeutin oder einen Kinder- und Jugendlichentherapeuten mit einer Approbation nach § 12 PsychThG durchgeführt, muss diese Person

- zur vertragsärztlichen Versorgung der gesetzlichen Krankenkassen zugelassen,
- in das Arztregister eingetragen sein oder
- über eine abgeschlossene Ausbildung in Verhaltenstherapie an einem bis zum 31. Dezember 1998 von der Kassenärztlichen Bundesvereinigung anerkannten verhaltenstherapeutischen Ausbildungsinstitut verfügen.

4.4 Die fachliche Befähigung für die Behandlung von Kindern und Jugendlichen ist, sofern die Behandlung nicht durch eine Fachärztin oder einen Facharzt für Kinder- und Jugendpsychiatrie und -psychotherapie, eine Kinder- und Jugendlichenpsychotherapeutin oder einen Kinder- und Jugendlichenpsychotherapeuten erfolgt, neben der Berechtigung nach den Nummern 4.1, 4.2 oder 4.3, durch eine entsprechende Berechtigung einer Kassenärztlichen Vereinigung nachzuweisen. Die fachliche Befähigung für Gruppenbehandlungen ist, sofern die Behandlung nicht durch eine Fachärztin oder eine Facharzt für Psychotherapeutische Medizin oder für Psychosomatische Medizin und Psychotherapie erfolgt, neben der Berechtigung nach den Nummern 4.1, 4.2 und oder 4.4, durch eine entsprechende Berechtigung einer Kassenärztlichen Vereinigung nachzuweisen.

Anhang 2
(VwV zu § 18 Abs. 2 BBhV)

Formblätter zum Verfahren bei ambulanter Psychotherapie

Formblatt 1 (zu Nummer 18.2.2)

Antrag auf Anerkennung der Beihilfefähigkeit für Psychotherapie

I. Anonymisierungscode der oder des Beihilfeberechtigten

Ich bitte um Anerkennung der Beihilfefähigkeit der Aufwendungen für Psychotherapie.

Ort, Datum ....
(Unterschrift der oder des Beihilfeberechtigten)

II. Auskunft der Patientin / des Patienten

A) Wer wird behandelt?
(Beihilfeberechtigte/Beihilfeberechtigter/Ehefrau/Ehemann/Sohn/Tochter)

Alter

B) Schweigepflichtentbindung

Ich ermächtige Frau/Herrn

....

der Fachgutachterin/dem Fachgutachter der Festsetzungsstelle Auskunft zu geben und entbinde sie/ihn von der Schweigepflicht der Ärztin/des Arztes oder Psychotherapeutin/Psychotherapeuten (nachfolgend Therapeutinnen oder Therapeuten genannt) und bin damit einverstanden, dass die Fachgutachterin/der Fachgutachter der Festsetzungsstelle mitteilt, ob und in welchem Umfang die Behandlung medizinisch notwendig ist.

Ort, Datum ....
(Unterschrift der Patientin / des Patienten oder der gesetzlichen Vertreterin oder des gesetzlichen Vertreters)

Bescheinigung der Therapeutin oder des Therapeuten

1. Welche Krankheit wird durch die Psychotherapie behandelt?

Diagnose

2. Welcher Art ist die Psychotherapie?

☐ Erstbehandlung ☐ Verlängerung/Folgebehandlung

☐ tiefenpsychologisch fundierte Psychotherapie
☐ analytische Psychotherapie
☐ Verhaltenstherapie

3. Wurde bereits früher eine psychotherapeutische Behandlung durchgeführt?

Von ______________ bis ______________ Anzahl der Sitzungen ____

4. Mit wie vielen Sitzungen ist zu rechnen?

______ Anzahl der Einzelsitzungen ______ Anzahl der Gruppensitzungen

5. Wird bei Kindern und Jugendlichen auch eine Bezugsperson begleitend behandelt?

☐ ja ☐ nein ______ Anzahl der Sitzungen

6. Gebührenziffer:

Gebührenhöhe je Sitzung ______________________

Fachkundenachweis für die beantragte Psychotherapie

1. **Ärztinnen und Ärzte** (Zutreffendes bitte ankreuzen)
   ☐ Fachärztin/Facharzt für Psychosomatische Medizin und Psychotherapie
   ☐ Fachärztin/Facharzt für Psychotherapeutische Medizin
   ☐ Fachärztin/Facharzt für Psychiatrie und Psychotherapie
   ☐ Fachärztin/Facharzt für Kinder- und Jugendpsychiatrie und -psychotherapie

   verliehen: ☐ **vor** dem 1. April 1984
   ☐ **nach** dem 1. April 1984

   ☐ Schwerpunkt tiefenpsychologisch fundierte Psychotherapie
   ☐ Schwerpunkt Verhaltenstherapie
   ☐ Bereichsbezeichnung Psychoanalyse

   Eine Berechtigung zur Behandlung
   ☐ in Gruppen
   ☐ von Kindern und Jugendlichen

   liegt vor.

2. Psychologische Psychotherapeutinnen oder -therapeuten/Kinder- und Jugendlichenpsychotherapeutinnen oder –therapeuten
(Zutreffendes ankreuzen)

2.1 Psychologische Psychotherapeutin/Psychologischer Psychotherapeut, Kinder- und Jugendlichenpsychotherapeutin/ Kinder- und Jugendlichenpsychotherapeut mit Approbation nach § 2 des Psychotherapeutengesetzes (PsychThG)

Datum der Approbation ________________ als

☐ Psychologische Psychotherapeutin/Psychologischer Psychotherapeut

☐ Kinder- und Jugendlichenpsychotherapeutin/Kinder- und Jugendlichenpsychotherapeut

☐ Psychologische Psychotherapeutin und Kinder- und Jugendlichenpsychotherapeutin/Psychologischer Psychotherapeut und Kinder- und Jugendlichenpsychotherapeut

Für welche durch den gemeinsamen Bundesausschuss nach § 92 Abs. 6a SGB V anerkannten Behandlungsverfahren liegt eine durch staatliche Prüfung abgeschlossene „vertiefte Ausbildung" nach § 8 (3) Abs. 1 PsychThG und entsprechend 3.2, 3.3 sowie 4.2 der Anlage 2 der BhV vor?

☐ tiefenpsychologisch fundierte Psychotherapie

☐ analytische Psychotherapie

☐ Verhaltenstherapie

bei ☐ Erwachsenen, bei ☐ Kindern und Jugendlichen, in ☐ Gruppen.

Name der staatlich anerkannten Ausbildungsstätte (nach § 6 PsychThG)

____

Liegt

a) ggf. eine entsprechende KV-Zulassung vor? ja ☐ nein ☐

KV-Zulassungsnummer: ________________ , bei welcher KV? ________________

b) ein Eintrag in das Ärzteregister vor?

ja ☐ nein ☐, bei welcher KV? ________________

Wenn a) und b) verneint, Begründung:

____

2.2 Psychologische Psychotherapeutin/Psychologischer Psychotherapeut, Kinder- und Jugendlichenpsychotherapeutin/ Kinder- und Jugendlichenpsychotherapeut mit Approbation nach § 12 PsychThG (Übergangsregelung)

Datum der Approbation ________________ als

☐ Psychologische Psychotherapeutin/Psychologischer Psychotherapeut

☐ Kinder- und Jugendlichenpsychotherapeutin/Kinder- und Jugendlichenpsychotherapeut

☐ Psychologische Psychotherapeutin und Kinder- und Jugendlichenpsychotherapeutin/Psychologischer Psychotherapeut und Kinder- und Jugendlichenpsychotherapeut

KV-Zulassungsnummer: ____________________ , bei welcher KV? ____________________

Gegebenenfalls Eintragung in das Arztregister bei KV ________________________________

Bezogen auf KV-Zulassung oder Eintrag ins Arztregister geben Sie bitte im Sinne von § 12 PsychThG in Verbindung mit 3.3, 3.5 sowie 4.3 der Anlage 2 der BBhV und § 95c 2.3 SGB V an, für welches durch den Gemeinsamen Bundesausschuss nach § 92 Abs. 6a SGB V anerkannte Behandlungsverfahren Sie eine vertiefte Ausbildung nachgewiesen haben.

☐ tiefenpsychologisch fundierte Psychotherapie

☐ analytische Psychotherapie

☐ Verhaltenstherapie

bei ☐ Erwachsenen, bei ☐ Kindern und Jugendlichen, in ☐ Gruppen.

Verfügen Sie ggf. über eine abgeschlossene Zusatzausbildung an einem (bis 31.12.98 von der KBV) anerkannten psychotherapeutischen Ausbildungsinstitut: ja ☐ nein ☐

für ☐ tiefenpsychologisch fundierte Psychotherapie und (!) analytische Psychotherapie,

☐ Verhaltenstherapie

Name und Ort des Institutes: ____________________________

Datum des Abschlusses: ____________________________

Ort, Datum ____________________ ________________________________

(Unterschrift und Stempel der Therapeutin/des Therapeuten)

Formblatt 2 (zu Nummer 18.2.2)

Absender: ....
(Name und Anschrift der Therapeutin oder des Therapeuten)

Bericht

Der Bericht ist in einem verschlossenen, deutlich als vertrauliche Arztsache gekennzeichneten orangefarbenen Umschlag an die Festsetzungsstelle zur Weiterleitung an die Gutachterin oder den Gutachter zu übersenden.

an die Gutachterin / den Gutachter zum Antrag
auf Anerkennung der Beihilfefähigkeit für Psychotherapie

I. Angaben über die Patientin / den Patienten

Anonymisierungscode (von der Festsetzungsstelle vorgegeben)	Familienstand

Alter	Geschlecht	Beruf

II. Angaben über die Behandlung

1. Art der vorgesehenen Therapie: ....
2. Datum des Therapiebeginns: ....
3. Anzahl und Frequenz der seit Therapiebeginn durchgeführten Einzel- oder Gruppensitzungen: ....
4. Anzahl und Frequenz der voraussichtlich noch erforderlichen Einzel- oder Gruppensitzungen (insgesamt und wöchentlich): ....

III. Bericht der Therapeutin / des Therapeuten zum Antrag auf tiefenpsychologisch fundierte oder analytische Psychotherapie. Ergänzende Hinweise bei Anträgen für Kinder- und Jugendlichenpsychotherapie. Fallbezogene Auswahl zu den folgenden Gesichtspunkten:

1. Spontanangaben der Patientin / des Patienten zu seinem Beschwerdebild, dessen bisherigem Verlauf, ggf. bisherige Therapieversuche. Grund des Kommens zum jetzigen Zeitpunkt, ggf. von wem veranlasst? Therapieziele der Patientin / des Patienten (bei K+J auch der Eltern). Bei stationärer psychotherapeutischer/psychosomatischer Vorbehandlung bitte Abschlußbericht beifügen.

2. Psychischer Befund: Emotionaler Kontakt, therapeutische Beziehung (Übertragung/Gegenübertragung), Intelligenz, Differenziertheit der Persönlichkeit, Einsichtsfähigkeit in die psychische Bedingtheit des Beschwerdebildes, Motivation zur Psychotherapie, Stimmungslage, bevorzugte Abwehrmechanismen, Art und Ausmaß infantiler Fixierungen, Strukturniveau, Persönlichkeitsstruktur. Bei K+J. auch Ergebnisse der neurosenpsychologischen Untersuchungen und Testuntersuchungen, Spielbeobachtung, Inszenierung des neurotischen Konflikts.

   Psychopathologischer Befund (z. B. Motorik, Affekt, Antrieb, Bewusstsein, Wahrnehmung, Denken, Gedächtnis).

3. Somatischer Befund: Bei Behandlung durch Psychologische Psychotherapeuten und Kinder- und Jugendlichenpsychotherapeuten bitte „Ärztlichen Konsiliarbericht" beifügen (sonst keine Bearbeitung möglich!). Gibt es Bemerkenswertes zur Familienanamnese, oder Auffälligkeiten der körperlichen Entwicklung?

4. **Biographische Anamnese** unter Berücksichtigung der Entwicklung neurotischer und persönlichkeitsstruktureller Merkmale, Angaben zur Stellung der Patientin oder des Patienten in ihrer oder seiner Familie, ungewöhnliche, individuelle oder familiäre Belastungen, Traumatisierungen, emotionales Klima der Primärgruppe, Beziehungsanalyse innerhalb der Familie früher und heute, schulische Entwicklung und Berufswahl, Art der Bewältigung von phasentypischen Schwellensituationen, Erfahrungen mit Partnerbeziehungen, Umgang mit Sexualität, jetzige soziale Situation, Arbeitsfähigkeit, einschneidende somatische Erkrankungen, bisherige psychische Krisen und Erkrankungen. Bei K.+J auch Geburtsanamnese, frühe Entwicklungsbedingungen, emotionale, kognitive und psychosoziale Entwicklung, Entwicklung der Familie, soweit sie die Psychodynamik plausibel macht.

5. **Psychodynamik der neurotischen Erkrankung:** Wie haben sich Biographie, Persönlichkeitsstruktur, Entwicklung intrapsychischer unbewusster Verarbeitungsweisen und spezifische Belastungscharakteristik einer auslösenden Situation so zu einer pathogenen Psychodynamik verdichtet, dass die zur Behandlung kommende psychische oder psychisch bedingte Störung hieraus resultiert? Auch wenn die zur Behandlung anstehenden Störungen chronischer Ausdruck einer neurotischen Entwicklung sind, ist darzulegen, welche Faktoren jetzt psychodynamisch relevant zur Dysfunktionalität oder Dekompensation geführt haben.

   Bei K.+J: Die aktuelle, neurotische Konfliktsituation muss dargestellt werden unter psychogenetischem, intrapsychischem und interpersonellem Aspekt. Bei strukturellen Ichdefekten auch deren aktuelle und abgrenzbare Auswirkung auf die o. g. Konflikte. Ggf. Schilderung krankheitsrelevanter, familiärer dynamischer Faktoren.

6. **Neurosenpsychologische Diagnose zum Zeitpunkt der Antragstellung:** Ableitung der Diagnose auf symptomatischer und/oder struktureller Ebene aus der Psychodynamik, inklusive differentialdiagnostischer Erwägungen.

7. **Behandlungsplan,** indikative Begründung für die beantragte Behandlungsform unter Berücksichtigung der Definitionen von tiefenpsychologisch fundierter oder analytischer Psychotherapie und der Darlegung realisierbar erscheinender Behandlungszielsetzung. Die Sonderformen tiefenpsychologisch fundierter Psychotherapie wie niederfrequente Therapie sind, bezogen auf die Therapiezielsetzungen, besonders zu begründen. Spezielle Indikation für Gruppentherapie. Es muss in jedem Fall ein Zusammenhang nachvollziehbar dargestellt werden zwischen der Art der zur Behandlung kommenden Erkrankung, der Sitzungsfrequenz, dem Therapievolumen und dem Therapieziel, das unter Berücksichtigung der jeweils begrenzten Behandlungsvolumina als erreichbar angesehen wird.

8. **Prognostische Einschätzung,** bezogen auf die Therapiezielsetzungen mit Begründung durch Beurteilung des Problembewusstseins der Patientin oder des Patienten und seiner Verlässlichkeit, seiner partiellen Lebensbewältigung, sowie seiner Fähigkeit oder Tendenz zur Regression, seiner Flexibilität und seinen Entwicklungsmöglichkeiten in der Therapie. Bei K.+J auch Vorstellungen über altersentsprechende Entwicklungsmöglichkeiten des Patienten, Veränderungen der realen Rolle in der Familie, Umstellungsfähigkeit der Eltern.

Bericht zum Fortführungsantrag

1. Evtl. Ergänzungen zum Erstbericht, zur Diagnose und Differential-Diagnostik.

2. Darstellung des bisherigen Behandlungsverlaufs, insbesondere der Bearbeitung der individuellen, unbewussten pathogenen Psychodynamik, Entwicklung der Übertragungs- und Gegenübertragungsbeziehung und des Arbeitsbündnisses. Bei K.+J auch beispielhafte Spielsequenzen und Art der Einbeziehung der Therapeutin oder des Therapeuten. Erreichte Besserungen, kritische Einschätzung der Therapiezielsetzung des Erstantrags. Angaben zur Mitarbeit der Patientin oder des Patienten, seine Regressionsfähigkeit odertendenz, evtl. Fixierungen versus Flexibilität. Bei K.+J Mitarbeit und Flexibilität der Eltern und Themen der Elterngespräche.

3. Bei Gruppentherapie: Entwicklung der Gruppendynamik, Teilnahme der Patientin oder des Patienten am interaktionellen Prozess in der Gruppe, Möglichkeiten des Patienten, seine Störungen in der Gruppe zu bearbeiten.

4. Änderungen des Therapieplanes mit Begründung.

5. Prognose nach dem bisherigen Behandlungsverlauf mit Begründung des wahrscheinlich noch notwendigen Behandlungsvolumens und der Behandlungsfrequenz unter Bezug auf die weiteren Entwicklungsmöglichkeiten der Patientin oder des Patienten und Berücksichtigung evtl. krankheitsfixierender Umstände.

IV. Bericht der Therapeutin oder des Therapeuten zum Antrag auf Verhaltenstherapie

1. **Angaben zur spontan berichteten und erfragten Symptomatik:** Schilderung der Klagen der Patientin oder des Patienten und der Symptomatik zu Beginn der Behandlung, möglichst mit wörtlichen Zitaten gegebenenfalls auch Bericht der Angehörigen/Bezugspersonen der Patientin oder des Patienten. (Warum kommt die Patientin oder der Patient zu eben diesem Zeitpunkt?)

2. **Lebensgeschichtliche Entwicklung der Patientin oder des Patienten und Krankheitsanamnese:**

a) Darstellung der lerngeschichtlichen Entwicklung, die zur Symptomatik geführt hat und für die Verhaltenstherapie relevant ist.

b) Angaben zur psychischen und körperlichen Entwicklung unter Berücksichtigung der familiären Situation, des Bildungsgangs und der beruflichen Situation.

c) Darstellung der besonderen Belastungen und Auffälligkeiten in der individuellen Entwicklung und der familiären Situation (Schwellensituation), besondere Auslösebedingungen.

d) Beschreibung der aktuellen sozialen Situation (familiäre, ökonomische, Arbeits- und Lebensverhältnisse), die für die Aufrechterhaltung und Veränderung des Krankheitsverhaltens bedeutsam ist. Bereits früher durchgeführte psychotherapeutische Behandlungen (ambulanUstationär) und möglichst alle wesentlichen Erkrankungen, die ärztlicher Behandlung bedürfen, sollen erwähnt werden.

Bei Verhaltenstherapie von Kindern und Jugendlichen sind möglichst auch für die Verhaltensanalyse relevante Angaben zur lerngeschichtlichen Entwicklung der Bezugspersonen zu machen.

3. **Psychischer Befund:** (Testbefunde, sofern sie für die Entwicklung des Behandlungsplans und für die Therapieverlaufskontrolle relevant sind)

a) Aktuelles Interaktionsverhalten in der Untersuchungssituation, emotionaler Kontakt.

b) Intellektuelle Leistungsfähigkeit und Differenziertheit der Persönlichkeit.

c) Psychopathologischer Befund (z. B. Bewusstseinsstörungen, Störungen der Stimmungslage, der Affektivität und der amnestischen Funktion, Wahnsymptomatik, suizidale Tendenzen).

4. **Somatischer Befund:** Bei Behandlung durch Psychologische Psychotherapeuten und Kinder- und Jugendlichenpsychotherapeuten bitte "Ärztlichen Konsiliarbericht" beifügen (sonst keine Bearbeitung möglich!). Gibt es Bemerkenswertes zur Familienanamnese oder Auffälligkeiten der körperlichen Entwicklung?

5. **Verhaltensanalyse:** Beschreibung der Krankheitsphänomene, möglichst in den vier Verhaltenskategorien Motorik, Kognitionen, Emotionen und Physiologie. Unterscheidung zwischen Verhaltensexessen, Verhaltensdefiziten und qualitativ neuer spezifischer Symptomatik in der Beschreibung von Verhaltensstörungen.

Funktions- und Bedingungsanalyse der für die geplante Verhaltenstherapie relevanten Verhaltensstörungen in Anlehnung an das S-O-R-K-C-Modell mit Berücksichtigung der zeitlichen Entwicklung der Symptomatik.

Beschreibung von Verhaltensaktiva und bereits entwickelten Selbsthilfemöglichkeiten und Bewältigungsfähigkeiten. Wird die Symptomatik des Patienten durch pathogene Interaktionsprozesse aufrechterhalten, ist die Verhaltensanalyse auch der Bezugspersonen zu berücksichtigen.

6. **Diagnose:** Darstellung der Diagnose aufgrund der Symptomatik und der Verhaltensanalyse. Differentialdiagnostische Abgrenzung unter Berücksichtigung auch anderer Befunde, ggf. unter Beifügung der Befundberichte.

7. **Therapieziele und Prognose:** Darstellung der konkreten Therapieziele mit ggf. gestufter prognostischer Einschätzung (dabei ist zu begründen, warum eine gegebene Symptomatik direkt oder indirekt verändert werden soll); Motivierbarkeit, Krankheitseinsicht und Umstellungsfähigkeit; ggf. Einschätzung der Mitarbeit der Bezugspersonen, deren Umstellungsfähigkeit und Belastbarkeit.

8. **Behandlungsplan:** Darstellung der Behandlungsstrategie in der Kombination oder Reihenfolge verschiedener Interventionsverfahren, mit denen die definierten Therapieziele erreicht werden sollen. Angaben zur geplanten Behandlungsfrequenz und zur Sitzungsdauer (50 Minuten, 100 Minuten). Begründung der Kombination von Einzel- und Gruppenbehandlungen auch ihres zahlenmäßigen Verhältnisses zueinander mit Angabe der Gruppenzusammensetzung und Darstellung der therapeutischen Ziele, die mit der Gruppenbehandlung erreicht werden sollen. Begründung der begleitenden Behandlung der Bezugspersonen in Einzel- oder Gruppensitzungen sowie zur Gruppengröße und Zusammensetzung.

Bericht zum Fortführungsantrag

1. **Wichtige Ergänzungen zu den Angaben in den Abschnitten 1.-3. und 5. des Erstberichtes:** Lebensgeschichtliche Entwicklung und Krankheitsanamnese, psychischer Befund und Bericht der Angehörigen des Patienten, Befundberichte aus ambulanten oder stationären Behandlungen, ggf. testpsychologische Befunde. Ergänzungen zur Diagnose oder Differentialdiagnose.

2. **Zusammenfassung des bisherigen Therapieverlaufs:** Ergänzungen oder Veränderungen der Verhaltensanalyse, angewandte Methoden, Angaben über die bislang erreichte Veränderung der Symptomatik, ggf. neu hinzugetretene Symptomatik, Mitarbeit des Patienten und ggf. der Bezugspersonen.

3. **Beschreibung der Therapieziele für den jetzt beantragten Behandlungsabschnitt und ggf. Änderung des Therapieplans:** Prognose nach dem bisherigen Behandlungsverlauf und Begründung der noch wahrscheinlich notwendigen Therapiedauer mit Bezug auf die Veränderungsmöglichkeiten der Verhaltensstörungen des Patienten.

.................................., den ....

....

(Stempel und Unterschrift der Therapeutin oder des Therapeuten)

Formblatt 2a (zu Nummer 18.2.2)

Anonymisierungscode

Konsiliarbericht *)
vor Aufnahme
einer Psychotherapie
Auf Veranlassung von:

____
Name der Therapeutin / des Therapeuten

☐ Ärztliche Mitbehandlung ist erforderlich:

Art der Maßnahme

Aktuelle Beschwerden, psychischer und somatischer Befund (bei Kindern und Jugendlichen insbesondere unter Berücksichtigung des Entwicklungsstandes):

Aktuelle Beschwerden, psychischer und somatischer Befund (bei Kindern und Jugendlichen insbesondere unter Berücksichtigung des Entwicklungsstandes):

Stichwortartige Zusammenfassung der im Zusammenhang mit den aktuellen Beschwerden relevanten anamnestischen Daten:

Medizinische Diagnose(n), Differential-, Verdachtsdiagnosen:

☐ Relevante Vor- und Parallelbehandlungen stat./amb. (z. B. laufende Medikation):

☐ Befunde, die eine ärztliche/ärztlich-veranlasste Begleitbehandlung erforderlich machen, liegen vor:

☐ Befunde, die eine psychiatrische oder Kinder- und jugendpsychiatrische Untersuchung erforderlich machen, liegen vor:

☐ Psychiatrische oder kinder- und jugendpsychiatrische Abklärung ist ☐ erfolgt ☐ veranlasst
Welche ärztlichen/ärztlich -veranlassten Maßnahmen oder Untersuchungen sind notwendig?

Welche ärztlichen Maßnahmen oder Untersuchungen sind veranlasst?

☐ Bestehen aufgrund ärztlicher Befunde derzeit Kontraindikationen für eine psychotherapeutische Behandlung?
☐ ja ☐ nein

_______________ Ausstellungsdatum

_______________ Stempel/Unterschrift der Ärztin/des Arztes

Ausfertigung für die Therapeutin oder den Therapeuten

*) Den Bericht bitte in einem als vertrauliche Arztsache gekennzeichneten Umschlag übersenden.

Formblatt 3 (zu Nummer 18.2.5)

(Dienststelle, Festsetzungsstelle)

(Anschrift der Gutachterin / des Gutachters)

Betr.: Beihilfevorschriften (BhV)
hier: Psychotherapie-Gutachten

Anlg.: 1 Antrag (Formblatt 1)
1 Bericht der Therapeutin / des Therapeuten (Formblatt 2) in verschlossenem Umschlag
1 Psychotherapie-Gutachten (Formblatt 4 – dreifach)
1 Freiumschlag

Sehr geehrte(r) Frau/Herr

ich bitte um gutachtliche Stellungnahme zu der psychotherapeutischen Behandlung

Anonymisierungscode ______________________________

Neben dem Antrag auf Anerkennung der Beihilfefähigkeit und Entbindung von der Schweigepflicht ist der Bericht der Therapeutin/des Therapeuten ist in einem verschlossenen Umschlag beigefügt

Es wurde bereits eine psychotherapeutische Behandlung durchgeführt

(Gutachten vom .... Anzahl der Sitzungen ....

Name der Gutachterin oder des Gutachters

....)*)

Ihr Gutachten bitte ich mir in zweifacher Ausfertigung unter Verwendung des anliegenden Formblattes 4 nebst einer Rechnung über die Kosten des Gutachtens in Höhe von 41,00 Euro zuzuleiten.

Mit freundlichen Grüßen
Im Auftrag

____

*) Nur bei Folge- oder Verlängerungsgutachten

Formblatt 4 (zu Nummer 18.2.5)

Psychotherapie-Gutachten

für ....

(Anonymisierungscode)

Bezug: Auftragsschreiben vom

Stellungnahme:

Wie viele Sitzungen sollen als notwendig zugesagt werden?

	Einzelsitzungen	Gruppensitzungen
1. für den Patienten / die Patientin		
2. für die begleitende Psychotherapie der Bezugsperson		

....

(Stempel und Unterschrift der Gutachterin / des Gutachters)

Formblatt 5 (zu Nummer 18.2.6)

(Dienststelle/Festsetzungsstelle)

....

(Anschrift der oder des Beihilfeberechtigten oder der oder des Bevollmächtigten)

Anerkennung der Beihilfefähigkeit der Aufwendungen für Psychotherapie

Ihr Antrag vom

Sehr geehrte(r) Frau / Herr

aufgrund des Psychotherapie-Gutachtens werden die Kosten einer
- ☐ tiefenpsychologisch fundierten Psychotherapie
- ☐ analytischen Psychotherapie
- ☐ Verhaltenstherapie

für .... durch ....
(Name der Patientin/des Patienten) (Name der Therapeutin/des Therapeuten)

für eine ☐ Einzelbehandlung ☐ Gruppenbehandlung bis zu – weiteren –

.... Sitzungen

☐ für eine begleitende Behandlung der Bezugsperson bis zu – weiteren –

.... Sitzungen

nach Maßgabe der Beihilfevorschriften als beihilfefähig anerkannt.

Rechtsbehelfsbelehrung:

Gegen diesen Bescheid kann innerhalb eines Monats nach Bekanntgabe Widerspruch erhoben werden. Der Widerspruch ist bei der oben genannten Festsetzungsstelle schriftlich oder zur Niederschrift einzulegen

Mit freundlichen Grüßen
Im Auftrag

KAPITEL

13 Erhöhte Honorarforderungen bei Privatbehandlungen (Überschreitung des 2,3-fachen Satzes)

Nach einer Feststellung des zuständigen Referats des Bundesinnenministeriums (2005) gilt:

„Die Regelung des § 5 Abs. 2, Satz 4 GOÄ ist zu beachten. Bei Überschreitung des 2,3-fachen Satzes ist für jede Behandlungsstunde eine gesonderte Begründung erforderlich."

Demnach ist eine über den 2,3-fachen Satz hinausgehende Honorarforderung für ein gesamtes Behandlungskontingent in der Regel nicht möglich. Eine solche Forderung lässt eher Zweifel daran aufkommen, ob die prognostischen Voraussetzungen für eine psychotherapeutische Behandlung erfüllt sind.

KAPITEL

14 Psychotherapeutengesetz (PsychThG)

Gesetz über die Berufe des Psychologischen Psychotherapeuten und des Kinder- und Jugendlichenpsychotherapeuten (Psychotherapeuten-Gesetz – PsychThG)

vom 16. Juni 1998
zuletzt geändert am 2. Dezember 2007

§ 1

Berufsausübung

(1) Wer die heilkundliche Psychotherapie unter der Berufsbezeichnung „Psychologische Psychotherapeutin" oder „Psychologischer Psychotherapeut" oder die heilkundliche Kinder- und Jugendlichenpsychotherapie unter der Berufsbezeichnung „Kinder- und Jugendlichenpsychotherapeutin" oder „Kinder- und Jugendlichenpsychotherapeut" ausüben will, bedarf der Approbation als Psychologischer Psychotherapeut oder Kinder- und Jugendlichenpsychotherapeut. Die vorübergehende Ausübung des Berufs ist auch auf Grund einer befristeten Erlaubnis zulässig. Die Berufsbezeichnungen nach Satz 1 darf nur führen, wer nach Satz 1 oder 2 zur Ausübung der Berufe befugt ist. Die Bezeichnung „Psychotherapeut" oder „Psychotherapeutin" darf von anderen Personen als Ärzten, Psychologischen Psychotherapeuten oder Kinder- und Jugendlichenpsychotherapeuten nicht geführt werden.
(1a) Psychologische Psychotherapeutinnen und Psychologische Psychotherapeuten sowie Kinder- und Jugendlichenpsychotherapeutinnen und Kinder- und Jugendlichenpsychotherapeuten, die Staatsangehörige eines anderen Mitgliedstaats der Europäischen Union oder eines anderen Vertragsstaates des Abkommens über den Europäischen Wirtschaftsraum sind, dürfen den Beruf des Psychologischen Psychotherapeuten oder des Kinder- und Jugendlichenpsychotherapeuten unter Führung der entsprechenden Berufsbezeichnung nach Absatz 1 im Geltungsbereich dieses Gesetzes ohne Approbation oder ohne Erlaubnis zur vorübergehenden Ausübung ausüben, wenn sie ihre Berufstätigkeit als vorübergehende und gelegentliche Dienstleistung im Sinne des Artikels 50 des EG-Vertrages im Geltungsbereich dieses Gesetzes erbringen. Sie unterliegen jedoch der Meldepflicht und Nachprüfung nach diesem Gesetz. Gleiches gilt für Drittstaaten und Drittstaatsangehörige, so weit sich hinsichtlich der Anerkennung von Ausbildungsnachweisen nach dem Recht der Europäischen Gemeinschaften eine Gleichstellung ergibt.
(2) Die Berechtigung zur Ausübung des Berufs des Kinder- und Jugendlichenpsychotherapeuten erstreckt sich auf Patienten, die das 21. Lebensjahr noch nicht vollendet haben. Ausnahmen von Satz 1 sind zulässig, wenn zur Sicherung des Therapieerfolgs eine gemeinsame psychotherapeutische Behandlung von Kindern oder Jugendlichen mit Erwachsenen erforderlich ist oder bei Jugendlichen eine vorher mit Mitteln der Kinder- und Jugendlichenpsychotherapie begonnene psychotherapeutische Behandlung erst nach Vollendung des 21. Lebensjahres abgeschlossen werden kann.
(3) Ausübung von Psychotherapie im Sinne dieses Gesetzes ist jede mittels wissenschaftlich anerkannter psychotherapeutischer Verfahren vorgenommene Tätigkeit zur Feststellung, Heilung oder Linderung von Störungen mit Krankheitswert, bei denen Psychotherapie indiziert ist. Im Rahmen einer psychotherapeutischen Behandlung ist eine somatische Abklärung herbeizuführen. Zur Ausübung von Psychotherapie gehören nicht psychologische Tätigkei-

ten, die die Aufarbeitung und Überwindung sozialer Konflikte oder sonstige Zwecke außerhalb der Heilkunde zum Gegenstand haben.

§ 2

Approbation

(1) Eine Approbation nach § 1 Abs. 1 Satz 1 ist auf Antrag zu erteilen, wenn der Antragsteller

1. Deutscher im Sinne des Artikels 116 des Grundgesetzes, Staatsangehöriger eines Mitgliedstaates der Europäischen Union oder eines anderen Vertragsstaates des Abkommens über den Europäischen Wirtschaftsraum oder heimatloser Ausländer im Sinne des Gesetzes über die Rechtsstellung heimatloser Ausländer ist,
2. die vorgeschriebene Ausbildung abgeleistet und die staatliche Prüfung bestanden hat,
3. sich nicht eines Verhaltens schuldig gemacht hat, aus dem sich die Unwürdigkeit oder Unzuverlässigkeit zur Ausübung des Berufs ergibt,
4. nicht in gesundheitlicher Hinsicht zur Ausübung des Berufs ungeeignet ist und
5. über die für die Ausübung der Berufstätigkeit erforderlichen Kenntnisse der deutschen Sprache verfügt.

(2) Die Voraussetzung des Absatzes 1 Nr. 2 gilt als erfüllt, wenn aus einem in einem anderen Mitgliedstaat der Europäischen Union oder einem anderen Vertragsstaat des Abkommens über den Europäischen Wirtschaftsraum erworbenen Diplom hervorgeht, dass der Inhaber eine Ausbildung erworben hat, die in diesem Staat für den unmittelbaren Zugang zu einem dem Beruf des Psychologischen Psychotherapeuten oder dem Beruf des Kinder- und Jugendlichenpsychotherapeuten entsprechenden Beruf erforderlich ist. Diplome im Sinne dieses Gesetzes sind Ausbildungsnachweise gemäß Artikel 3 Abs. 1 Buchstabe c der Richtlinie 2005/36/EG des Europäischen Parlaments und des Rates vom 7. September 2005 über die Anerkennung von Berufsqualifikationen (ABl. EU Nr. L 255 S. 22, 2007 Nr. L 271 S. 18) in der jeweils geltenden Fassung, die dem in Artikel 11 Buchstabe d oder Buchstabe e der Richtlinie genannten Niveau entsprechen. Satz 2 gilt auch für einen Ausbildungsnachweis oder eine Gesamtheit von Ausbildungsnachweisen, die von einer zuständigen Behörde in einem Mitgliedstaat ausgestellt wurden, sofern sie eine in der Gemeinschaft erworbene abgeschlossene Ausbildung bescheinigen, von diesem Mitgliedstaat als gleichwertig anerkannt wurden und in Bezug auf die Aufnahme oder Ausübung des Berufs des Psychologischen Psychotherapeuten oder des Kinder- und Jugendlichenpsychotherapeuten dieselben Rechte verleihen oder auf die Ausübung des Berufs des Psychologischen Psychotherapeuten oder des Kinder- und Jugendlichenpsychotherapeuten vorbereiten. Satz 2 gilt ferner für Berufsqualifikationen, die zwar nicht den Erfordernissen der Rechts- oder Verwaltungsvorschriften des Herkunftsmitgliedstaats für die Aufnahme oder Ausübung des Berufs des Psychologischen Psychotherapeuten oder des Kinder- und Jugendlichenpsychotherapeuten entsprechen, ihrem Inhaber jedoch nach dem Recht des Herkunftsmitgliedstaats erworbene Rechte nach den dort maßgeblichen Vorschriften verleihen. Antragsteller mit einem Ausbildungsnachweis aus einem Mitgliedstaat der Europäischen Union oder einem anderen Vertragsstaat des Abkommens über den Europäischen Wirtschaftsraum haben einen höchstens dreijährigen Anpassungslehrgang zu absolvieren oder eine Eignungsprüfung abzulegen, wenn

1. ihre nachgewiesene Ausbildungsdauer mindestens ein Jahr unter der in diesem Gesetz geregelten Ausbildungsdauer liegt,
2. ihre Ausbildung sich auf Fächer bezieht, die sich wesentlich von denen unterscheiden, die durch die Ausbildung nach diesem Gesetz und der Ausbildungs- und Prüfungsverordnung für Psychologische Psychotherapeuten oder der Ausbildungs- und Prüfungsverordnung für Kinder- und Jugendlichenpsychotherapeuten vorgeschrieben sind,
3. der Beruf des Psychologischen Psychotherapeuten oder des Kinder- und Jugendlichenpsychotherapeuten eine oder mehrere reglementierte Tätigkeiten umfasst, die im Herkunftsmitgliedstaat des Antragstellers nicht Bestandteil des dem Psychologischen Psychotherapeuten oder Kinder- und Jugendlichenpsychotherapeuten entsprechenden Berufs sind, und wenn diese Unterschiede in einer besonderen Ausbildung bestehen, die nach diesem Gesetz und der Ausbildungs- und Prüfungs-

verordnung für Psychologische Psychotherapeuten oder der Ausbildungs- und Prüfungsverordnung für Kinder- und Jugendlichenpsychotherapeuten gefordert wird, und sich auf Fächer beziehen, die sich wesentlich von denen unterscheiden, die von dem Ausbildungsnachweis abgedeckt werden, den der Antragsteller vorlegt, oder
4. ihr Ausbildungsnachweis lediglich eine Ausbildung auf dem in Artikel 11 Buchstabe c der Richtlinie genannten Niveau bescheinigt

und ihre nachgewiesene Berufserfahrung nicht zum Ausgleich der unter den Nummern 1 bis 4 genannten Unterschiede geeignet ist. Die Antragsteller haben das Recht, zwischen dem Anpassungslehrgang und der Eignungsprüfung zu wählen.

(2a) Die Voraussetzung des Absatzes 1 Nr. 2 gilt auch als erfüllt, wenn Antragsteller bei Vorliegen der Voraussetzungen des Absatzes 1 Nr. 1 eine in einem Drittland erworbene abgeschlossene Ausbildung in einem dem Beruf des Psychologischen Psychotherapeuten oder dem Beruf des Kinder- und Jugendlichenpsychotherapeuten entsprechenden Beruf nachweisen und die Gleichwertigkeit des Ausbildungsstandes gegeben ist. In die Prüfung der Gleichwertigkeit des Ausbildungsstandes sind die in anderen Staaten absolvierten Ausbildungsgänge oder die in anderen Staaten erworbene Berufserfahrung einzubeziehen. Die Gleichwertigkeit des Ausbildungsstandes im Sinne des Satzes 1 wird anerkannt, wenn

1. die Antragsteller einen Ausbildungsnachweis vorlegen, aus dem sich ergibt, dass sie bereits in einem anderen Mitgliedstaat der Europäischen Union oder einem anderen Vertragsstaat des Abkommens über den Europäischen Wirtschaftsraum als Psychologische Psychotherapeutin oder Psychologischer Psychotherapeut oder als Kinder- und Jugendlichenpsychotherapeutin oder Kinder- und Jugendlichenpsychotherapeut anerkannt wurden,
2. sie über eine dreijährige Berufserfahrung in der Psychologischen Psychotherapie oder der Kinder- und Jugendlichenpsychotherapie im Hoheitsgebiet des Mitgliedstaats, der den Ausbildungsnachweis anerkannt hat, verfügen und
3. der Mitgliedstaat, der die Ausbildung anerkannt hat, diese Berufserfahrung bescheinigt.

Ist die Gleichwertigkeit des Ausbildungsstandes nach den Sätzen 1 bis 3 nicht gegeben oder ist eine Prüfung der Gleichwertigkeit des Ausbildungsstandes nur mit unangemessenem zeitlichen oder sachlichen Aufwand möglich, weil die erforderlichen Unterlagen und Nachweise aus Gründen, die nicht in der Person der Antragsteller liegen, von diesen nicht vorgelegt werden können, ist ein gleichwertiger Kenntnisstand nachzuweisen. Der Nachweis wird durch das Ablegen einer Prüfung erbracht, die sich auf den Inhalt der staatlichen Abschlussprüfung erstreckt. Dabei hat sich diese Prüfung auf diejenigen Bereiche zu beschränken, in denen die vorhandene Ausbildung hinter der in diesem Gesetz und der Ausbildungs- und Prüfungsverordnung für Psychologische Psychotherapeuten oder der Ausbildungs- und Prüfungsverordnung für Kinder- und Jugendlichenpsychotherapeuten geregelten Ausbildung zurückbleibt.

(3) Ist die Voraussetzung nach Absatz 1 Nr. 1 nicht erfüllt, so kann die Approbation in besonderen Einzelfällen oder aus Gründen des öffentlichen Gesundheitsinteresses erteilt werden. Ist zugleich die Voraussetzung nach Absatz 1 Nr. 2 nicht erfüllt, so ist die Erteilung der Approbation nur zulässig, wenn der Antragsteller eine in einem anderen Mitgliedstaat der Europäischen Union oder einem anderen Vertragsstaat des Abkommens über den Europäischen Wirtschaftsraum erworbene, den Voraussetzungen der Richtlinie 2005/36/EG entsprechende abgeschlossene Ausbildung nachweist. Absatz 2 gilt entsprechend. Für Personen mit einer außerhalb des Geltungsbereichs dieses Gesetzes abgeschlossenen Ausbildung gelten die Absätze 2 und 2a Satz 1, 3, 4 und 5 entsprechend.

(3a) Die Absätze 2, 2a und 3 gelten entsprechend für Drittstaaten und Drittstaatsangehörige, so weit sich hinsichtlich der Anerkennung von Ausbildungsnachweisen nach dem Recht der Europäischen Gemeinschaften eine Gleichstellung ergibt.

(4) Soll die Erteilung der Approbation wegen Fehlens einer der Voraussetzungen nach Absatz 1 abgelehnt werden, so ist der Antragsteller oder sein gesetzlicher Vertreter vorher zu hören.

(5) Ist gegen den Antragsteller wegen des Verdachts einer Straftat, aus der sich die Unwürdigkeit oder Unzuverlässigkeit zur Ausübung des Berufs ergeben kann, ein Strafverfahren eingeleitet, so kann die Entscheidung über den Antrag auf Erteilung der Approbation bis zur Beendigung des Verfahrens ausgesetzt werden.

§ 2a

Unterrichtungspflichten

(1) Die zuständigen Behörden des Landes, in dem der Beruf des Psychologischen Psychotherapeuten oder des Kinder- und Jugendlichenpsychotherapeuten ausgeübt wird oder zuletzt ausgeübt worden ist, unterrichten die zuständigen Behörden des Herkunftsmitgliedstaats über das Vorliegen strafrechtlicher Sanktionen, über die Rücknahme, den Widerruf und die Anordnung des Ruhens der Approbation oder Erlaubnis, über die Untersagung der Ausübung der Tätigkeit und über Tatsachen, die eine dieser Sanktionen oder Maßnahmen rechtfertigen würden; dabei sind die Vorschriften zum Schutz personenbezogener Daten einzuhalten. Erhalten die zuständigen Behörden der Länder Auskünfte der zuständigen Behörden von Aufnahmemitgliedstaaten, die sich auf die Ausübung des Berufs des Psychologischen Psychotherapeuten oder des Kinder- und Jugendlichenpsychotherapeuten auswirken könnten, so prüfen sie die Richtigkeit der Sachverhalte, befinden über Art und Umfang der durchzuführenden Prüfungen und unterrichten den Aufnahmemitgliedstaat über die Konsequenzen, die aus den übermittelten Auskünften zu ziehen sind. Die Länder können zur Wahrnehmung der Aufgaben nach den Sätzen 1 und 2 gemeinsame Stellen bestimmen.
(2) Das Bundesministerium für Gesundheit benennt nach Mitteilung der Länder die Behörden und Stellen, die für die Ausstellung oder Entgegennahme der in der Richtlinie 2005/36/EG genannten Ausbildungsnachweise und sonstigen Unterlagen oder Informationen zuständig sind, sowie die Behörden und Stellen, die die Anträge annehmen und die Entscheidungen treffen können, die im Zusammenhang mit dieser Richtlinie stehen. Es unterrichtet unverzüglich die anderen Mitgliedstaaten und die Europäische Kommission.
(3) Die für die Entscheidungen nach diesem Gesetz zuständigen Behörden und Stellen übermitteln dem Bundesministerium für Gesundheit statistische Aufstellungen über die getroffenen Entscheidungen, die die Europäische Kommission für den nach Artikel 60 Abs. 1 der Richtlinie 2005/36/EG erforderlichen Bericht benötigt, zur Weiterleitung an die Kommission.

§ 3

Rücknahme, Widerruf und Ruhen der Approbation, Verzicht

(1) Die Approbation ist zurückzunehmen, wenn bei ihrer Erteilung die Voraussetzung des § 2 Abs. 1 Nr. 2 nicht vorgelegen hat, die im Ausland erworbene Ausbildung nach § 2 Abs. 2, 2a oder Abs. 3 Satz 2 oder die nach § 12 nachzuweisende Ausbildung nicht abgeschlossen war oder die Gleichwertigkeit der Ausbildung und Kenntnisse nach § 2 Abs. 2 Satz 3 und 4, Abs. 2a oder Abs. 3 Satz 4 nicht gegeben war. Sie kann zurückgenommen werden, wenn bei ihrer Erteilung eine der Voraussetzungen nach § 2 Abs. 1 Nr. 1, 3 oder 4 nicht vorgelegen hat.
(2) Die Approbation ist zu widerrufen, wenn nachträglich die Voraussetzung nach § 2 Abs. 1 Nr. 3 wegfällt. Gleiches gilt im Falle des nachträglichen, dauerhaften Wegfalls einer der Voraussetzungen nach § 2 Abs. 1 Nr. 4.
(3) Das Ruhen der Approbation kann angeordnet werden, wenn
1. gegen den Approbationsinhaber wegen des Verdachts einer Straftat, aus der sich die Unwürdigkeit oder Unzuverlässigkeit zur Ausübung des Berufs ergeben kann, ein Strafverfahren eingeleitet ist,
2. nachträglich eine der Voraussetzungen nach § 2 Abs. 1 Nr. 4 vorübergehend nicht mehr vorliegt oder Zweifel bestehen, ob eine der Voraussetzungen nach § 2 Abs. 1 Nr. 4 noch erfüllt ist und der Approbationsinhaber sich weigert, sich einer von der zuständigen Behörde angeordneten amts- oder fachärztlichen Untersuchung zu unterziehen,
3. sich ergibt, dass der Approbationsinhaber nicht über die für die Ausübung der Berufstätigkeit erforderlichen Kenntnisse der deutschen Sprache verfügt.

Die Anordnung ist aufzuheben, wenn ihre Voraussetzungen nicht mehr vorliegen. Der Psychologische Psychotherapeut oder der Kinder- und Jugendlichenpsychotherapeut, dessen Approbation ruht, darf den Beruf nicht ausüben. Die zuständige Behörde kann auf Antrag des Approbationsinhabers, dessen Approbation ruht, zulassen, dass die Praxis für einen von ihr zu bestimmenden Zeitraum durch einen anderen Psychologischen Psychotherapeuten oder Kinder- und Jugendlichenpsychotherapeuten weitergeführt werden darf.
(4) Auf die Approbation kann durch schriftliche Erklärung gegenüber der zuständigen Behörde verzichtet werden. Ein Verzicht, der unter einer Bedingung erklärt wird, ist unwirksam.

§ 4

Erlaubnis

(1) Eine befristete Erlaubnis zur Berufsausübung kann auf Antrag Personen erteilt werden, die eine abgeschlossene Ausbildung für den Beruf nachweisen. In den Fällen, in denen die Ausbildungsvoraussetzungen nach § 2 Abs. 1 Nr. 2 nicht erfüllt sind oder nach § 2 Abs. 2 nicht als erfüllt gelten, ist nachzuweisen, dass die im Ausland erworbene Ausbildung in den wesentlichen Grundzügen einer Ausbildung nach diesem Gesetz entspricht.
(2) Die befristete Erlaubnis kann auf bestimmte Tätigkeiten und Beschäftigungsstellen beschränkt werden. Sie darf nur widerruflich und bis zu einer Gesamtdauer der Tätigkeit von höchstens drei Jahren erteilt oder verlängert werden. Eine befristete Erlaubnis darf ausnahmsweise über drei Jahre hinaus erteilt oder verlängert werden, wenn dies im Interesse der psychotherapeutischen Versorgung der Bevölkerung liegt. Satz 3 gilt entsprechend bei Antragstellern, die

1. unanfechtbar als Asylberechtigte anerkannt sind,
2. eine Niederlassungserlaubnis nach § 23 Abs. 2 des Aufenthaltsgesetzes besitzen,
3. als Ausländer mit einem Deutschen im Sinne des Artikels 116 des Grundgesetzes oder mit einem Staatsangehörigen eines Vertragsstaates des Europäischen Wirtschaftsraums oder einem Drittstaatsangehörigen, so weit sich nach dem Recht der Europäischen Gemeinschaften ein entsprechender Rechtsanspruch ergibt, verheiratet sind oder eine Lebenspartnerschaft führen, der seinen gewöhnlichen Aufenthalt im Inland hat, oder
4. im Besitz einer Einbürgerungszusicherung sind, der Einbürgerung jedoch Hindernisse entgegenstehen, die sie selbst nicht beseitigen können.

(2a) Eine unbeschränkte Erlaubnis ist auf Antrag zu erteilen, wenn der Antragsteller

1. die Voraussetzung nach § 2 Abs. 1 Nr. 2 oder Abs. 2 sowie die Voraussetzungen nach § 2 Abs. 1 Nr. 3, 4 und 5 erfüllt und
2. Ehegatte oder Kind unter 21 Jahren eines Staatsangehörigen eines Vertragsstaates des Europäischen Wirtschaftsraums oder eines Drittstaatsangehörigen, soweit sich nach dem Recht der Europäischen Gemeinschaften ein entsprechender Rechtsanspruch ergibt, oder Kind eines solchen Staatsangehörigen ist, dem dieser Staatsangehörige Unterhalt gewährt und der eine Berufstätigkeit in Deutschland ausübt.

Ehegatten eines Staatsangehörigen eines Vertragsstaates des Europäischen Wirtschaftsraums oder eines Drittstaatsangehörigen, so weit sich nach dem Recht der Europäischen Gemeinschaften ein entsprechender Rechtsanspruch ergibt, der in Deutschland aufenthaltsberechtigt ist, und Kinder eines solchen Staatsangehörigen, denen er Unterhalt gewährt oder die unterhaltsberechtigt sind, werden den Personen nach Satz 1 gleichgestellt. § 3 gilt entsprechend.
(3) Personen mit einer Erlaubnis nach den Absätzen 1 bis 2a haben die Rechte und Pflichten eines Angehörigen des Berufs, für dessen Ausübung ihnen die Erlaubnis erteilt worden ist.

§ 5

Ausbildung und staatliche Prüfung

(1) Die Ausbildungen zum Psychologischen Psychotherapeuten sowie zum Kinder- und Jugendlichenpsychotherapeuten dauern in Vollzeitform jeweils mindestens drei Jahre, in Teilzeitform jeweils mindestens fünf Jahre. Sie bestehen aus einer praktischen Tätigkeit, die von theoretischer und praktischer Ausbildung begleitet wird, und schließen mit Bestehen der staatlichen Prüfung ab.

(2) Voraussetzung für den Zugang zu einer Ausbildung nach Absatz 1 ist

1. für eine Ausbildung zum Psychologischen Psychotherapeuten
   a. eine im Inland an einer Universität oder gleichstehenden Hochschule bestandene Abschlussprüfung im Studiengang Psychologie, die das Fach Klinische Psychologie einschließt und gemäß § 15 Abs. 2 Satz 1 des Hochschulrahmengesetzes der Feststellung dient, ob der Student das Ziel des Studiums erreicht hat,
   b. ein in einem Mitgliedstaat der Europäischen Union oder einem anderen Vertragsstaat des Abkommens über den Europäischen Wirtschaftsraum erworbenes gleichwertiges Diplom im Studiengang Psychologie oder
   c. ein in einem anderen Staat erfolgreich abgeschlossenes gleichwertiges Hochschulstudium der Psychologie,
2. für eine Ausbildung zum Kinder- und Jugendlichenpsychotherapeuten
   a. eine der Voraussetzungen nach Nummer 1,
   b. die im Inland an einer staatlichen oder staatlich anerkannten Hochschule bestandene Abschlussprüfung in den Studiengängen Pädagogik oder Sozialpädagogik,
   c. ein in einem anderen Mitgliedstaat der Europäischen Union oder einem anderen Vertragsstaat des Abkommens über den Europäischen Wirtschaftsraum erworbenes Diplom in den Studiengängen Pädagogik oder Sozialpädagogik oder
   d. ein in einem anderen Staat erfolgreich abgeschlossenes gleichwertiges Hochschulstudium.

§ 2 Abs. 2 Satz 3 und 4 gilt entsprechend.

(3) Die zuständige Behörde kann auf Antrag eine andere abgeschlossene Ausbildung im Umfang ihrer Gleichwertigkeit auf die Ausbildung nach Absatz 1 anrechnen, wenn die Durchführung der Ausbildung und die Erreichung des Ausbildungszieles dadurch nicht gefährdet werden.

§ 6

Ausbildungsstätten

(1) Die Ausbildungen nach § 5 Abs. 1 werden an Hochschulen oder an anderen Einrichtungen vermittelt, die als Ausbildungsstätten für Psychotherapie oder als Ausbildungsstätten für Kinder- und Jugendlichenpsychotherapie staatlich anerkannt sind.

(2) Einrichtungen sind als Ausbildungsstätten nach Absatz 1 anzuerkennen, wenn in ihnen

1. Patienten, die an psychischen Störungen mit Krankheitswert leiden, nach wissenschaftlich anerkannten psychotherapeutischen Verfahren stationär oder ambulant behandelt werden, wobei es sich bei einer Ausbildung zum Kinder- und Jugendlichenpsychotherapeuten um Personen handeln muss, die das 21. Lebensjahr noch nicht vollendet haben,
2. für die Ausbildung geeignete Patienten nach Zahl und Art in ausreichendem Maße zur Verfügung stehen,
3. eine angemessene technische Ausstattung für Ausbildungszwecke und eine fachwissenschaftliche Bibliothek vorhanden ist,
4. in ausreichender Zahl geeignete Psychologische Psychotherapeuten oder Kinder- und Jugendlichenpsychotherapeuten und qualifizierte Ärzte für die Vermittlung der medizinischen Ausbildungsinhalte für das jeweilige Fach zur Verfügung stehen,
5. die Ausbildung nach Ausbildungsplänen durchgeführt wird, die auf Grund der Ausbildungs- und Prüfungsverordnung für Psychologische Psychotherapeuten oder der Ausbildungs- und Prüfungsverordnung für Kinder- und Jugendlichenpsychotherapeuten erstellt worden sind, und
6. die Ausbildungsteilnehmer während der praktischen Tätigkeit angeleitet und beaufsichtigt werden sowie die begleitende theoretische und praktische Ausbildung durchgeführt wird.

(3) Kann die Einrichtung die praktische Tätigkeit oder die begleitende theoretische und praktische Ausbildung nicht vollständig durchführen, hat sie sicherzustellen, dass eine andere geeignete Einrichtung diese Aufgabe in dem erforderlichen Umfang übernimmt. Absatz 2 Nr. 4 gilt entsprechend.

§ 7

Ausschluss der Geltung des Berufsbildungsgesetzes

Auf die Ausbildungen nach diesem Gesetz findet das Berufsbildungsgesetz keine Anwendung.

§ 8

Ermächtigung zum Erlass von Rechtsverordnungen

(1) Das Bundesministerium für Gesundheit wird ermächtigt, in einer Ausbildungs- und Prüfungsverordnung für Psychologische Psychotherapeuten und in einer Ausbildungs- und Prüfungsverordnung für Kinder- und Jugendlichenpsychotherapeuten mit Zustimmung des Bundesrates die Mindestanforderungen an die Ausbildungen und das Nähere über die staatlichen Prüfungen (§ 5 Abs. 1) zu regeln. Die Rechtsverordnungen sollen auch Vorschriften über die für die Erteilung der Approbationen nach § 2 Abs. 1 bis 3 notwendigen Nachweise, über die Urkunden für die Approbationen nach § 1 Abs. 1 Satz 1 und über die Anforderungen nach § 2 Abs. 2 Satz 3 enthalten.

(2) Die Ausbildungs- und Prüfungsverordnungen sind jeweils auf eine Ausbildung auszurichten, welche die Kenntnisse und Fähigkeiten in der Psychotherapie vermittelt, die für die eigenverantwortliche und selbständige Ausübung des Berufs des Psychologischen Psychotherapeuten oder des Berufs des Kinder- und Jugendlichenpsychotherapeuten erforderlich sind.

(3) In den Rechtsverordnungen ist jeweils vorzuschreiben,

1. dass die Ausbildungen sich auf die Vermittlung eingehender Grundkenntnisse in wissenschaftlich anerkannten psychotherapeutischen Verfahren sowie auf eine vertiefte Ausbildung in einem dieser Verfahren zu erstrecken haben,
2. wie die Ausbildungsteilnehmer während der praktischen Tätigkeit einzusetzen sind, insbesondere welche Patienten sie während dieser Zeit zu betreuen haben,
3. dass die praktische Tätigkeit für die Dauer von mindestens einem Jahr in Abschnitten von mindestens drei Monaten an einer psychiatrischen klinischen, bei der kinder- und jugendlichenpsychotherapeutischen Ausbildung bis zur Dauer von sechs Monaten an einer psychiatrischen ambulanten Einrichtung, an der jeweils psychotherapeutische Behandlungen durchgeführt werden, und für mindestens sechs Monate an einer von einem Sozialversicherungsträger anerkannten Einrichtung der psychotherapeutischen oder psychosomatischen Versorgung, in der Praxis eines Arztes, der die psychotherapeutische Behandlung durchführen darf, oder eines Psychologischen Psychotherapeuten oder eines Kinder- und Jugendlichenpsychotherapeuten abzuleisten ist und unter fachkundiger Anleitung und Aufsicht steht,
4. dass die Gesamtstundenzahl für die theoretische Ausbildung mindestens 600 Stunden beträgt und
5. dass die praktische Ausbildung mindestens 600 Stunden mit mindestens sechs Patientenbehandlungen umfasst.

(4) Für die staatlichen Prüfungen ist vorzuschreiben, dass sie sich auf eingehende Grundkenntnisse in den wissenschaftlich anerkannten psychotherapeutischen Verfahren und schwerpunktmäßig auf das Verfahren, das Gegenstand der vertieften Ausbildung gewesen ist (Absatz 3 Nr. 1), sowie auf die medizinischen Ausbildungsinhalte erstrecken. Ferner ist zu regeln, dass die Prüfungen vor einer staatlichen Prüfungskommission abzulegen sind, in die jeweils zwei Mitglieder berufen werden müssen, die nicht Lehrkräfte derjenigen Ausbildungsstätte sind, an der die Ausbildung erworben wurde.

(5) Die Rechtsverordnungen sollen die Möglichkeiten für eine Unterbrechung der Ausbildungen regeln. Sie können Vorschriften über die Anrechnung von Ausbildungen (§ 5 Abs. 3) enthalten.

(6) In den Rechtsverordnungen nach Absatz 1 ist für Inhaber von Ausbildungsnachweisen, die eine Approbation nach § 2 Abs. 1 Nr. 2 in Verbindung mit § 2 Abs. 2, 2a, 3 oder Abs. 3a beantragen, zu regeln:

1. das Verfahren bei der Prüfung der Voraussetzungen des § 2 Abs. 1 Nr. 3 und 4, insbesondere die Vorlage der vom Antragsteller vorzulegenden Nachweise und die Ermittlung durch die zuständige Behörde entsprechend Artikel 50 Abs. 1 bis 3 in Verbindung mit Anhang VII der Richtlinie 2005/36/EG,

2. die Pflicht von Ausbildungsnachweisinhabern, nach Maßgabe des Artikels 52 Abs. 1 der Richtlinie 2005/36/EG die Berufsbezeichnung des Aufnahmemitgliedstaats zu führen und deren etwaige Abkürzung zu verwenden,
3. die Fristen für die Erteilung der Erlaubnis entsprechend Artikel 51 der Richtlinie 2005/36/EG,
4. das Verfahren über die Voraussetzungen zur Dienstleistungserbringung gemäß § 1 Abs. 1a in Verbindung mit § 9a dieses Gesetzes.

(7) Abweichungen von den in den Absätzen 1 bis 6 sowie der auf dieser Grundlage erlassenen Rechtsverordnungen enthaltenen Regelungen des Verwaltungsverfahrens durch Landesrecht sind ausgeschlossen.

§ 9

Gebührenordnung bei Privatbehandlung

Das Bundesministerium für Gesundheit wird ermächtigt, durch Rechtsverordnung mit Zustimmung des Bundesrates die Entgelte für psychotherapeutische Tätigkeiten von Psychologischen Psychotherapeuten und Kinder- und Jugendlichenpsychotherapeuten zu regeln. In dieser Rechtsverordnung sind Mindest- und Höchstsätze für die psychotherapeutischen Leistungen festzusetzen. Dabei ist den berechtigten Interessen der Leistungserbringer und der zur Zahlung der Entgelte Verpflichteten Rechnung zu tragen.

§ 9a

Dienstleistungserbringer

(1) Staatsangehörige eines Mitgliedstaats der Europäischen Union oder eines anderen Vertragsstaates des Abkommens über den Europäischen Wirtschaftsraum, die zur Ausübung des Berufs des Psychologischen Psychotherapeuten oder des Kinder- und Jugendlichenpsychotherapeuten in einem anderen Mitgliedstaat der Europäischen Union oder einem anderen Vertragsstaat des Abkommens über den Europäischen Wirtschaftsraum auf Grund einer nach deutschen Rechtsvorschriften abgeschlossenen Ausbildung oder auf Grund eines den Anforderungen des § 2 Abs. 2 oder Abs. 3 entsprechenden Ausbildungsnachweises berechtigt sind und
1. die in einem Mitgliedstaat rechtmäßig niedergelassen sind oder,
2. wenn der Beruf des Psychologischen Psychotherapeuten oder des Kinder- und Jugendlichenpsychotherapeuten oder die Ausbildung zu diesen Berufen im Niederlassungsmitgliedstaat nicht reglementiert ist, einen dieser Berufe während der vorhergehenden zehn Jahre mindestens zwei Jahre im Niederlassungsmitgliedstaat rechtmäßig ausgeübt haben,

dürfen als Dienstleistungserbringer im Sinne des Artikels 50 des EG-Vertrages vorübergehend und gelegentlich ihren Beruf im Geltungsbereich dieses Gesetzes ausüben.

Der vorübergehende und gelegentliche Charakter der Dienstleistungserbringung wird im Einzelfall beurteilt. In die Beurteilung sind die Dauer, Häufigkeit, regelmäßige Wiederkehr und Kontinuität der Dienstleistung einzubeziehen. Eine Berechtigung nach Satz 1 besteht nicht, wenn die Voraussetzungen einer Rücknahme, eines Widerrufs oder einer Ruhensanordnung, die sich auf die Tatbestände nach § 2 Abs. 1 Nr. 3 oder 4 beziehen, vorliegen, eine entsprechende Maßnahme mangels deutscher Berufszulassung jedoch nicht erlassen werden kann. § 1 Abs. 1a Satz 3 gilt entsprechend.

(2) Wer im Sinne des Absatzes 1 Dienstleistungen erbringen will, hat dies der zuständigen Behörde vorher zu melden. Die Meldung hat schriftlich zu erfolgen. Sie ist einmal jährlich zu erneuern, wenn der Dienstleister beabsichtigt, während des betreffenden Jahres vorübergehend und gelegentlich Dienstleistungen im Geltungsbereich dieses Gesetzes zu erbringen.

(3) Bei der erstmaligen Meldung der Dienstleistungserbringung oder im Falle wesentlicher Änderungen gegenüber der in den bisher vorgelegten Dokumenten bescheinigten Situation hat der Dienstleistungserbringer folgende Bescheinigungen vorzulegen:
1. Staatsangehörigkeitsnachweis,
2. Berufsqualifikationsnachweis,
3. Bescheinigung über die rechtmäßige Niederlassung im Beruf des Psychologischen Psychothera-

peuten oder des Kinder- und Jugendlichenpsychotherapeuten in einem anderen Mitgliedstaat, die sich auch darauf erstreckt, dass dem Dienstleister die Ausübung seiner Tätigkeit zum Zeitpunkt der Vorlage der Bescheinigung nicht, auch nicht vorübergehend, untersagt ist oder im Fall des Absatzes 1 Satz 1 Nr. 2 ein Nachweis in beliebiger Form darüber, dass der Dienstleister eine der den Berufen des Psychologischen Psychotherapeuten oder des Kinder- und Jugendlichenpsychotherapeuten entsprechende Tätigkeit während der vorhergehenden zehn Jahre mindestens zwei Jahre lang rechtmäßig ausgeübt hat.

Die für die Ausübung der Dienstleistung erforderlichen Kenntnisse der deutschen Sprache müssen vorliegen. Die zuständige Behörde prüft im Fall der erstmaligen Dienstleistungserbringung den Berufsqualifikationsnachweis gemäß Satz 1 Nr. 2 nach. § 2 Abs. 2 und 3 gilt entsprechend mit der Maßgabe, dass für wesentliche Unterschiede zwischen der beruflichen Qualifikation des Dienstleistungserbringers und der nach diesem Gesetz und der Ausbildungs- und Prüfungsverordnung für Psychologische Psychotherapeuten oder der Ausbildungs- und Prüfungsverordnung für Kinder- und Jugendlichenpsychotherapeuten geforderten Ausbildung Ausgleichsmaßnahmen nur gefordert werden dürfen, wenn die Unterschiede so groß sind, dass ohne den Nachweis der fehlenden Kenntnisse und Fähigkeiten die öffentliche Gesundheit gefährdet wäre. Der Ausgleich der fehlenden Kenntnisse und Fähigkeiten soll in Form einer Eignungsprüfung erfolgen. Vom Dienstleistungserbringer im Sinne des Absatzes 1 können dabei Informationen über Einzelheiten zu einem Versicherungsschutz oder einer anderen Art des individuellen oder kollektiven Schutzes in Bezug auf die Berufshaftpflicht verlangt werden.

(4) Staatsangehörigen eines Mitgliedstaats der Europäischen Union oder eines anderen Vertragsstaates des Abkommens über den Europäischen Wirtschaftsraum, die im Geltungsbereich dieses Gesetzes den Beruf des Psychologischen Psychotherapeuten oder des Kinder- und Jugendlichenpsychotherapeuten auf Grund einer Approbation nach § 1 Abs. 1 ausüben, sind auf Antrag für Zwecke der Dienstleistungserbringung in einem anderen Mitgliedstaat der Europäischen Union oder einem anderen Vertragsstaat des Abkommens über den Europäischen Wirtschaftsraum Bescheinigungen darüber auszustellen, dass

1. sie als „Psychologische Psychotherapeutin" oder „Psychologischer Psychotherapeut" oder als „Kinder- und Jugendlichenpsychotherapeutin" oder „Kinder- und Jugendlichenpsychotherapeut" rechtmäßig niedergelassen sind und ihnen die Ausübung ihrer Tätigkeiten nicht, auch nicht vorübergehend, untersagt ist,
2. sie über die zur Ausübung der jeweiligen Tätigkeit erforderliche berufliche Qualifikation verfügen.

§ 1a Satz 3 gilt entsprechend.

§ 9b

Verwaltungszusammenarbeit

Die zuständigen Behörden sind berechtigt, für jede Dienstleistungserbringung von den zuständigen Behörden des Niederlassungsmitgliedstaats Informationen über die Rechtmäßigkeit der Niederlassung sowie darüber anzufordern, dass keine berufsbezogenen disziplinarischen oder strafrechtlichen Sanktionen vorliegen. Auf Anforderung der zuständigen Behörden eines anderen Mitgliedstaats der Europäischen Union oder eines anderen Vertragsstaates des Abkommens über den Europäischen Wirtschaftsraum haben die zuständigen Behörden in Deutschland nach Artikel 56 der Richtlinie 2005/36/EG der anfordernden Behörde alle Informationen über die Rechtmäßigkeit der Niederlassung und die gute Führung des Dienstleisters sowie Informationen darüber, dass keine berufsbezogenen disziplinarischen oder strafrechtlichen Sanktionen vorliegen, zu übermitteln.

§ 9c

Pflichten des Dienstleistungserbringers

Psychologische Psychotherapeutinnen und Psychologische Psychotherapeuten und Kinder- und Jugendlichenpsychotherapeutinnen und Kinder- und Jugendlichenpsychotherapeuten im Sinne des § 9a haben beim Erbringen der Dienstleistung im Geltungsbereich dieses Gesetzes die Rechte und Pflichten von Personen mit einer Approbation nach § 1 Abs. 1.

Sie können den berufsständischen, gesetzlichen oder verwaltungsrechtlichen Berufsregeln und den geltenden Disziplinarbestimmungen unterworfen werden; zu diesen Bestimmungen gehören etwa Regelungen über die Definition des Berufs, das Führen von Titeln und schwerwiegende berufliche Fehler in unmittelbarem und speziellem Zusammenhang mit dem Schutz und der Sicherheit der Verbraucher. Die zuständigen Behörden können von den zuständigen Behörden des Niederlassungsmitgliedstaats für jede Erbringung einer Dienstleistung alle Informationen über die Rechtmäßigkeit der Niederlassung und die gute Führung des Dienstleisters anfordern sowie Informationen über das Nichtvorliegen strafrechtlicher Sanktionen, einer Rücknahme, eines Widerrufs und einer Anordnung des Ruhens der Approbation oder Erlaubnis, über die nicht vorliegende Untersagung der Ausübung der Tätigkeit und über das Fehlen von Tatsachen, die eine dieser Sanktionen oder Maßnahmen rechtfertigen würden. Die Informationen sind nach Artikel 56 der Richtlinie 2005/36/EG zu übermitteln. Die zuständige Behörde unterrichtet unverzüglich die zuständige Behörde des Herkunftsmitgliedstaats über das Vorliegen der in Satz 3 genannten Sanktionen oder Maßnahmen, die sich auf die Ausübung der von der Richtlinie 2005/36/EG erfassten Tätigkeiten auswirken könnten. Dabei sind die Vorschriften zum Schutz personenbezogener Daten einzuhalten.

§ 10

Zuständigkeiten

(1) Die Entscheidungen nach § 2 Abs. 1 trifft die zuständige Behörde des Landes, in dem der Antragsteller die staatliche Prüfung abgelegt hat. Die Entscheidungen nach § 2 Abs. 1 in Verbindung mit § 12, nach § 2 Abs. 2, 2a und 3 sowie nach § 4 trifft die zuständige Behörde des Landes, in dem der Beruf ausgeübt werden soll. § 4 Abs. 2a Satz 3 bleibt unberührt.

(2) Die Entscheidungen nach § 3 trifft die zuständige Behörde des Landes, in dem der Beruf ausgeübt wird oder zuletzt ausgeübt worden ist. Satz 1 gilt entsprechend für die Entgegennahme der Verzichtserklärung nach § 3 Abs. 4.

(3) Die Entscheidungen nach § 5 Abs. 3 trifft die zuständige Behörde des Landes, in dem der Antragsteller an der Ausbildung teilzunehmen beabsichtigt.

(4) Die Entscheidungen nach § 6 Abs. 2 trifft die zuständige Behörde des Landes, in dem die Ausbildungsstätte ihren Sitz hat.

(5) Die Meldung nach § 9a Abs. 2 und 3 nimmt die zuständige Behörde des Landes entgegen, in dem die Dienstleistung erbracht werden soll oder erbracht worden ist. Sie fordert die Informationen nach § 9b Satz 1 an. Die Informationen nach § 9b Satz 2 werden durch die zuständige Behörde des Landes übermittelt, in dem der Beruf des Psychologischen Psychotherapeuten oder des Kinder- und Jugendlichenpsychotherapeuten ausgeübt wird oder zuletzt ausgeübt worden ist. Die Unterrichtung des Herkunftsmitgliedstaats gemäß § 9c erfolgt durch die zuständige Behörde des Landes, in dem die Dienstleistung erbracht wird oder erbracht worden ist.

Die Bescheinigungen nach § 9a Abs. 4 stellt die zuständige Behörde des Landes aus, in dem der Antragsteller den Beruf des Psychologischen Psychotherapeuten oder des Kinder- und Jugendlichenpsychotherapeuten ausübt.

§ 11

Wissenschaftliche Anerkennung

So weit nach diesem Gesetz die wissenschaftliche Anerkennung eines Verfahrens Voraussetzung für die Entscheidung der zuständigen Behörde ist, soll die Behörde in Zweifelsfällen ihre Entscheidung auf der Grundlage eines Gutachtens eines wissenschaftlichen Beirats treffen, der gemeinsam von der auf Bundesebene zuständigen Vertretung der Psychologischen Psychotherapeuten und Kinder- und Jugendlichenpsychotherapeuten sowie der ärztlichen Psychotherapeuten in der Bundesärztekammer gebildet wird. Ist der Beirat am 31. Dezember 1998 noch nicht gebildet, kann seine Zusammensetzung durch das Bundesministerium für Gesundheit bestimmt werden.

§ 12

Übergangsvorschriften

(1) Wer im Zeitpunkt des Inkrafttretens dieses Gesetzes, ohne Arzt zu sein, im Rahmen der kassenärztlichen Versorgung an der psychotherapeutischen Behandlung von gesetzlich Krankenversicherten im Delegationsverfahren nach den Richtlinien des Bundesausschusses der Ärzte und Krankenkassen über die Durchführung der Psychotherapie in der vertragsärztlichen Versorgung (Psychotherapie-Richtlinien in der Neufassung vom 3. Juli 1987 – BAnz. Nr. 156 Beilage Nr. 156a – zuletzt geändert durch Bekanntmachung vom 12. März 1997 – BAnz. Nr. 49 S. 2946), als Psychotherapeut oder Kinder- und Jugendlichenpsychotherapeut mitwirkt oder die Qualifikation für eine solche Mitwirkung erfüllt, erhält bei Vorliegen der Voraussetzungen des § 2 Abs. 1 Nr. 1, 3 und 4 auf Antrag eine Approbation zur Ausübung des Berufs des Psychologischen Psychotherapeuten oder eine Approbation zur Ausübung des Berufs des Kinder- und Jugendlichenpsychotherapeuten nach § 1 Abs. 1 Satz 1. Das gleiche gilt für Personen, die die für eine solche Mitwirkung vorausgesetzte Qualifikation bei Vollzeitausbildung innerhalb von drei Jahren, bei Teilzeitausbildung innerhalb von fünf Jahren, nach Inkrafttreten des Gesetzes erwerben.

(2) Wer im Zeitpunkt des Inkrafttretens dieses Gesetzes als Diplompsychologe eine Weiterbildung zum „Fachpsychologen in der Medizin" nach den Vorschriften der Anweisung über das postgraduale Studium für naturwissenschaftliche und technische Hochschulkader sowie Diplompsychologen und Diplomsoziologen im Gesundheitswesen vom 1. April 1981 (Verf. U. Mitt. MfG DDR Nr. 4 S. 61) erfolgreich abgeschlossen hat, erhält bei Vorliegen der Voraussetzungen nach § 2 Abs. 1 Nr. 1, 3 und 4 auf Antrag eine Approbation zur Ausübung des Berufs des Psychologischen Psychotherapeuten nach § 1 Abs. 1 Satz 1, wenn die dreijährige Weiterbildung vorwiegend auf die Vermittlung von Kenntnissen und Fähigkeiten in der Psychotherapie ausgerichtet war.

(3) Personen mit einer bestandenen Abschlussprüfung im Studiengang Psychologie an einer Universität oder einer gleichstehenden Hochschule erhalten bei Vorliegen der Voraussetzungen des § 2 Abs. 1 Nr. 1, 3 und 4 auf Antrag eine Approbation zur Ausübung des Berufs des Psychologischen Psychotherapeuten nach § 1 Abs. 1 Satz 1, wenn sie zwischen dem 1. Januar 1989 und dem 31. Dezember 1998 mit einer Gesamtdauer von mindestens sieben Jahren an der Versorgung von Versicherten einer Krankenkasse mitgewirkt haben oder ihre Leistungen während dieser Zeit von einem Unternehmen der privaten Krankenversicherung vergütet oder von der Beihilfe als beihilfefähig anerkannt worden sind. Voraussetzung für die Erteilung der Approbation nach Satz 1 ist ferner, dass die Antragsteller

1. während des Zeitraums nach Satz 1 mindestens 4.000 Stunden psychotherapeutischer Berufstätigkeit oder 60 dokumentierte und abgeschlossene Behandlungsfälle sowie
2. mindestens 140 Stunden theoretischer Ausbildung in wissenschaftlich anerkannten Verfahren nachweisen.

Personen im Sinne des Satzes 1, die das Erfordernis nach Satz 1 zweiter Halbsatz oder die Voraussetzung nach Satz 2 Nr. 1 nicht erfüllen, erhalten die Approbation nur, wenn sie nachweisen, dass sie bis zum 31. Dezember 1998

1. mindestens 2.000 Stunden psychotherapeutischer Berufstätigkeit abgeleistet oder 30 dokumentierte Behandlungsfälle abgeschlossen,
2. mindestens fünf Behandlungsfälle unter Supervision mit insgesamt mindestens 250 Behandlungsstunden abgeschlossen,
3. mindestens 280 Stunden theoretischer Ausbildung in wissenschaftlich anerkannten Verfahren abgeleistet haben und
4. am 24. Juni 1997 für die Krankenkasse tätig waren oder ihre Leistungen zu diesem Zeitpunkt von einem Unternehmen der privaten Krankenversicherung vergütet oder von der Beihilfe als beihilfefähig anerkannt worden sind.

(4) Personen mit einer bestandenen Abschlussprüfung im Studiengang Psychologie an einer Universität oder einer gleichstehenden Hochschule erhalten bei Vorliegen der Voraussetzungen des § 2 Abs. 1 Nr. 1, 3 und 4 auf Antrag eine Approbation zur Ausübung des Berufs des Psychologischen Psychotherapeuten nach § 1 Abs. 1 Satz 1, wenn sie nachweisen, dass sie zwischen dem 1. Januar 1989 und dem 31. Dezember 1998 mit einer Gesamtdauer von mindestens sieben Jahren als Angestellte oder Beamte

1. in einer psychiatrischen, psychotherapeutischen, psychosomatischen oder neurologischen Einrichtung vorwiegend psychotherapeutisch tätig waren oder
2. hauptberuflich psychotherapeutische Behandlungen durchgeführt haben.

Voraussetzung für die Erteilung der Approbation nach Satz 1 Nr. 1 und 2 ist ferner, dass die Antragsteller nachweisen, dass sie

1. in dem Zeitraum nach Satz 1 mindestens 4.000 Stunden einschließlich der dazu notwendigen Diagnostik und Fallbesprechungen psychotherapeutisch tätig waren oder 60 dokumentierte Behandlungsfälle abgeschlossen und
2. mindestens 140 Stunden theoretische Ausbildung in dem Gebiet, in dem sie beschäftigt sind, abgeleistet haben.

Personen im Sinne des Satzes 1, die das Erfordernis nach Satz 1 zweiter Halbsatz oder die Voraussetzung nach Satz 2 Nr. 1 nicht erfüllen, wird die Approbation nur erteilt, wenn sie nachweisen, dass sie bis zum 31. Dezember 1998

1. mindestens 2.000 Stunden psychotherapeutischer Berufstätigkeit abgeleistet oder 30 dokumentierte Behandlungsfälle abgeschlossen,
2. mindestens fünf Behandlungsfälle unter Supervision mit insgesamt mindestens 250 Behandlungsstunden abgeschlossen,
3. mindestens 280 Stunden theoretischer Ausbildung in dem Gebiet, in dem sie beschäftigt sind, abgeleistet und
4. spätestens am 24. Juni 1997 ihre psychotherapeutische Beschäftigung aufgenommen haben.

(5) Für Personen mit einer bestandenen Abschlussprüfung im Studiengang Psychologie an einer Universität oder einer gleichstehenden Hochschule oder im Studiengang Pädagogik oder Sozialpädagogik an einer staatlichen oder staatlich anerkannten Hochschule gelten die Absätze 3 und 4 für den Antrag auf Erteilung einer Approbation zur Ausübung des Berufs des Kinder- und Jugendlichenpsychotherapeuten entsprechend.

Register

A
Abhängigkeiten 30
Abrechnung 99, 102
- Einbeziehung von Bezugspersonen 100
- Expositionsbehandlungen (Verhaltenstherapie) 101
- Familientherapie 49
- Fortführungsantrag 99
- Gutachterbericht 99
- Kranken-/Überweisungsschein 99
- probatorische Sitzungen 99
- Psychotherapie-Vereinbarungen 95
- Testverfahren 99
Abwehrmechanismen 56, 62
affektive Störungen 29
Affektregulierung, tiefenpsychologisch fundierte Psychotherapie 45
aggressive/ablehnende Verhaltensweisen des Patienten (psychosomatische Grundversorgung) 105
agoraphobisches Syndrom 69, 70
- Angstreaktion 69
- Konfliktsituation, eheliche 69
- Verhaltenstherapien 70
- Vermeidungsreaktion 69
Alkoholabhängigkeit 30
Ambulanzen 7
- Psychotherapie-Vereinbarungen 95
Analytische Psychotherapie 1, 42, 43, 60, 87
- alternative Konzepte 39
- analytischer Therapieprozess 58
- Änderung des Therapieplans 59
- Angstneurose 89
- Angstsymptomatik 34
- Antragsteller 53
- Begrenzung 21, 24, 27
- Behandlungsdauer 87
- Behandlungsdauer/-frequenz 59
- Beihilfevorschriften 173, 175
- Bewilligungsschritte 87
- Beziehungskonflikte 89
- Beziehungsmuster, Wiederholungszwang 45
- Differenzialindikation 46
- Einzeltherapie 48
- Empfehlungen für die Abschlussphase 48
- Ergänzungsbericht 59, 60
- Familientherapie 49
- Fortführungsantrag 58, 59
- Fortführungsbericht 26, 58, 59
- Fragenkatalog 58, 59
- Gegenübertragung 40, 43
- Grenzindikationen 32
- Gruppenpsychotherapie 65
- Gruppentherapie 49, 97
- Gutachterverfahren 83
- hochfrequente Therapie 26
- Ich-Struktur 32
- Indikationen 45, 46
- Indikationsbereiche 32
- Kinder und Jugendliche 50, 87
- Kombinationsverfahren 50
- Konflikte, intrapsychische 44
- Kontraindikationen 91
- Kostenübernahme 43
- Krankenversicherung, gesetzliche 39, 43
- Krankheitsdispositionen, gegenwärtige 44, 46
- Kurzzeittherapie 37
- Langzeittherapie 24
- Leistungsumfang 23
- modifizierte 46
- neurotischer Konflikt 24, 43
- Objektbeziehungsmuster 45
- patientenbezogene 26
- Persönlichkeitsstörungen 45
- probatorische Sitzungen (Probetherapie) 22, 35, 36, 53
- Prognose 59
- prozessbezogene 26
- Psychotherapie-Richtlinien 42, 114
- Psychotherapie-Richtlinien, Implikationen 24
- Regelgrenzen 26
- Rentenversicherungsträger 2
- sozialrechtliche Aspekte 46
- Symptomverschiebung 58
- Übertragung 43
- Umgang mit dem Unbewussten 44
- versicherungsrechtliche Situation 27
- Voraussetzungen, behandlungstechnische 43
- Weiterbildungsnachweis 97
- Ziele 42, 43
- Zusammenarbeit mit Verhaltenstherapeuten 32
analytisch fundierte Psychotherapie, Familientherapie 49
Anamnese 56
- biographische, Abrechnungsmöglichkeiten 101
- biographische 35, 44, 53, 83
anankastische Störungen, analytische Psychotherapie 45
Angstreaktion, agoraphobisches Syndrom 69
Angstreaktion/-symptomatik
- Analytische Psychotherapie 34, 45
- Verhaltenstherapie 33
Annahmeverzug 96
Antrag (auf Psychotherapie)
- Befürwortung 93
- Nichtbefürwortung 85
Antrag, Nichtbefürwortung 93
Antragsablehnung
- Einspruch des Patienten 66
- Obergutachter 66
- Psychotherapie 85, 86
Antragstellung, psychischer Befund zum Zeitpunkt der 62
Antragstellung/-verfahren 83
- Analytische Psychotherapie 53
- gutachterpflichtige(s) 85
- Kinder- und Jugendlichenpsychotherapie 60
- Psychotherapie-Richtlinien 83, 121
- Überweisung an den Konsiliararzt 52
Antragsverfahren 52, 66
- Psychotherapie-Richtlinien 96
Anwendungsformen, Psychotherapie 115
Approbation 194
Arbeitsgruppen, problemorientierte 71
Arzt
- Beratung 16
- Kenntnisse, psychotherapeutische 109
- psychosomatischen Grundversorgung 103
- Qualifikation 109
- verbale Interventionstechniken 109
- Weiterbildungsangebote 109
- Zusatzbezeichnung (Psychotherapie/Psychoanalyse) 104, 108

Arzt-Patient-Beziehung
- Balint-Gruppen 109
- psychosomatische Grundversorgung 106, 109
- Selbsterfahrungsgruppen, patientenbezogene 109
- Theorieseminare 109
- therapeutische Relevanz 109

Ätiologie
- Neurose 17
- psychische 17

Aufklärungspflicht, Psychotherapie-Richtlinien 96
Ausbildungsstätten 198
- Psychotherapeuten-Gesetz 95

Ausfallentschädigung, Psychotherapie-Richtlinien 96
Ausschlusskatalog, Psychotherapie 31, 49
autogenes Training 108

B

Balint-Gruppen, Arzt-Patient-Beziehung 109
Basistherapie 106
Basisverhalten (Gesprächspsychotherapie) 107
Beauftragungsregelung, Psychotherapie-Vereinbarungen 7
Beauftragungsverfahren 95
Bedingungsanalyse, Verhaltenstherapie 3
Befunderstellung 56, 57
- Antragstellung 56
- Kinder- bzw. Jugendlichenpsychotherapie 61, 62

Befürwortung, Stellungnahme des Gutachters 93
Begutachtung
- Differenzialindikation 31, 34, 35
- formale Voraussetzungen 85, 86
- Kassenärztliche Vereinigung 54

Behandlungsabbruch, Patient 97
Behandlungsabschluss, Planung 46
Behandlungsantrag, *siehe* Antragstellung/-verfahren
Behandlungskonzepte, psychoanalytische 39
Behandlungskonzepte/-methoden, Psychotherapie-Richtlinien 57
Behandlungsplan
- Entwicklung 57
- Erwachsenenpsychotherapie 57

Behandlungsplanung, Gesamt- 37, 38
Behandlungsumfang, Langzeittherapie 54
Behandlungsverfahren, Auswahl 31
Behandlungsvertrag, Psychotherapie-Richtlinien 96
Beihilfefähigkeit, Antrag auf Anerkennung 176, 189
Beihilfevorschriften 169
- analytische Psychotherapie 173, 175
- psychosomatische Grundversorgung 174
- Psychotherapie-Richtlinien, Unterschiede 170
- Psychotherapie-Vereinbarungen, Unterschiede 170
- tiefenpsychologisch fundierte Psychotherapie 173, 175
- Verhaltenstherapie 174, 177

Belastungen
- Erörterung, reflektierende 20
- Faktoren, äußere 20

Beratung, situationsorientierte 16
Beratung(sgespräch)
- ärztliches 16
- psychosomatische Grundversorgung 103

Bericht
- an den Gutachter 54
- der Angehörigen/Bezugspersonen 56
- Ergänzungsbericht 63, 65
- Erwachsenenpsychotherapie 55, 60
- Kinder- und Jugendlichenpsychotherapie 60, 65
- zum Erstantrag PT 3 KZT a (K) 61, 63
- zum Erstantrag PT 56, 58
- zum Fortführungsantrag bei analytischer Psychotherapie 58, 59
- zum Fortführungsantrag bei tiefenpsychologisch fundierter Psychotherapie 58
- zum Fortführungsantrag PT 3 KZT b (K) 63, 64
- zum KZT-Antrag (Kinder- und Jugendlichenpsychotherapie) 60, 61
- zum KZT-Antrag (psychoanalytisch begründete Verfahren) 55, 56
- zum KZT-Antrag (Verhaltenstherapie) 71, 72
- zur Gruppenpsychotherapie 50, 65

Berichterstellung
- Formblätter 54
- Hinweise 54

Betrachtungsweisen von seelischer Krankheit
- ätiologische 18
- kausale 19
- konditionalistische 18

Bewilligungsschritt, Anrechnung 88
Bewilligungsschritt 88
Bewilligungszäsur 88
Beziehungen, zwischenmenschliche 56
Beziehungsstörungen
- analytische Psychotherapie 89
- chronisch-neurotische 34
- Gruppentherapie 71
- seelische Krankheit 16
- Übertragung 46

Beziehungsstrukturen, analytische 48
Bezugspersonen, Einbeziehung 51, 65, 90, 113
- Abrechnung von Leistungen 100
- Kennzeichnung 53, 100
- psychosomatische Grundversorgung 103

Biofeedback, Funktionsstörungen 68

C

Compliance, medikamentöse 73

D

Dekompensation, psychische 42
Dekompensationserscheinungen 20
Delegationsverfahren 5, 7, 8, 35
Depression
- analytische Psychotherapie 45
- Angstneurose 104
- larvierte 104
- psychoreaktive 104
- Verhaltenstherapie 34
- Zwangsneurose 104

Diagnostik
- ätiologisch orientierte 17, 53
- neurosenpsychologische 59, 61, 62, 63
- psychopathologische (Verhaltenstherapie) 73
- Psychotherapie 53
- Psychotherapie-Richtlinie 29
- symptomatische/strukturelle 57

Differenzialdiagnostik
- neurosenpsychologische 63
- psychosomatische 15

Differenzialindikation 43
- Begutachtung 31, 34, 35
- Notwendigkeit 32

- patientenorientierte 34
- Psychotherapie-Richtlinien 32
- vergleichende Hinweise 33, 34
- Verhaltenstherapie 32, 34
Dokumentationspflicht, Psychotherapie 96, 113
Drogenabhängigkeit 30
Dynamik
- intrafamiliäre 51
- Konflikte 56
Dysthymien, analytische Psychotherapie 45

E
Einheitlicher Bewertungsmaßstab (EBM) 10, 14, 99, 100, 101, 102
Einsichtsfähigkeit 56
Einzel(psycho)therapie
- Begründung 57
- Gegenübertragung 42
- Gruppentherapie, Kombination 91
- Kurzzeittherapie 53
- Langzeittherapie 54
- Leistungsumfang 54
- niederfrequente Psychotherapie 41
- Persönlichkeitsstörungen 41
- psychosomatische Grundversorgung 106
- Übertragung 48
- verbale Intervention 106
- Verfahrenswechsel 98
- Verhaltenstherapie 28
Empathiefähigkeit, Wiederherstellung 45
Entspannungstherapie, Funktionsstörungen 68
Entwicklung
- belastende 57
- körperliche 56
- lebensgeschichtliche 56
- neurotische 57
- psychische 56
- soziale 56
Entwicklungstests (Kinder- und Jugendlichenpsychotherapie) 90
Ergänzungsbericht 59
- Kinder- und Jugendlichenpsychotherapie 63, 65
- Verhaltenstherapie 74
Erstantrag
- Bericht 61, 63
- Kinder- und Jugendlichenpsychotherapie 61, 63
- Verfahren, *siehe* Antragsverfahren
- Verhaltenstherapie 72, 73
Erwachsenenpsychotherapie
- Behandlungsplanung 55
- Erstantrag 56, 58
- Formblätter, Aufbau 55
- Fortführungsantrag 58, 59
Essstörungen, Verhaltenstherapie 33
Evidenzbasierung 32

F
Familienanamnese 56
Familientherapie 3, 49, 51
- Psychotherapie-Vereinbarungen 52
Fixierungen 59
- infantile 56
Fokaltherapie 23, 39, 40
- Focus, bewusstseinsfähiger 40
- Indikation 34
- Kurz-/Langzeittherapie 40
- zeitliche Begrenzung 23
Formblätter
- Aufbau 60, 65
- Berichte Gruppenpsychotherapie 50, 65
- Erwachsenenpsychotherapie 59, 60
- Kinder- und Jugendlichenpsychotherapie 60, 65
- Psychotherapie 8
Formulare für PTV 139
Fortführungsantrag
- Abrechnung 99
- analytische Psychotherapie 58, 59
- Bericht 58, 63, 65
- Ergänzungsbericht 59, 60
- Gruppenpsychotherapie 65
- Gutachter 92
- Kinder- und Jugendlichenpsychotherapie 63, 64
- niederfrequente Therapie 41
- notwendige Therapiedauer 58
- Psychotherapie 58
- tiefenpsychologisch fundierte Gruppenpsychotherapie 65
- tiefenpsychologisch fundierte Psychotherapie 58
- Verhaltenstherapie 74
Fortführungsbericht 26, 58
Frustrationen, frühkindliche 19
Funktionsanalyse (Verhaltenstherapie) 3, 68
Funktionsstörungen, physiologische
- Biofeedback 68
- Entspannungstherapie 68

G
Gegenübertragung
- analytische Psychotherapie 40
- Einzelpsychotherapie 42
- Gruppen(psycho)therapie 48
- Jugendlichenpsychotherapie 64
- katathymes Bilderleben 42
- Patient 59
Gegenwartsunbewusstes (tiefenpsychologisch fundierte Psychotherapie) 44
Gesamtbehandlungsplanung 37, 38
Gespräch, psychotherapeutisches 102
Gesprächspsychotherapie 28
- Basisverhalten 107
- psychosomatische Grundversorgung 107
Gesundheits-Modernisierungsgesetz (GMG) 9
Gruppen
- problem- und zielorientierte 71
- zieloffene 71
Gruppen(psycho)therapie 37
- analytische 48, 49
- analytische Psychotherapie 48, 49, 97
- Begründung 57
- Beziehungsstörungen 71
- Einzelsitzungen bei 48, 131
- Einzeltherapie, Kombination mit 91
- Erfordernisse 23
- Formblätter 50, 65
- Fortführungsantrag 65
- Gegenübertragung 48
- Gruppendynamik 59
- Ich-Störungen 65
- interaktionelles Feedback 65
- katathymes Bilderleben 42
- Kinder und Jugendliche 63
- Kompromissbildung, psychosoziale 65
- Kurzzeittherapie 37, 53, 98
- Langzeittherapie 54, 98
- Leistungsumfang 53, 54
- Lösungsschritte, zielorientierte 71
- niederfrequente Therapie 41, 91
- psychosomatische Grundversorgung 106
- Qualifikationsnachweis 98
- stereotype Feststellungen 59
- Therapieplanänderung 59
- tiefenpsychologisch fundierte 24, 41, 49, 65, 98

- Übertragung 49, 65
- Verfahrenswechsel 98
- Verhaltenstherapie 28, 70, 74, 98

Gruppendynamik 71
- Gruppentherapie 59

Gruppentherapie 24
Gutachten
- Befürwortung 93
- Differenzialindikation 31, 34, 35
- Psychotherapie 189

Gutachter 31, 34, 35
- Abwesenheit, urlaubsbedingte 8
- Ausschluss 8
- Behandlungsanträge 85
- Behandlungsmaßnahmen, ärztliche 91
- Bericht an den 54
- Einbeziehung von Bezugspersonen 90
- Empfehlungen 86
- Ermessensspielraum 84
- Fortführungsantrag 58
- Kinder- und Jugendlichenpsychotherapie 90, 91
- Kontraindikationen, Feststellung 91
- Korrespondenz mit dem Therapeuten 86
- Kurzzeittherapie 36, 37
- Mitteilungen, ergänzende 86
- Nichtbefürwortung 93, 94
- niederfrequente Therapie 41
- Probetherapie 86, 91
- psychosomatische Grundversorgung 91
- Qualifikationsanforderungen 7, 9, 122
- Qualitätsanforderungen 93, 94
- Stellungnahmen 34, 89
- Therapieplanung 86
- Verhaltenstherapie 68

Gutachterberichte, Chiffrierung 96
Gutachterpflichtigkeit, Kurzzeittherapie 36
Gutachterverfahren 83, 94
- Änderungen, Psychotherapie-Richtlinien 6
- Befreiung für die Kurzzeittherapie 122
- Berichterstattung, schriftliche 84
- Bewilligungsschritte 86, 88
- für Psychotherapie 1, 2
- Implikationen 84, 85
- Kurzzeittherapie 36, 84
- Langzeittherapie 37
- Psychotherapie 83
- Psychotherapie-Richtlinien 84, 96, 120, 121
- Psychotherapie-Vereinbarungen 132, 133
- Qualitätssicherung 8
- seelische Krankheit 83
- somatische Therapie 21
- Verhaltenstherapie 27, 67
- Wirtschaftlichkeit, Prüfung der 84
- zweite Begutachtungsinstanz 84

H
hirnorganisch begründete Verstimmungen 104
Hirnschädigung, frühkindliche (Teilleistungsstörungen) 90
histrionische Störungen, analytische Psychotherapie 45
hochfrequente Therapie 26
- Leistungsumfang der analytischen Psychotherapie 26
- Organisationsniveau, infantiles 44
- Psychotherapie-Richtlinien 26
- Sonderfälle 26

Honoraranspruch
- Privatbehandlung 191
- Psychotherapie-Richtlinien 96

Hypnose 50, 108
Hypnotherapie 108

I
Ich-Funktionen des Patienten 24
Ich-Stärke des Patienten 24
Ich-Störungen
- dynamische Psychotherapie 40
- Gruppen(psycho)therapie 65
- niederfrequente Therapie 41
- Psychodynamik 57
- strukturelle 57, 62

Ich-Struktur
- analytische Psychotherapie 32
- neurotische Konflikte 33
- Patient 33

IGEL-Leistung 100, 101
Impulsregulierung, tiefenpsychologisch fundierte Psychotherapie 45
Indexpatient 9, 50, 101
Indikation 31
- analytische Psychotherapie 45
- Analytische Psychotherapie 46
- Katalog 29, 30
- modifizierte analytische Psychotherapie 46
- tiefenpsychologisch fundierte Psychotherapie 44, 45

Indikation zur Richtlinien-Psychotherapie 31, 32
Indikationen 44, 45
Indikationsstellung
- Hypothese, fundierte psychodynamische 23

individuelle Gesundheitsleistung (IGEL) 100
integrierte Therapieformen 28
Intelligenzleistungen 56
Intelligenztest (Kinder- und Jugendlichenpsychotherapie) 90
interpersonelle Störungen
- analytische Psychotherapie 46
- tiefenpsychologisch fundierte Psychotherapie 45

J
Jacobson, Relaxationstherapie 108
Jugendlichenpsychotherapeut, Konsiliarbericht 52
Jugendlichenpsychotherapeuten, Zusatzbezeichnung 97
Jugendlichenpsychotherapie 51
- analytische 60, 64, 65
- Antragsverfahren 60
- Behandlungsplan 63
- Behandlungsverlauf (Prognose) 64
- Diagnose, neurosenpsychologische 62, 63
- Differenzialdiagnose 63
- Gruppentherapie 63, 64
- intrafamiliäre Konstellation 51
- Jugendlicher, Eigenverantwortlichkeit 60
- Kindheitserinnerungen 51
- Konsiliarbericht 62
- Kostenübernahme 60
- Krankenkasse, Leistungspflicht 60
- Krankheitsanamnese 62
- Kurzpsychotherapie 63
- Langzeittherapie 60, 63
- lebensgeschichtliche Entwicklung 61
- Leistungsumfang 64, 65
- Mitarbeit der Eltern 64
- Psychischer Befund 61, 62
- Psychodynamik 61
- psychosoziale Entwicklung 61
- Psychotherapie-Richtlinien 63
- Sitzungsfrequenz 64
- Therapie der Bezugsperson(en) 63
- Therapieverlauf 63
- Vorschulalter 63

– Zeitbegrenzung 63
– Zielsetzung 63

K
Kanfersche Formel 68
Kassenärztliche Vereinigung
– Begutachtung 54
– Fragenkataloge 54
– Prüfung der Ausübungsberechtigung für Therapeuten 97
Kassenärztliche Vereinigung/Versorgung
– Psychoanalyse 1
– Psychotherapie 1
kassenärztliche Versorgung, Psychotherapie 84
katathymes Bilderleben 42, 66
– Gegenübertragung 42
– Gruppentherapie 42, 49
– Psychotherapie-Richtlinien 42
– Übertragung 42
Kinder- und Jugegendpsychotherapie, Verhaltensanalyse 77
Kinder- und Jugendlichenpsychotherapeut 4, 5, 193
– analytischer 39
– Delegation 35
– Fachkundenachweis 7
– Konsiliarbericht 6, 36, 85
– Rechtsstellung 5
– Weiterbildung 97
Kinder- und Jugendlichenpsychotherapie
– Änderung des Therapieplans 64
– Antragsteller 60
– Antragsverfahren 60, 76
– Behandlungsdauer 87, 88
– Behandlungsplanung 77
– Behandlungstechniken 78
– Bericht an den Gutachter 60
– Bewilligungsschritte 87, 88
– Bezugspersonen 80
– Bezugspersonen, Einbeziehung 51, 65
– Einzeltherapie 52
– Entwicklungsdaten 61
– Entwicklungspsychologie 97
– Entwicklungstests 90
– Ergänzungsbericht 63, 65
– Erstantrag 61, 63
– Familiensituation 61
– Formblätter 60, 65
– Fortführungsantrag 63, 64
– Gegenübertragung 64
– Gruppenpsychotherapie 65
– Gutachter 90
– Intelligenztest 90
– Konflikt, neurotischer 90
– Konsiliarbericht 61
– Krankheitserscheinungen, körperliche 90
– Kurzzeittherapie 60, 61
– Langzeittherapie 61
– Lernpsychologie 97
– Mangelsymptomatik 90
– neurosenpsychologische Untersuchungen 62
– Objektbeziehungsstörungen 90
– Probetherapie 61, 90
– Prognose 61, 63, 79
– Psychodynamik 63
– Psychotherapie-Richtlinien 64
– Rollenzuweisungen 51
– Schwellensituationen, soziale 62
– somatischer Befund 62
– Therapeut 52
– Therapieziele 77
– tiefenpsychologisch fundierte 90
– übende/suggestive Interventionen 107
– Übertragung 64
– Verhaltensstörungen 29
– Verhaltenstherapie 74, 90
– Verselbstständigungstendenzen, phasentypische 63
– Zeitliche Vorgaben 78
Kinderpsychotherapie, Spiel 50
Kindheitserinnerungen (Kinder- und Jugendlichenpsychotherapie) 51
Kognitionen
– Angst auslösende/aversive 68
– dysfunktionale 68
Kommunikationsfähigkeit, Wiederherstellung 45
Kompromissbildung, psychosoziale (Gruppenpsychotherapie) 65
Kompromissbildungen, pathologische (tiefenpsychologisch fundierte Psychotherapie) 44
Konditionalismus 19
Konfliktbearbeitung, neurotische
– interpersonale 58
– intrapsychische 58
Konflikte
– äußere 22
– Dynamik 56
– fokale 33, 55
– infantile 45
– interaktionelle 33
– interpersonale 43, 62
– interpersonelle 44, 45
– intrapsychische 22, 33, 43, 44, 48, 57, 59, 62
– neurotische, *siehe* Neurose
– Psychodynamik 33
– psychosoziale 44, 45
– Realkonflikte 20, 23
– seelische Krankheit 19, 20, 22
– umschriebene 24, 33
– unlösbare 34
Konfliktfelder, Verflechtung 24
Konfliktstoff
– analytische Psychotherapie 24
– neurotischer 19, 24
– ödipaler 19
Konsiliararzt 35, 36, 73
Konsiliarbericht 36, 52, 54, 55, 56, 62, 189
– Gebührenordnung 6
– Kinder- und Jugendlichenpsychotherapeuten 6, 8
– Psychotherapie 6, 8
– Psychotherapie-Richtlinie 6
– unzureichender 36
– Verhaltenstherapie 73, 74
Konsiliarverfahren 5, 6, 8, 35
– Psychotherapie-Richtlinien 120
– Psychotherapie-Vereinbarungen 130
Konversionsstörungen (analytische Psychotherapie) 45
Kostenübernahme
– Ablehnung 66
– analytische Psychotherapie 43
– Kinder- und Jugendlichenpsychotherapie 60
Krankenkasse, Schutzwürdigkeit von Patientendaten 94
Krankenschein, Abrechnung 99
Krankenversicherung, gesetzliche
– analytische Psychotherapie 43
– Leistungspflicht 39, 59
– Psychotherapie 1, 39, 111
Krankheitsbegriff 15, 16
Krankheitseinsicht 56
Krankheitserscheinungen, körperliche (Kinder- und Jugendlichenpsychotherapie) 90
Krankheitsgewinn, sekundärer 65
Krankheitslehre, Notwendigkeit 16
Krisenintervention 49, 55, 60, 61
Kurz(zeit)therapie 23, 36, 37, 40
– analytische Psychotherapie 23
– Beantragung 55, 56, 84
– Behandlungsplan 56, 57
– Bewilligungsschritte, Anrechnung 88
– Einleitung einer 53
– Fokaltherapie 40
– Gruppentherapie 37, 55, 98
– Gutachterpflichtigkeit 36
– Gutachterverfahren 36, 84
– Indikation 36

- Indikationsbereiche 55
- Leistungspflicht 53
- Leistungsumfang 53
- psychoanalytische 39, 40
- Psychotherapie-Richtlinien 36
- Psychotherapie-Vereinbarungen 36
- Qualifikation des Therapeuten 36
- Therapeutenwechsel 98
- tiefenpsychologisch fundierte Psychotherapie 23
- Überführung in Langzeittherapie 37, 84
- Umwandlungsantrag 58, 63
- Verfahrenswechsel 98
- Verhaltenstherapie 28, 37
- Wiederholung 98
- zeitliche Beschränkung 36

Kurztherapie 40
Kurz(zeit)therapieverfahren, Jugendlichenpsychotherapie 63
Kurzzeittherapie
- Befreiung vom Gutachterverfahren 122
- Begründungspflicht 6
- Gutachterpflicht 6

L

Langzeittherapie 37
- analytische Psychotherapie 24
- ätiologisch orientierte 34
- Beantragung 85
- Einleitung einer 54
- Fokaltherapie 40
- Gruppentherapie 98
- Gutachterverfahren 37
- höherfrequente 33
- Jugendlichenpsychotherapie 60, 61
- niederfrequente Therapie 41, 42
- psychoanalytische 34, 39
- Umwandlungsantrag 63
- Verhaltenstherapie 27

Lebenssituation, aktuelle 20, 44
Lebensveränderungen, tiefenpsychologisch fundierte Psychotherapie 44
Lehranalyse 25
Leistungen
- ambulante Psychotherapie 95
- Psychotherapie 86

Leistungsbegrenzung
- analytische Psychotherapie 22
- äußere Gründe 21
- Gruppentherapie 23
- therapieimmanente Gründe 21
- tiefenpsychologisch fundierte Psychotherapie 22
- Verhaltenstherapie 27

Leistungserbringer 200
- Pflichten 201
- Qualifikation 124

Leistungserbringer, Psychotherapie 86
Leistungspflicht
- Begrenzung der 21
- Bericht an den Gutachter 54
- Einleitung des Antragsverfahrens auf Feststellung 53
- Entscheidung zur 133
- Feststellung der 53
- Krankenkasse 57
- Kurzzeittherapie 53
- Langzeittherapie 54
- Probetherapie 53
- Psychotherapie 53, 66
- Psychotherapie-Richtlinien 58
- Verhaltenstherapie 72, 73

Leistungsumfang
- analytische Psychotherapie 23, 24
- Psychotherapie-Richtlinien 20
- tiefenpsychologisch fundierte Psychotherapie 22, 23
- Verhaltenstherapie 27

Leistungsverhalten, perfektionistisches 68
Leistungszuschlag, ärztliche Psychotherapeuten 83

M

Medikamentenabhängigkeit 30
meditative Verfahren 28
Medizinisches Versorgungszentrum (MVZ) 95
mnestische Funktionsstörungen 56
Monophobien 68
Motivation
- Neurose 25
- Patient 31, 34, 56, 73, 107
- Verhaltenstherapie 73

N

narzisstische Störungen
- analytische Psychotherapie 45
- tiefenpsychologisch fundierte Psychotherapie 44

Neurose 1
- analytische Psychotherapie 42
- Ätiologie 62
- Bearbeitungsmöglichkeit 59
- Charakter 19, 25
- chronifizierte 2
- depressive 19
- Diagnose 57, 59, 61, 62, 63
- Differenzialdiagnose 59, 90
- dualer Charakter 19
- dynamische Psychotherapie 40
- Einbeziehung der Bezugspersonen 51
- Ich-Struktur 32, 33
- interaktionelle Beziehungsproblematik 34
- Kinder- und Jugendlichenpsychotherapie 57, 90, 91
- Konfliktkern 40
- Leistungsbegrenzung 21
- Motivationsbilanz 33
- multifaktorielle Konfliktlage 34
- narzisstische 19
- personale Interaktion 25
- Präformation 25
- probatorische Sitzungen 35, 36
- Produktivität 25
- Psychodynamik 25, 30, 35, 41, 43, 57
- Symptomatik-Struktur-Psychodynamik 25
- unbewusste Motivationen 25
- zwangsneurotische 19

neurotische Entwicklung 25, 57
neurotischer Konflikt, *siehe* Neurose
Nichtbefürwortung, Stellungnahme des Gutachters 93
niederfrequente Therapie 23, 36, 41, 42, 87
- Behandlungsdauer 87
- Besonderheiten 24
- Bewilligungsschritte 87
- Differenzialindikation 41
- Erstantrag 41
- Fortführungsantrag 41
- Gruppentherapie 87
- Ich-Störungen 41
- kombinierte Einzel- und Gruppenpsychotherapie 41
- Persönlichkeitsstörungen 41
- Psychotherapie-Richtlinien 41
- Therapiedauer 41

O

Obergutachten/Obergutachter 92, 94
- Antragsablehnung 66
- formaler Aufbau 94

Objektbeziehungen
- Kinder- und Jugendlichenpsychotherapie 90
- konflikthafte 59

Ödipuskomplex 19
Organerkrankungen 57
Organisationsniveau, infantiles 44

P
Partner, Einbeziehung 49, 101
Pathogenese 17, 117
Patient
- Ablösung von der Therapie 22
- aggressive/ablehnende Verhaltensweisen 105
- aktuelle Lebenssituation 20
- Antragsablehnung 66
- Archäologie der Person 18
- Behandlungsabbruch 97
- Belastbarkeit, begrenzte 33, 34
- biographische Anamnese 53
- Eigenbeteiligung 2, 100
- Eigenfinanzierung der Therapie 1
- Einspruch gegen Antragsablehnung 66
- Familienanamnese 56
- Fixierungen 59
- Gegenübertragung 59
- Ich-Funktionen 24
- Ich-Stärke 24
- Ich-Struktur 32, 33
- Indexpatient 50, 101
- körperliche Entwicklung 56
- Krankheitsanamnese 56
- Krankheitsverhalten 105
- Lebensbewältigung 58
- Lebensereignisse, äußere 24
- lebensgeschichtliche Entwicklung 56
- Mitarbeit 59
- Motivation 31, 34, 56, 73, 107
- neurotische Struktur 25
- Nichterscheinen 96
- Patient-Therapeut-Beziehung 105
- Persönlichkeitsstruktur 24, 33
- Privatbehandlung 101, 191
- Problembewusstsein 58
- psychische Entwicklung 56
- Realsituation 20
- Regressionsfähigkeit 24, 58, 59
- Schutzwürdigkeit von Daten 94
- soziale Situation 34
- Sozialentwicklung 56
- Übertragung 59
- Umfeld 17, 20, 33, 34
- Umstellungsfähigkeit 31, 34
- Verlässlichkeit 58
- Widerstand 59
Patient-Therapeut-Beziehung 105
Persönlichkeit
- Differenziertheit 56
- Nachreifung 34, 45
Persönlichkeitsentwicklung, neurotische 25
Persönlichkeitsstörungen
- analytische Psychotherapie 45
- Behandlungsprognose 31
- Behandlungsumfang 31
- eingeschränkte Behandlungsprognose 41
- Einzelbehandlung in Kombination mit Gruppentherapie 41
- Indikationsbereich der Psychotherapie 19
- Nachbehandlung, ambulante 31
- neurotische 31, 34
- niederfrequente Therapie 41
- seelische Krankheit 22
- stationäre Therapie 31
Persönlichkeitsstruktur 31, 56
- neurotische 31, 34
Phobien (Verhaltenstherapie) 89
posttraumatischen Belastungsstörung (PTSD), traumatherapeutische Intervention 44
Praxisassistenten 95
Praxisgebühr 9, 100
Privatbehandlung 96
- erhöhte Honorarforderungen 191
- Gebührenordnung 200
Privatbehandlung, Patient 101
probatorische Sitzungen (Probetherapie) 35, 36, 53
- Abrechnung 99
- bei Kontraindikationen 91
- Bewilligungsschritte, Anrechnung 83, 88
- Kinder- und Jugendlichenpsychotherapie 90
- Verhaltenstherapie 68
- Wiederholung 98
Prozesse, intrapsychische und interpersonale 40
Psychiatrische Institutsambulanz (PIA) 96
psychische Störungen
- aktuelle Lebenssituation 44
- analytische Psychotherapie 32
Psychoanalyse
- hochfrequente Therapie 26
- Kassenärztliche Versorgung 1
- Leistungsumfang 22, 23
- probatorische Sitzungen 35, 36
- tiefenpsychologisch fundierte Psychotherapie 39
psychoanalytisch fundierte Psychotherapie 66
- Langzeittherapie 39
- Psychodynamik 39
- therapeutische Wirksamkeit 28
Psychodynamik
- analytische Psychotherapie 59
- Behinderung 62
- der Neurose 57
- der neurotischen Erkrankung (Ergänzungen) 58
- Konflikte 33
- Neurose 35
- Neurose (Kinder- und Jugendlichenpsychotherapie) 62
- Verhaltensanalyse 18
Psychologischer Psychotherapeut 193
psychoneurotische Störungen, *siehe* Neurose
psychopathologischer Befund 56
Psychose
- psychische Begleit-, Folge- oder Residualsymptomatik 30, 31
- Psychotherapie 30
- Verhaltenstherapie 33
psychosomatische Erkrankungen, Verhaltenstherapie 33
Psychosomatische Grundversorgung 2, 32, 103, 109, 113
- Abrechnung von Maßnahmen 109
- Arzt 103
- ärztliche Voraussetzungen 4
- Basistherapie 105
- Behandlungsmethoden 105, 108
- Beihilfevorschriften 169, 172
- Beratung, ärztliche 103
- Beratungsgespräch 103
- Bewältigungspotenzial des Patienten 106
- Bewilligungsschritte, Anrechnung 88
- Bezugspersonen, Einbeziehung 103
- Definition 4, 103, 104
- diagnostische Leistungen 104
- Einführung 4
- Einzeltherapie 106
- Festhalten, unbewusstes 105
- Gesprächsführung, ärztliche 105
- Gesprächspsychotherapie 107
- Gruppentherapie 106
- Gutachter 91
- Hypnose 108
- Indikationsstellung 104, 108
- Krankheitssituation, aktuelle 104
- Medikamentenfixierung 105
- Motivation des Patienten 107
- Psychotherapie-Richtlinien 103, 113, 116, 117
- seelische Krisen 105

- Sitzungsdauer 106
- Somatotherapie 105
- strukturelle Störungen 20
- suggestive/übende Interventionen 107, 108
- Symmetrie des Dialogs 106
- verbale Intervention 104, 105, 107
- Verhaltensweisen, aggressive/ablehnende 105
- Wirtschaftlichkeitsprüfung 108
- Zielsetzung 104

psychosomatische Störungen, Kenntnisse des Arztes 109
psychosoziale Entwicklung (Kinder- und Jugendlichenpsychotherapie) 61
psychosoziale Ereignisse (tiefenpsychologisch fundierte Psychotherapie) 44
psychosoziale Versorgung, Psychotherapie-Richtlinien 16
Psychotherapeut, *siehe* Therapeut
Psychotherapeuten-Gesetz (PsychThG) 30, 193
- Approbation 194, 196
- Ausbildung und staatliche Prüfung 197
- Ausbildungsstätten 95, 198
- Berufsausübung, Erlaubnis zur 197
- Berufsbezeichnungen 193
- Bestimmungen 5
- Ermächtigung zum Erlass von Rechtsverordnungen 199
- Gebührenordnung bei Privatbehandlung 200
- Leistungserbringer 200, 201
- Übergangsvorschriften 203
- Unterrichtungspflichten 196
- Verabschiedung 4
- wissenschaftlicher Beirat 5
- Zuständigkeiten 202

psychotherapeutisches Gespräch 102
psychotherapeutische Technik, Definition 113
Psychotherapie
- Ablehnung 66, 92
- Abrechnung 134
- ambulante Leistungen 95
- Anamnese, biographische 44, 53
- Antrag 83
- Antragsteller 53
- Antragstellung/-verfahren 131, 132
- Anwendungsformen 115
- ärztliche Maßnahmen, andere 91
- ätiologisch orientierte 17, 20, 34, 39, 67, 112
- Ausnahmefall 88
- Ausschlusskatalog 31
- Ausübungsberechtigte 125, 130
- Begrenzung 92
- Behandlungsabbruch 97
- Behandlungsanträge 84
- Behandlungserfolg 21, 24
- Behandlungsfrequenz 116
- Behandlungsumfang 21, 26, 118
- Behandlungsziel 59
- bei Abhängigkeiten 30
- Beihilfevorschriften 169
- Bewilligungsschritte 86, 88
- Bezugspersonen, Einbeziehung 90
- Bundesländer, neue 4
- Delegation 35
- Diagnostik 53
- dialogische 40
- Differenzialdiagnose 57, 59
- Differenzialindikation 32
- Dokumentationspflicht 96, 113
- dynamische 23, 36, 39, 40
- Effizienz 109
- Eigenfinanzierung 1
- Einbeziehung des Partners 101
- Einleitung einer 108, 109
- Erstantrag 56, 58
- Evidenzbasierung 32
- Familienangehörige 51
- Formblätter 8
- Fortführungsantrag 58, 60, 92
- Gruppentherapie 97
- Gutachten 189
- Gutachterverfahren 1, 83
- Höchstgrenze 23, 26, 27, 28
- Indikation(skatalog) 3, 10, 20, 89, 117
- Kassenärztliche Versorgung 1, 84
- konfliktzentrierte 16, 24
- Konsiliarbericht 6, 8
- Konsiliarverfahren 35
- Kontraindikation 6, 36, 91
- Krankenversicherung, gesetzliche 1, 39
- Krankheitsbewältigung 106, 109
- Leistungen 86
- Leistungserbringer 86
- Leistungspflicht 53, 54, 66
- Leistungsumfang 24, 26
- Methode, Definition 112
- Normalfall 88
- Orientierungshilfe 88
- Persönlichkeitsstörungen 41
- probatorische Sitzungen (Probetherapie) 54
- Prognose 58
- Psychodynamik 18
- psychotische Erkrankungen 30
- Qualifikation des Arztes 109
- Stundenbegrenzung 21
- Therapeutenwechsel 98
- tiefenpsychologisch fundierte 2
- übergreifende Merkmale 112
- Übertragung 57
- Umwandlungsantrag 58, 63
- verbale Intervention 105, 107
- Verfahren, Definition 112
- Verfahrenswechsel 89, 90
- Wechsel 32
- Wirksamkeit 32
- Wirtschaftlichkeit 109
- Wissenschaftlichkeit 32
- Zielvorstellungen 22

Psychotherapie-Richtlinie 111
- Diagnostik 29
- Konsiliarbericht 6
- Konsiliarverfahren 5

Psychotherapie-Richtlinien 1, 5, 7, 83, 124
- analytische Psychotherapie 24, 42, 114
- Annahmeverzug 96
- Antragsverfahren 52, 96, 121
- Anwendungsbereiche 10, 15, 29, 52
- Arbeitsausschuss 5
- ätiologische Orientierung 17, 20
- Aufklärungspflicht 96
- Ausfallentschädigung 96
- Behandlungsanträge 85
- Behandlungsmethoden 57
- Behandlungsvertrag 60, 96
- Beihilfevorschriften, Unterschiede 170
- Bundesausschuss 5
- Differenzialindikation 31, 32, 35
- Durchführung 96
- Einzeltherapie 91
- Entwicklung, statistische 14
- Erprobungsklausel 7
- Familientherapie 49
- Gruppentherapie 91
- Gutachterverfahren 1, 6, 24, 83, 84, 96, 120, 121
- Hinweise zur Durchführung 97
- hochfrequente Therapie 26
- Honoraranspruch 96
- Indikation(skatalog) 15, 31, 32
- katathymes Bilderleben 42

– Kinder- und Jugendlichenpsychotherapie 64, 90, 91
– Kombinationsverfahren 50
– Konsiliarverfahren 35, 120
– Krankheitsbegriff 1, 2, 15, 17, 43
– Kurzzeittherapie 36, 37, 55
– Leistungsbegrenzungen 21
– Leistungsdokumentation 7
– Leistungspflicht 57
– Leistungsumfang 20
– Neufassung 2, 5, 7
– Nichterscheinen des Patienten (Honorarabsprache) 96
– niederfrequente Therapie 41
– Paartherapie 49
– Persönlichkeitsstörungen 19
– Prozess- und Ergebnisqualität, Evaluation 7
– Psychoanalyse 26
– psychosomatische Grundversorgung 103, 113, 116, 117
– psychosoziale Versorgung 16
– Regelgrenzen, Überschreitung 22, 27
– seelische Krankheit 15, 16, 111
– spezifische Indikationsstellung 89
– Therapiekontingent, Festlegung 22
– tiefenpsychologisch fundierte Psychotherapie 114
– Veränderungen bzw. Ergänzungen 9, 10, 12
– verbale Intervention 105
– Verhaltenstherapie 3, 4, 28, 67, 72, 114
Psychotherapie-Vereinbarungen 83, 125, 137
– Abrechnung 134
– Abrechnung von Leistungen 95
– Ambulanzen 7, 95
– Antragstellung 131, 132
– Ausübungsberechtigte 125, 130
– Beauftragungsregelung 7
– Beihilfevorschriften, Unterschiede 170
– Bundesmantelvertrag 8
– Erläuterungen der wesentlichen Neuerungen 7, 8
– Familientherapie 52
– Gutachterverfahren 132, 133
– Konsiliarverfahren 130
– Kündigung 137
– Kurzzeittherapie 37
– Modifizierungen 10
– Modifizierungen und Ergänzungen 8, 9
– Regelungsbereich 124
– Übergangsbestimmungen 135
– Vergütung 134
PT 3 KZT a (K) 65, 89
PT 3 KZT a/b (K) 99
PT 3 KZT a/b/c (K) 52, 54, 60, 65, 85, 90, 92, 135
PT 3 KZT b (K) 63, 64
PT 3 KZT b/c (K) 89
PT 3 KZT c (K) 64
PT 3a (K) 131
PT 3b (K) 131
PT 3c (K) 131
PT 8 135
PTV, Formulare 139
PTV 1 53, 54, 64, 85, 99, 131, 135
PTV 2 8, 53, 54, 64, 85, 92, 97, 99, 131, 133, 135
PTV 2 a und b 8
PTV 4 135
PTV 5 89, 92, 135
PTV 6 135
PTV 7a 135
PTV 7 a/b 133
PTV 7 b 134, 135
PTV 7 c 135
PTV 9 66, 134, 135
PTV-Formblätter, Blankoformulare 8
PTV-Formulare
– Änderungen 13, 14
– Erläuterungen 7, 8

Q
Qualifikation des Arztes 109
Qualifikationsanforderungen, Kinder- und Jugendlichenpsychotherapeuten 7, 98
Qualifikationsprüfung, Therapeut 98
Qualitätsanforderungen, Gutachten 93, 94
Qualitätssicherung des Gutachterverfahrens 8

R
Rational-emotive Therapie 66
– Verhaltenstherapie 28, 66
Realfaktoren, seelische Krankheit 20
Realitätsbewältigung 58
Realkonflikte, äußere 20, 23
Regelgrenzen, analytische Psychotherapie, Überschreitung der 26
Regression 96
– Jugendlichenpsychotherapie 64
Rehabilitation, medizinische 30, 62
Reichsversicherung 1
Relaxationstherapie nach Jacobson 108
Rentenversicherungsträger, analytische Psychotherapie 2
RET, *siehe* Rational-emotive Therapies
Rollenzuweisungen, Bewusstmachung 51

S
schizoide Störungen, analytische Psychotherapie 45
Schuldfähigkeit, Wiederherstellung 45
Schwellensituation
– Kinder- und Jugendlichenpsychotherapie 51
– phasentypische 56
– seelische Krankheit 17, 22
– ärztliche Beratung 16
– Ätiologie 17, 18
– Aufklärung, psychodynamische 19
– Beginn 25
– Behandlungsdauer 21
– Beziehungsstörungen 16
– Definition 15
– diagnostische Beurteilung 83
– Dynamik 25
– Entwicklung 25
– Frustrationen, frühkindliche 19
– Gutachterverfahren 83
– Komplexität 16
– Konflikte 19, 20, 23
– Konflikte, ödipale 19
– Körperfunktionsstörungen 15
– Krankheitsbegriff 15, 17, 25
– Organbeschwerden 104
– Pathologie 25
– Persönlichkeitsstörung 22
– polysymptomatische 109
– psychische Symptomatik 104
– Psychotherapie-Richtlinien 24, 25, 111
– Realfaktoren 20
– Realkonflikte, äußere 23
– Schwellensituationen 17
– Struktur 19, 20
– strukturelle Matrix 24
– Symptomatik 15
– Verhaltenstherapie 3
– Versuchungs- und Versagungssituationen 25
– vs. nicht-seelische Krankheit 16
– Wahrnehmungsstörungen 15
seelische Krankheiten, körperliche Untersuchung 15

Selbsterfahrungsgruppen, Arzt-Patient-Beziehung 109
Sexualberatung/-therapie 50
somatischer Befund 56, 62
- Kinder- und Jugendlichenpsychotherapie 62
soziale Gruppe 57
Sozialentwicklung 56
Störungen, Ursachen 17, 18
Störungsmodell
- agoraphobisches Syndrom 69
- übergeordnetes 69
- Verhaltenstherapie 68, 70
Struktur
- neurotische 19, 20, 24
- seelische Krankheit 19, 20
strukturelle Störungen
- psychosomatische Grundversorgung 20
- tiefenpsychologisch fundierte Psychotherapie 44
Süchte, Verhaltenstherapie 33
suggestive Interventionen 120
- Kombination von Verhaltenstherapie 91
- Psychotherapie-Richtlinien 117
suggestive Techniken
- Kombination mit verbaler Intervention 107
- psychosomatische Grundversorgung 107, 108
suggestive Techniken 10, 39
suizidale Tendenzen 56
Symptomatik-Struktur-Psychodynamik der Neurose 25
Symptombildung, akute (tiefenpsychologisch fundierte Psychotherapie) 44
Symptomverschiebung (analytische Psychotherapie) 58

T
Teilleistungsstörungen, frühkindliche Hirnschädigung 90
Testverfahren 99
Theoriebildung, psychoanalytische 39
Theorieseminare 109
Therapeut
- Approbation 194
- ärztlicher Psychotherapeut 30
- Ausbildung 25
- Ausbildungsstätten 198
- Ausbildung und staatliche Prüfung 197
- Ausübungsberechtigung, Prüfung der 97
- Bericht an Gutachter 54
- Berufsausübung 193
- Dokumentationspflicht 96
- Erlaubnis zur Berufsausübung 197
- Hypothese, psychodynamische 23
- Konsiliarbericht 54, 85
- Konsiliarverfahren 35
- Korrespondenz mit dem Gutachter 86
- Lehranalyse 25
- Leistungszuschlag 83
- Medizinisches Versorgungszentrum (MVZ) 95
- psychoanalytische Identität 43
- psychologischer 4, 5, 6
- Psychologischer Psychotherapeut 30
- Psychotherapeutengesetz 193
- Qualifikation 36
- Qualifikationsanforderungen 7
- Qualifikationsnachweise 98
- Qualifikationsprüfung 92
- Qualifikationsvoraussetzungen 7
- Realität, therapeutische 25
- Therapeut-Patient-Beziehung 105
- Verantwortung, sozialmedizinische 21
- Wechsel 37
therapeutische Realität 26
Therapeut-Patient-Beziehung 105
Therapieverfahren, Indikationskatalog 89
Therapieziele
- psychonalverfakren 40, 42, 44
- verhaltenstherapie 67, 70, 77
tiefenpsychologisch fundierte Psychotherapie 2, 8, 9, 39, 42, 87
- (R: B § 14a) 39, 42
- alternative Konzepte 39
- analytischer Prozess 58
- Anrechnung auf Bewilligungsschritte 88
- Antragsteller 53
- Begrenzung 23
- Begrenzungsschema 22
- Behandlungsdauer 87
- Behandlungsfrequenz 39
- Behandlungsverfahren, psychodynamische 39
- Beihilfevorschriften 173, 175
- Bewilligungsschritte 87
- Differenzialindikation 34, 43, 46
- dynamische Psychotherapie 40
- Empfehlungen für die Abschlussphase 47, 48
- Erwachsene 54
- Familientherapie 49
- Fokaltherapie 40
- Fortführungsantrag 58
- Fortführungsantragsbericht 58
- Fortführungsbericht 58
- Fragenkatalog 54
- Gruppentherapie 24, 48, 49, 65
- Indikation 40
- Indikationen 44, 45
- Indikationsbereiche 33
- katathymes Bilderleben 42, 66
- Kinder und Jugendliche 50, 87
- Kompromissbildungen, pathologische 44
- Konflikte, psychosoziale 44
- Kontraindikation 34
- Kurztherapie 40
- Kurzzeittherapie 11
- Lebensveränderungen 44
- Leistungsumfang 23
- neurotischer Konflikt 40, 47, 58
- niederfrequente Therapie 41
- Praxisassistenten 95
- probatorische Sitzungen 35, 36
- Probetherapie 53
- Psychoanalyse 39
- psychosoziale Ereignisse 44
- Psychotherapie-Richtlinien 114
- Rahmen, zeitlicher 23
- Regression, therapeutische 44
- regressive Tendenzen 40
- Setting 39
- sozialrechtliche Aspekte 46
- Störungen, strukturelle 44
- Symptombildungen, akute 44
- Teilziele 40
- Vorgehen, konfliktzentriertes 23
- Weiterbildungsnachweis 97
tiefenpsychologisch fundierte Therapie
- fokal aufdeckende therapeutische Arbeit 45
- Gegenwartsunbewusstes 44
- niederfrequente Therapie 41, 42
- Trauerfähigkeit, Wiederherstellung 45
- Umgang mit dem Unbewussten 44
tiefenpsychologisch fundierte und analytische Psychotherapie, Differenzialindikation 43, 46
Trainingsgruppen (Verhaltenstherapie) 71

U
übende Interventionen 10, 39, 120
- Kombination von Verhaltenstherapie 91
- psychosomatische Grundversorgung 107, 108
- Psychotherapie-Richtlinien 117
- Unabhängigkeit des Patienten 108
verbale Interventionen Kombination 107, 108
Übertragung 40, 57, 96
- analytische Psychotherapie 43
- Beziehungskonflikte 46
- Dynamik neurotischer Beziehungsmuster 33
- Einzelpsychotherapie 48
- Gruppenpsychotherapie 48, 65
- Jugendlichenpsychotherapie 64
- katathymes Bilderleben 42
- Patient 59
Übertragungsneurose 43, 59
Überweisung an den Konsiliararzt, Antragsverfahren 52
Überweisungsschein, Abrechnung 99
Umstellungsfähigkeit
- der Bezugspersonen 61, 62, 63
- des Patienten 31
Umwandlungsantrag
- Kurzzeittherapie 58
- Langzeittherapie 58
Unterrichtungspflichten 196
Ursachenlehre, klassische 19

V
verbale Intervention
- Arzt, Erwerb von Techniken 109
- Kombination mit übenden/suggestiven Interventionen 107
- psychosomatische Grundversorgung 104, 105, 107
- Psychotherapie-Richtlinien 105
Verfahrenswahl, Differenzialindikation 31, 57
Verfahrenswechsel 32, 89
Vergangenheitsunbewusste, analytische Psychotherapie 44
Verhalten
- beobachtbares 68
- soziophobisches 69
Verhaltensanalyse
- Bedingungen/Konsequenzen 68
- bei Kindern und Jugendlichen 77
- dysfunktionale Kognitionen 68
- komplexe 3
- Lerngeschichte 68
- multimodale 71
- psychischer Befund 68
- Psychodynamik 18
- Verhaltenstherapie 18, 67, 68
Verhaltensgeschichte, Lerngeschichte 68
Verhaltensstörungen
- hysterische 34
- primäre (Differenzialdiagnose) 90
Verhaltenstherapie 33, 67, 88
- agoraphobisches Syndrom 69
- Aktualsituation 33
- als Krankenbehandlung 67
ambulante Versorgung 67
- Antragsteller 53
- Antragsverfahren 76
- Anwendung 3
- Anwendungsformen 70, 71
- Begrenzung 27
- Behandlungsanträge 85
- Behandlungsdauer 88
- Behandlungsplan 73
- Behandlungsplanung 77
- Behandlungsstrategie 3
- Behandlungsstrategie, übergeordnete 70
- Behandlungstechniken 67
- Behandlungsumfang 27
- Beihilfevorschriften 174, 177
- Bewilligungsschritte 88
- Bezugspersonen 80
- Depression 34
- Diagnose, psychopathologische 73
- Differenzialindikation 32, 33
- Einführung der 2, 4
- Einzeltherapie 28, 88, 101
- Ergänzungsbericht 74
- Erstantrag 72, 73
- Erwachsene 54
- Expositionsbehandlungen 101
- Familientherapie 49
- Fortführungsantrag 74
- Funktionsanalyse 68
- Gruppentherapie 28, 70, 88, 97, 101
- Gutachter 68
- Gutachterverfahren 27, 67, 83
- handlungsorientierte 33
- Hypnose 108
- Indikation(skatalog) 3
- Indikationen 75
- Indikationsbereiche 33
- Informationsblatt 71
- Kinder und Jugendliche 54, 74, 88
- kognitive Umstrukturierung 28
- Kombination mit anderen Verfahren 28
- Konsiliarbericht 73, 74
- Kurzzeittherapie 11, 27, 28, 36, 37, 71
- Langzeittherapie 27
- Lebenslauf, individueller 70
- Leistungspflicht 72
- Lcistungsumfang 28
- Lerngeschichte 68, 70
- lerntheoretisch begründete Verhaltensmodifikationen 2
- Makroanalyse 68
- mcdizinischc Fragcn 72
- Mikroanalyse 68
- Monophobien 68
- Motivation 73
- Praxisassistenten 95
- probatorische Sitzungen 27, 28
- probatorische Sitzungen (Probetherapie) 36, 53
- Prognose 79
- psychologische Fragen 72, 73
- Psychotherapie-Richtlinien 3, 4, 28, 67, 72, 114
- Rational-emotive Therapie 28, 66
- seelische Krankheiten 3
- Selbsterfahrung des Therapeuten 3
- Störungsmodell 18, 67, 68, 70
- Symptomatik, gut abgrenzbare 33
- Therapieziele 73
- unlösbarer Konflikt 34
- verbale Intervention 107
- Vereinbarungen von 1980 27
- Verfahrenskombination 28, 91
- Verhaltensanalyse 17, 18, 67, 68, 69, 70, 73
- Voraussetzungen 74
- Weiterbildungsnachweis 97
- Wirksamkeit, therapeutische 28
- Zeitliche Vorgaben 78
- Ziele 77
Vermeidungsreaktion, agoraphobisches Syndrom 69
versicherungsrechtliche Situation
- analytische Psychotherapie 27
- finanzielle Eigenbeteiligung 100
Versuchungs- und Versagungssituationen, seelische Krankheit 25
Vertragsarzt, Weiterbildungsassistent 95

Vitalschwankungen, endothyme 104
Vorbegutachtung (Langzeittherapie) 54
VT 8 135

W
Wahnsymptomatik 56
Wahrnehmungsstörungen, seelische Krankheit 15
Weiterbildung, Kinder- und Jugendlichenpsychotherapeut 97
Weiterbildungsassistent, Vertragsarzt 95
Weiterbildungsassistenten 95
Weiterbildungsordnung für Ärzte 30
Widerstand
- analytische Bearbeitung 43
- Gruppenpsychotherapie 65
- Kinder- und Jugendlichenpsychotherapie 64
- Patient 59
Wirtschaftlichkeitsgebot 38, 46, 83
Wirtschaftlichkeit(sprüfung)
- psychosomatische Grundversorgung 108
- Psychotherapie 109

Z
Zwangsneurose, depressive 19, 104
Zwangsstörungen, analytische Psychotherapie 45